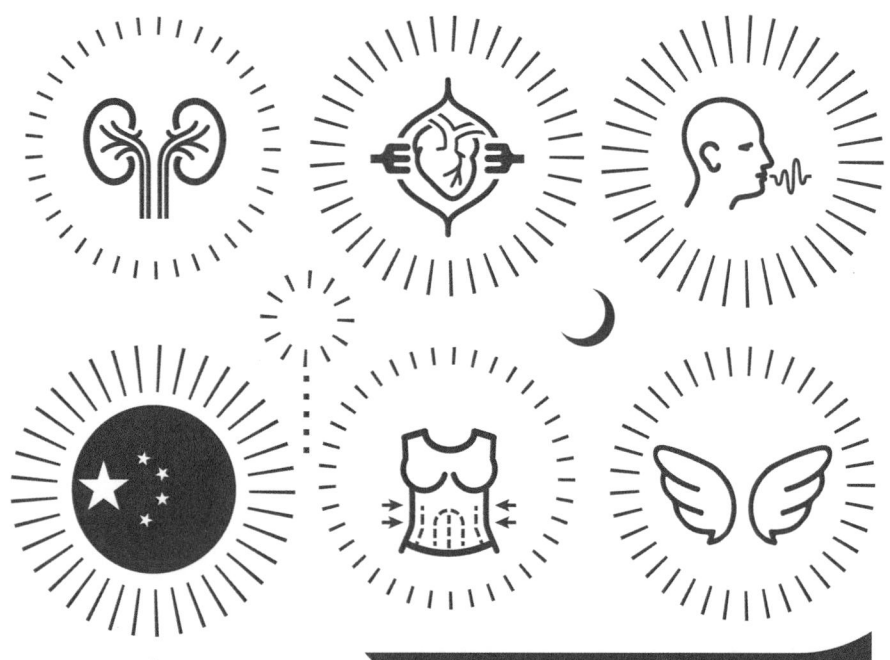

해외 / 강남 병원 근무한 저자가 알려 주는 꿀팁!

의료통역, 날개를 달고

저자 | 박다연

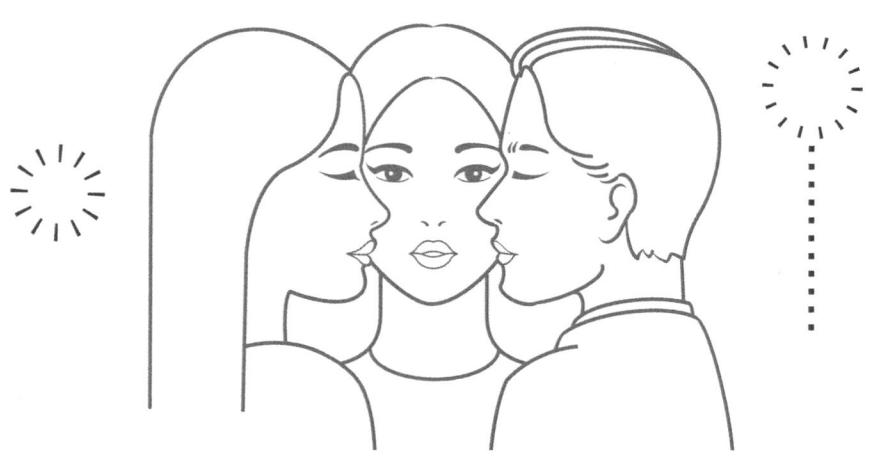

의료통역, 날개를 달고(중국어)

발행일	2024.02.20

저자	박다연
감수자·시나리오	이길성(중국 예스타 미용병원 CEO)
해부학	이태성 (서울대학교 의과대학 성형외과 전문의)
번역	한국의료통역 코디네이터 협회
디자인	민스디자인스토리
일러스트	민미홍

발행처	한국의료통역 코디네이터협회
발행인	박다연

홈페이지	https://komeco.co.kr

위의 홈페이지에서 단독으로 동영상강의가 제공됩니다.

ISBN 979-11-983013-6-9

정가 28,000

머릿말 | PROLOGUE

우연히 조정래님의 '정글만리'라는 소설 책을 읽었습니다. 소설 속 한국 성형외과 의료진이 중국 시장에 진출하며 일어나는 에피소드는 저를 중국 상해에 소재한 예스타 성형외과로 이끌었습니다. 그렇게 저는 병원 코디네이터라는 직종에 매료되었고, 10년이라는 시간이 흘렀습니다.

소설을 읽으며 키운 상상력과 제가 마주한 현실은 꽤 달랐습니다. 특히 개인적인 역량에서 부족함을 많이 느꼈습니다. 당시 역량개발을 위한 다양한 교육과정을 수료하였는데, 그때 교육 내용과 실무 적용에 있어 어려움을 느꼈고, 조금 더 실무에 적합한 커리큘럼 개발에 대한 꿈을 가지는 계기가 되었습니다.

다행이라고 표현해야할까요. 코로나를 겪으며, 일시적으로 외국인환자의 움직임이 제한되었지만, 글로벌헬스케어 산업은 더욱 진화하였고, 국가경쟁력을 좌우하는 고부가가치산업임에는 의심의 여지없이 확고해졌습니다. 이에 더없는 보람과 성취감을 느끼며 본서를 세상으로 내 보낼 용기를 내었습니다.

본서는 4세대 병원코디네이터를 양성을 위한 실무서입니다.

정보통신 기술의 발달로 전 세계인들은 각 국가의 보건전달체계를 실시간으로 비교 분석합니다. 그리고 본인에게 필요한 의료서비스를 원격으로 상담하고 수술을 받기 위해 국경을 이동합니다.

필자는 중국에 소재한 한국 성형외과 병원코디네이터를 시작으로 서울 강남에 소재한 국제진료센터에서 외국인 환자 유치업무를 담당했습니다. 해당 직무의 국가자격증인 국제의료관광코디네이터, 보건복지부 주관 의료통역사 인증시험을 합격하고 현재는 병원코디네이터과정 대학강의를 하고 있습니다. 이론과 실무경험을 기반으로 의료 국제화에 대비한 의료 종사자들의 업무능력향상에 올바른 방향을 제시하고자 합니다.

소설 속 작은 에피소드가 저의 10년이라는 시간을 가슴 벅차도록 보람되게 해주었듯, 본서를 읽는 분들에게 저의 지난 시간들이 잘 전달되어 여러분들의 삶에 봄비가 되길 바랍니다.

2023년 09월
박다연

목차

PART-3 NCS 기출문제 _302

PART

1

의료서비스의 전달

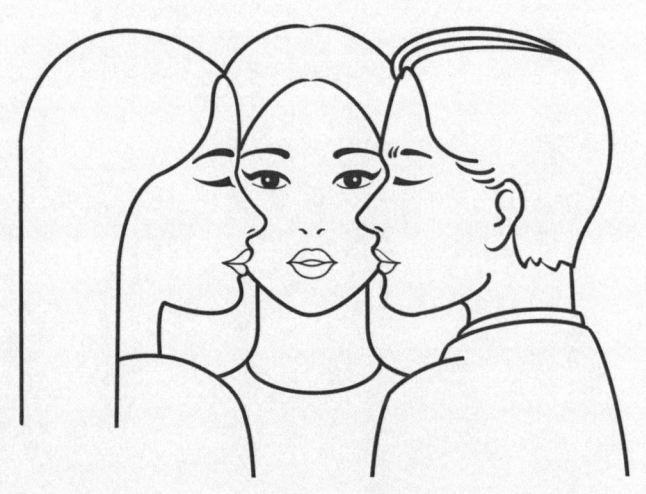

1장. 의료통역

1. 의료통역 개념과 법적근거

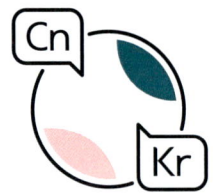

　글로벌 헬스 케어 산업은 세계적인 인구 고령화 현상과 융·복합 의료기술의 발달을 배경으로 지속적으로 성장하는 고부가가치산업이다. 의료대기시간의 단축, 저렴한 의료비용, 질 높은 의료기술과 다양한 의료서비스의 제공, 요양기간 동안의 쇼핑과 관광 등의 장점을 기반으로 2000년대 이후 싱가포르, 인도, 태국, 말레이시아 등의 아시아 국가와 벨기에, 폴란드, 스페인 등의 유럽국가 및 멕시코, 코스타리카, 브라질 등의 남미국가를 중심으로 급속히 발전해왔다. 의료관광의 대상국 또한 미국, 캐나다, 일본, 유럽국가 등 의료선진국을 포함하여 러시아, 중국, 몽골, 중동국가 등 의료개발도상국에 이르기까지 그 폭이 커지고 있다(한국보건산업진흥원 2020). 미국·독일·싱가폴 등의 의료선진국들이 의료관광에 대한 시장점유율 확보를 위한 노력을 시작으로 세계 각국의 외국인 환자 유치 산업의 경쟁이 심화되었고, 비교적 의료서비스의 비용이 저렴한 아시아 지역들 또한 비용을 강점으로 글로벌 헬스 케어 시장의 신흥국가로 등장하였다.

　인터넷의 발달과 보급은 타 국가의 의료시설, 의료서비스의 질, 의료비용 정보를 쉽게 비교 할 수 있게 되었고, 저렴한 의료비용만을 장점으로 하던 아시아권 국가들 또한 JCI 인증 등 의료기술과 서비스를 검증 받음으로써 의료관광 시장의 성장을 더욱 촉진하고 있다. 이에 우리나라도 선진적인 의료기술·장비, 효율적인 의료시스템, 한국 의료기관에 대한 높은 신뢰도 등의 경쟁력이 있는 바, 이러한 장점들을 적극적으로 이용해 글로벌 헬스케어 산업에서 점유율을 높여가고 있다.

　2009년 우리나라는 의료서비스를 이용해 영리를 추구하는 것은 바람직하지 않았다. 게다가 내국인을 대상으로 한 의료서비스 시장은 이미 포화상태에 이르러 의료기관이 경영상 많은 어려움에 부딪쳤다. 다행히 2000년대 초반 한류와 함께 외국인들의 한국미용에 대한 관심이 급증하였고, 자연스럽게 외국인을 대상으로 의료관광 인바운드 수익 창출의 기회가 열리게 되었다. 이에 정부는 의료법(제27조2)개정을 통해 의료기관의 외국인 환자 유치를 허용하였고, 수익 창출의 거대한 시장이 열리게 되었다. 지금까지도 국내 의료기관을 찾는 외국인 환자는 지속적으로 증가하는 추세이다.

한국의 의료서비스 산업은 미국의 76%, 일본의 85% 수준의 높은 의료기술을 보유하고 있으며, 비용은 미국의 1/3.4, 일본의 1/1.5정도로 저렴한 편이며, 정부차원에서 외국인 환자 유치, 의료관광 인바운드 시장을 육성하고 있다(한국문화관광연구원, 2012).

우리나라 외국인환자 유치수는 외국인 환자 유치가 허용된 2009년 약 6만 명을 시작으로 연평균 22.7%의 높은 성장세를 유지하면서 2015년에는 누적 외국인 환자 유치 수가 100만명에 이르는 성과를 달성하였다. 그리고 10년 후인 2018년에는 약 38만 명을 기록하였고 누적 외국인 환자 수는 약 226만 명을 기록했다. 2019년 코로나 팬데믹으로 잠시 주춤하였지만, 2022년에는 다시 24.8만 명을 기록하며, 팬데믹으로 인해 감소했던 2020년 11.7만 명에 비해 111.9%, 2021년 14.5만 명에 비해 70.1% 증가하며 점차 회복세를 보이고 있으며, 2009년 이후 누적 외국인 환자 수는 327만 명을 달성하였다(한국보건산업진흥원,2022).

또한 외국인 환자의 증가추세에 따라 국내 의료기관들의 외국인 환자 진료 수입도 증가하여 2009~2017년 누적 진료 수입은 3조원을 넘었다. 외국인 환자 수는 2009년 대비 2016년 약 6배 증가한데 반해, 외국인 환자 진료 수입은 2016년 최대 금액인 8,606억을 기록하며, 해외환자유치 첫 해인 2009년 대비 약 16배로 증가하였다(한국보건산업진흥원 2020).

외국인환자 국적별로는 2022년 기준으로 미국 〉 중국 〉 일본 〉 태국 〉 베트남 순이었는데, 대부분의 10위권 국가들은 2020~2021년에 비해 상승세를 보였으며, 특히 일본, 태국은 전년대비 가장 큰 증가율을 보였다. 진료과목 기준으로는 내과가 6.5만 명으로 여전히 전체 진료과목 중 22.3%로 가장 큰 비중을 차지하였고, 그 다음으로 성형외과(15.8%), 피부과(12.3%), 검진센터(6.6%), 정형외과(3.9%) 순이다(한국보건산업진흥원 2022).

진료과별로는 일본, 태국, 베트남, 인도네시아 순으로 성형외과를 많이 방문하였으며, 이를 제외한 미국, 중국 등 대다수 국가에서는 내과를 높은 비중으로 방문하였다. 특히 성형·피부과에서 전년도인 2021년도에 비해 일본과 태국이 크게 상승하였는데, 주요 요인으로는 관광객 유입 증가, 국경제한 완화, 관광비자 발급, SNS 홍보 등으로 시술이 증가한 것으로 보인다. 한국은 해외입국자의 격리의무 해제(2022. 6.8.)가 시행되면서 국경 이동이 자유로워짐에 따라 방한 외국인 수 증가와 더불어 외국인 환자수도 증가한 것으로 보이고, 특히 싱가포르, 태국, 일본의 전년대비 성장률이 가장 높았다. 팬데믹 완화 추세로 기존 건강검진 환자 비중은 낮아졌으나, 팬데믹 기간 동안 감소했던 기존 피부·성형외과의 비중이 증가하였고, 홍보 활성화 등으로 인해 K-뷰티 관심도가 상승하면서 피부·성형외과 외국인

환자 수는 지속적으로 증가할 것으로 예상된다. 대다수의 국가들에서 국경을 재개하면서 추후 의료관광산업에서의 외국인환자 유치는 도약기를 맞이할 것으로 예상된다(한국보건산업진흥원 2022).

WTO(World Trade Organization)에서는 보건의료서비스(Health Services)교역을 국제 무역의 일부로 구분하고 있으며, 보건의료서비스의 교역은 서비스 공급 형태에 따라 4가지로 구분한다. Mode1은 인력, 자본 등 어떠한 이동도 없이 타국의 서비스를 자국에서 받는 원격 진료의 형태인 국경을 사이에 둔 서비스 공급(cross border supply)이고, Mode2는 소비자가 이동하여 타국에 가서 서비스를 받는 해외 보건의료서비스 소비(Consumption Abroad)를 말한다. Mode3은 상업적 주재를 통해 타국 내에서 서비스를 직접 공급하는 해외진출(Commercial Presence)이며, Mode4는 타국에서 자연인을 주재시킴으로써 서비스를 공급하는 의료진의 이동(Presence of Natural person)으로 구분하였다.

국제 관광기구(United National World Tourism Organization)에서 1973년에 의료관광의 명칭을 공식적으로 첫 사용하였으며, 방문 목적지의 기후·환경 등의 자연물을 이용한 건강 시설물을 누리는 것으로 정의하였다. 관광학에서 의료관광이란 의료 서비스의 소비에 중점을 두되, 여가·문화·휴양·체험 등의 관광서비스의 소비도 포함된 특수목적여행(Special Interest Tourism)의 하나라고 정의하였다. 정부차원에서 의료관광이란 외국인 환자가 치료를 목적으로 거주지의 의료기관을 대신하여 해외 의료서비스를 찾는 것으로 관련 상품을 구매하거나, 방문하여, 대상국가의 의료·문화·레저·스포츠·관광 상품 등을 체험하는 행위를 모두 포함하는 광범위한 활동이라 정의하였다(문화관광연구원 2013).

세계적인 의료관광 시장의 흐름과 변화에 따르기 위하여 각 국의 의료기관은 선진국 수준의 의료시설 구비, 국제의료기관(JCI) 인증 획득, 미국 등 의료선진국에서 교육과 훈련을 받은 의료진 확보, 객관적인 임상 지표에 근거한 의료기술과 의료서비스의 제공, 해외환자를 위한 친화적 의료 환경 확보 등에 노력하고 있다. 그러나 우리나라 의료관광 및 외국인환자 유치의 문제점으로 외국인환자 유치를 위한 의료기관 간의 과도한 경쟁, 시장성 문제, 보험 문제, 의료 종사자들의 전문 의식 부족 등이 보고되고 있다.

타 의료관광 주도국의 노력, 국내 외국인환자 유치의 한계점을 비추어 보아 우리나라 의료기관의 의료관광 시장 확대를 위하여 외국인환자 친화적인 의료 환경 조성, 의료 종사자들의 전문 의식 향상을 통해 외국인 환자의 국내 의료기관 이용경험에 대한 만족도를 향상시키는데 노력을 가해야한다.

글로벌 헬스케어분야의 전문 인력은 외국인 환자 유치업체의 통역사, 마케터, 행정사무 인력 그리고 의료기관의 의료인, 통역사, 행정사무 인력, 코디네이터 등으로 구분할 수 있다. 다만, 의료인을 제외하면, 코디네이터와 통역사 등 인력유형별 직무의 구분이 명확하지 않은 점이 특징이다. 하지만 외국인 환자의 입장에선 의료인을 제외한 의료관광에 도움을 준 모두가 의료관광코디네이터라고 할 수 있는데, 이 직무 능력을 평가하는 국가자격증이 국제의료관광코디네이터이다. 이 자격증은 한국 산업인력공단이 시행하며, 의료관광객을 위한 적절한 상담, 마케팅, 리스크 관리 및 행정업무 능력을 평가한다. 즉 국제의료관광코디네이터의 직무범위는 외국인환자의 한국 방문 전 기획의 단계부터, 의료서비스와 관광서비스를 이용 후 사후관리까지의 모든 접점을 관리·기획하는 것이다.

그리고 글로벌 헬스케어분야의 전문 인력으로 한국보건복지인력개발원에서 선발하는 의료통역사 제도가 있다. 이는 의료기관이 제공하는 의료서비스에 대한 전문적인 통역역량을 평가한다. 국내 유일한 의료통역 자격 인증제도이고, 이는 의료해외진출법 전문인력의 양성(제13조) 2항 '보건복지부장관은 외국인환자와 국내 의료인 간 원활한 의사소통을 지원하기 위하여 의료 통역서비스 제공인력의 양성, 보수교육 및 의료 통역능력 검정을 할 수 있다.'의 법령에 따라 보건복지부 산하기관인 한국보건복지인재원에서 검정시험을 진행한다. 의료해외진출법 시행규칙 의료통역능력 검정시험(제11조)에 따라 ① 보건복지부장관은 법 제13조제2항에 따라 매년 1회 이상 의료 통역능력 검정시험을 실시하여야 한다. ② 보건복지부장관은 제1항에 따른 의료 통역능력 검정시험을 실시할 때에는 시행 일시, 시행 장소 및 시험과목 등 의료 통역능력 검정시험 시행계획을 시험 시행일 60일 전까지 공고하여야 한다. ③ 의료 통역능력 검정시험은 필기시험과 구술시험으로 구분하여 실시하되, 세부 평가항목은 다음 각 호의 구분에 따른다. 1. 필기시험: 가. 국제문화 나. 의료서비스 다. 병원시스템 라. 기초의학 마. 그 밖에 의료 통역능력의 검증을 위하여 보건복지부장관이 특히 필요하다고 인정하여 고시하는 사항이다. 2. 구술시험: 가. 외국어 의사 표현의 정확성과 논리성 나. 의료 지식으로 구성된다. 의료통역 서비스의 질 향상과 통역 서비스 제공 인력의 확대를 위한 의료통역 능력 검정시험은 외국인 환자 유치 활성화에 따른 의료통역 전문인력의 전문성을 확보함을 목적으로 한다. 의료통역사로 활동 할 수 있는 범위로는 의료기관, 의료관광 에이전시, 여행사 등 의료 관광산업과 관련된 분야에서 활동 가능하다. 프리랜서 의료통역사 및 관광 가이드, 의료관광특구, 의료테마 거리 등 의료산업 발전을 위한 전문인력으로 활동한다.

2. 의료통역의 주요 원칙

필자는 국제의료관광코디네이터 자격증을 보유하고, 제5회 의료통역 검정시험을 합격했다. 2013년 상해에 소재한 예스타 성형외과 통역코디네이터로 시작하여 약 10여 년 간 외국인환자유치업에서 근무했다. 실무경험을 기반으로 필자가 생각하는 의료통역 실무를 소개하고자 한다. 국제진료센터 또는 외국인환자 유치업을 위한 국가자격증으로는 국제의료관광코디네이터와 의료통역검정시험이 있다. 국제의료관광코디네이터 자격증은 제2외국어에 대한 검증을 일반 외국어능력시험으로 진행한다. 본 자격증 시험을 접수하기 위해서는 어학능력 시험 조건을 갖추어야한다. 그리고 의학지식 등 전반적인 외국인환자 유치를 위한 전문지식을 필기·실기시험으로 평가한다. 의료통역 검정시험은 말 그대로 의료기관에서 제공하는 의료서비스에 대한 정확한 통·번역 능력 검증시험이다. 둘 중 어떤 자격증을 소지하였던 간에 외국인환자 유치업에서 근무하기 위해서는 의료통역 능력이 필수요건이라고 생각한다. 왜냐하면 의료관광객에게 의료서비스가 미용목적이든, 중증 질병치료목적이든 의료라는 특수성은 사람에게 미치는 영향력이 지대하기 때문이다.

의료서비스의 특징은 무형성, 동시성, 이질성, 소멸성이 있다. 무형성은 환자에게 제공될 의료서비스를 가시적(可視的)인 형태로 제시할 수 없는 특징을 말한다. 휴대폰과 비교하자면 광고를 통해 접한 휴대폰을 사기 위해서는 대리점으로 방문하면 된다. 휴대폰 대리점에서 광고와 동일한 휴대폰을 구입할 수 있다. 이를 제품서비스의 가시성이라 하는데, 의료서비스는 이러하지 않다는 점이다. 미용수술을 예로 들자면, 수술 전에는 쌍꺼풀 수술의 제품을 미리 볼 수 없다. 즉 가시적인 형태로 볼 수 없어 무형성이라 하는데, 이러한 특징 때문에 의료상담은 매우 중요한 과정이고, 더불어 의료상담 통역의 정확성이 필수이다.

동시성(비분리성)이란, 제품서비스인 휴대폰으로 설명하자면, 휴대폰은 해외공장에서 생산되고, 국내 대리점에서 판매된다. 즉 일반적인 제품서비스는 선 생산된 후, 대리점을 거쳐 고객에게 판매가 된다. 하지만 의료기관에서 제공하는 의료서비스는 의료진의 진단이 필수적으로 선행되어야 하는데, 진단을 위해서는 환자가 의료기관에 내원 해야만 하고, 의료진과 대면해야만 비로소 환자에게 진단과 처치 등의 의료서비스가 전달·소비된다. 이를 의료서비스의 동시성(비분리성)이라 한다.

이질성(다양성)이란 의료기관에서 환자에게 제공되는 의료서비스가 개개인마다 다를 수 있음을 의미한다. 예를 들면 어느 고객은 ○○병원의 ○○○원장님이 만들어주신 쌍꺼풀이 너무 마음에 들어 했지만, 또 다른 어느 고객은 같은 원장님께 수술을 받았음에도 수술 후 만족도가 다를 수 있다. 즉 의료서비스가 제공되는 상황(조건)에 따라 결과가 달라질 수 있는데, 모든 환자에게 한 치의 오차도 없이 동일한 품질의 서비스를 전달하는 것은, 의료 고객의 입장에서 적합한 서비스라 할 수도 없고, 의료서비스를 제품서비스처럼 생산과정을 매뉴얼화 하여 품질을 일정하게 유지하는 것 또한 불가능하다. 이를 의료서비스의 이질성 (다양성)이라 한다.

소멸성이란 소비되지 않은 의료서비스를 재고의 형태로 보관·저장 할 수 없는 특징을 말한다. 오늘 한명의 고객에게 쌍꺼풀 수술을 하였다고 해서, 남은 수술 시간과 인력을 성수기에 쓸 수 없다. 그러므로 병원코디네이터와 의료상담자는 의료기관의 스케줄과 환자스케줄을 촘촘히 조율하는 역할을 한다.

이러한 의료서비스의 특징으로 의료통역에 있어 의료통역사가 갖추어야 할 태도와 역량을 설명하고자 한다. 필자가 경험한 의료통역이란 의료지식의 정확한 통역과 더불어 통역자가 전달하는 통역체에 의료진의 캐릭터를 담는 재미있고도 보람된 업무였다.

한 명의 외국인환자에게 제공하는 의료통역서비스는 10분 내외정도의 의료진 진료통역과 15-20분 내외의 상담실장 상담통역으로 구성된다. 매우 짧은 시간동안 진행되는 통역자의 통역이 환자에게 어떻게 전달 되었으냐에 따라 환자가 의료기관에 대해 느끼는 신뢰감과 전문성이 달라진다. 그렇기 때문에 모든 통역이 마찬가지이겠지만, 짧은 시간 동안 집중과 몰입을 해야 하는데, 필자는 의료기관 소속으로 통역을 할 때에 의료진 바로 옆에 자리하였고, 집중하기 위해 몸을 의료진 뒤로 살짝 숨기고는 눈을 감고 통역하기도 했다. 왜냐하면 의료진이 발화하는 내용은 매우 전문적이었고, 의료진이 환자에게 전달하는 말을 통역자가 놓치면, 도리어 통역자가 의료진에게 질문을 해야 하는 상황 등 여러 부수적인 상황들이 발생한다. 이로 인해 환자로 하여금 의료진에 대한 신뢰도가 떨어질까 우려되었기 때문이다. 게다가 통역자는 의료진과 환자의 목소리가 되어준다고 생각을 했으므로 통역자의 자리가 삼자대면식으로 드러나지 않는 것을 더 선호했다. 그리고 눈을 감고서라도 집중을 하고 의료진이 전달하는 내용을 뉘앙스와 함께 한 번에 전달하고자 노력했다.

필자가 생각하는 의료통역은 의료진 진료통역과 상담실장 상담통역으로 구분된다. 의료진 진료통역은 의료진이 발화하는 내용을 한 치의 실수없이 100% 모두 전달 해내야 한다. 이 부분이 초보자에겐 어렵게 느껴지는데, 이론적으로 숙지해야 할 의료지식을 숙지하기만 하면, 의료진 통역만큼 쉬운 통역도 없다. 의료진 진료통역은 정확해야하고, 통역자가 덧붙이거나, 환자의 이해를 돕기 위한 어떠한 추가설명도 붙여서는 안 된다. 환자가 이해가 되지 않는 부분에 대해서는 환자의 입을 통해 의료진에게 질문으로 자연스레 오가면 된다. 이 과정에 통역자가 크게 개입할 필요가 없다. 필자가 교육자로써 조금 엄격하게 표현하자면 의료통역을 하기 위해서는 의료진이 발화하는 전문적인 내용을 통역자는 한 번에 듣고 이해가 되어야 한다. 즉, 의료진이 하는 이야기가 다 아는 이야기일 정도의 전문성을 갖추어야한다. 그래야만 의료진이 발화하는 순간 동시통역이 되어, 환자에게 실시간으로 전달된다. 이만큼의 수준으로 의료통역하기까지 다양한 자료를 섭렵하며 평소에 의료지식을 쌓는 노력이 필요한데, 다행인 것은 의료기관에 비치에 되어있는 브로셔들이 모두 통역자료이고, 이미 원내에 안내자료로 제시되어있으며, 이 내용에서 크게 벗어나지 않는다. 그러므로 의료통역의 전문성을 갖추는 것이 그리 어려운 일은 아니라는 점을 알려주고 싶다.

즉, 의료진 진료통역은 인체·수술과정·진단명·수술가능여부 등에 대한 정보를 빠짐없이 통역하고, 의료진의 발화문의 순서를 바뀜 없이 그대로 드러내야한다. 단어를 누락해서도 안되고, 환자의 이해를 위해 덧붙여서도 안 된다. 하지만 통역자가 의료통역의 전문성을 갖추고 실전에서 통역을 진행하더라도, 갑자기 모르는 단어가 나올 수 있다. 이럴 때는 꼭 메모를 하고, 의료진의 진료상담을 잠깐 멈춰서라도, 검색을 하여 환자에게 전달해야한다. 즉, 의료진·통역자·환자가 진료실 내에 있을 때 정보전달이 되어야 하며, 의료진 상담에 있어 환자가 전달받은 정보의 양에 조금의 아쉬움이 남지 않아야 한다.

그리고 의료진 진료통역에서 통역자가 갖추어야 할 중요한 역량은 의료진 또는 해당 의료기관과의 신뢰감이다. 통역자와 의료진이 신뢰감을 형성한 후, 진행하는 통역에는 의료진의 뉘앙스까지 담겨져 환자가 받아들이는데 있어, 자연스럽고 양질의 의료통역이 나온다. 필자의 경험으로는 의료진 진료 상담에서 의료진마다 드러나는 특징이 있었다. 소위 쿨한 의료진, 또는 섬세한 의료진 등 말투에서도 이러한 특성이 묻어나는데, 이런 점도 환자가 그대로 느낄 수 있도록 뉘앙스를 담아 표현했다. 그리고 의료진 또한 외국인환자를 진료함에 있어 통역자와 한 목소리가 되어야하므로 통역이 빠르면 통역자의 손목을 잡아주며 "천천히 하셔요."라는 신호를 보내주기도 하거나, 진료가 종료되면 통역자에게 "감사하다"라는 인사를 건네는 의료진 등 통역자를 진료파트너로 소통하는 의료진들을 만났다. 이러한 사소한 과정들이 의료진에 대한 신뢰감이 있는 통역자가 될 수 있었고, 환자에게 전달하는 의료통역에 자신감이 묻어났는데, 특히 이러한 점이 환자에게는 의료기관에 대한 신뢰감으로 전달되었던 것 같다.

의료기관 소속의 통역자는 의료진과의 관계에서 비교적 쉽게 신뢰감이 형성되지만, 에이전시 또는 의료기관 소속이 아닌 통역자가 진료통역을 하는 경우는 의료진 입장에서는 통역이 어떻게 진행되고 있는지 확인할 길이 없고, 통역자 또한 의료진의 발화내용을 통역하긴 하지만 아주 객관적인 입장에서 통역을 하면 환자 입장에서는 의료기관에 대한 신뢰감으로까지는 느끼지 못하는 문제가 발생한다. 그러므로 통역자가 의료기관 소속이 아닌 경우에는 사전에 의료기관과의 미팅 등을 통해 간단히 자기소개를 하든지, 통역자의 전문성에 대한 정보를 의료기관에 미리 전달해야한다.

필자는 중국 미용병원에서 처음 통역을 시작 했다. 남을 통해 나를 더 잘 알게 된다고 하는데, 나에게 의료통역이 그런 일이었다. 중국인들이 궁금해 하는 한국 미용의료를 설명해주기 위해 오히려 한국에 있을 때 보다 한국 미용에 더 관심을 가지게 되었다. 딱히 타고난 재능이랄 것이 없는 나에게 의료통역이란 꾸준히 성실하게 하기만 하면 보람되게 할 수 있는 훌륭한 직무였다. 그러다 의료통역의 역량발전에 본격적으로 호기심이 생겼던 에피소드를 경험하게 되었다. 당시 통역 코디네이터 1,2년차였고 의료지식을 해석하여 정확한 통역만을 하기에도 진료통역은 항상 어려웠다. 그러다 중국인 친구가 나를 의료통역사로 채용하여 본인의 의료관광 가이드를 의뢰했다. 중국인 친구가 내원하기 원하는 의료기관을 본인이 직접 예약을 했고, 필자는 동행하며 의료통역만 해주었는데, 통역자 입장에서는 처음 본 의료진과 상담 실장이었고, 의료기관에 대한 사전 정보없이 투입되어 시쳇말로 쌩 통역을 했다. 이런 경우 통역자는 완전히 3인칭 통역을 하는데, 이 통역을 들은 환자는 아이러니하게도 본인이 선정한 병원이었음에도 불구하고 해당 병원에 대한 신뢰감과 전문성을 별로 느끼지 못했다. 양심적으로 통역자의 통역자체에 대한 내용은 정확하였고, 누락이 없었다. 그럼에도 불구하고 환자는 본인이 선정한 병원에서의 수술진행을 결정하는데 어려움을 겪는다는 점이었다. 이는 통역자가 해당 의료기관과의 신뢰감 유무에 따라 통역화법, 인칭, 분위기 등이 달라지고, 이러한 부분들이 환자의 수술 진행 여부 결정에 영향을 끼치는 것 같았다. 특히 1·2차 의료기관에서 하는 미용목적의 수술상담에서 통역자의 역량 및 다양한 요인들이 환자에게 생각보다 중요하다.

1·2차 미용병원에서 진행하는 상담실장의 상담통역은 의료진 진료통역과는 또 다른 역량을 요구한다. 상담실장의 상담통역은 의료 통역자의 의사소통서비스에 가깝다. 소통이란 사전적으로 '뜻이 서로 통하여 서로 오해가 없어야 한다.'는 의미인데, 특히 의료통역사

가 상담실장의 상담통역 시에는 상담실장과 환자 간의 편안한 의사소통을 극대화하겠다는 서비스정신으로 임해야한다. 1·2차 미용병원의 실장상담은 환자의 미적 욕구를 파악하기 위한 소통을 하는데, 이 점을 중요시 여기는 통역자의 통역과 이 점의 중요성을 잘 모르는 통역자의 통역은 사람이 하는 통역과 자동화된 기계가 하는 통역과 같이 분명히 다르다.

상담실장의 상담서비스는 환자의 미의 욕구를 파악하고 충족시키기 위한 상품제시와 설명 등으로 진행되는 커뮤니케이션·소통서비스이다. 그렇기에 상담실장마다 다양한 상담스킬이 있고, 실제도 상담현장에서는 다양한 대화들이 오고 간다. 문화요인이 반영된 센스있는 대화를 비롯해, 환자 국적에 따른 문화적 소통, 유행하는 스타일, 환자의 니즈 등에 대한 정보를 주고 받아야하는데, 이 상담 과정에 통역자의 도움이 필요하고 실제로 도울 일이 많다. 게다가 한국인 상담실장은 환자 국가의 언어, 문화, 사고방식 등이 낯설어, 적극적인 소통을 해야 함에도 불구하고 환자의 뉘앙스를 이해 못하는 입장이다. 이에 통역자는 이 간극을 메우고, 소통이 가능하도록 개입하기도 한다. 통역자가 이를 감당하려면 상당한 책임감과 이문화 이해능력과 소통능력이 필요하다. 그래서 통역자가 환자에게 한국미용에 대한 정보를 상담 전에 충분히 주기도 하고, 상담실장에게 환자가 표현하는 바를 다양한 방법으로 추가 설명하기도 한다. 통역자는 상담실장과 환자의 마음에 귀를 기울이고, 말하는 이의 뜻을 헤아려서 전달하다보면 결국 진심과 진심을 잇는다.

문학번역을 하기 위해서는 문학작품 자체에 대한 애정이 중요하듯, 의료통역은 통역자의 해당 의료기관 의료서비스에 대한 신뢰감이 매우 중요하다. 한 번은 어떤 원장님이 환자와의 진료상담 중에 "그리고 뭘 더 해줄 수 있을까?"라는 말을 했다. 이 말을 들었을 때 통역자는 의료진의 환자에 대한 미적욕구를 채워주기 위한 마음을 느꼈고, 통역자는 그 마음을 환자에게 그대로 전달해주고 싶었다. 이때 1인칭 통역으로 하자면 "그리고 뭘 더 해줄 수 있을까?" 라고 그대로 전달할 수 있다. 조금 딱딱한 느낌이다. 하지만 필자는 1인칭 통역이 아니라 3인칭으로 "원장님이 '그리고 뭘 더 해 줄 수 있을까?' 말씀하셨어. 너는 더 하고 싶은 부분이 있어?"라고 통역했다. 통역이론으로 따지자면 통역자가 많이 개입한 상황이다. 이 두 통역을 전달받은 환자의 입장을 생각해보면, 분명 환자가 받아들이기에 분위기와 의도, 느낌이 상당히 달라진다. 이런 점이 의료통역의 특징이라고 생각한다.

Roger.T.Bell에 따르면 통·번역사가 갖추어야 할 세 가지 능력으로 이중 언어 능력, 전문성, 의사소통 능력을 말했다. 이중 언어 능력이란 통역의 기본역량으로 출발어와 도착어 두 언어를 완벽하게 이해하는 능력을 말한다. 두 번째로 전문성이다. 언어능력 그 자체만으로는 인정받기 힘든 시대이다. 전문분야 또는 전문지식을 갖추었느냐에 따라 통·번역 능력을 인정받는다. 세 번째로 의사소통 능력이다. 의사소통 능력에는 단어, 발음, 철자, 문장 구조 등의 문자 체계에 대한 이해능력과 더불어 사회언어학적 능력이 포함된다. 이는 맥락에 알맞게 텍스트를 이해하고 생산하는 능력과 담화 형식과, 의미를 조화롭고 통일성 있게 결합하여 여러 장르의 문어 텍스트를 구축하는 능력을 말한다.

첫 번째 이중언어 능력은 통역이란 직무를 하기 위한 기본중의 기본 능력이다. 언어능력은 왕도가 없고, 해외 경험에 노출된 시간과 성실함이다. 두 번째 의료지식에 대한 전문성은 본 서의 제2부에서 다룬다. 세 번째 의사소통 능력에 대해서는 본서의 1부에서 다룬다. 이 세 가지 역량이라면 의료통역사로써 준비는 충분할 것이라 생각된다. 그리고 이론적으로 설명하긴 어렵지만 필자의 경험으로 의료통역사를 꿈꾸는 이들에게 하나 더 추가하고 싶은 것은, 의료통역사로서 한국의 의료서비스를 세계에 알리는 일에 대한 자부심이다.

인공지능AI 통·번역의 시대이다. 이에 제2외국어를 재료로 의료통역사를 꿈꾸시는 분들이 '이 일이 가치 없어지지는 않을까?' 라며 걱정하시는 분들을 본다. 그러한 일은 없을 것 이라 감히 예측한다. 타 분야의 통역사들의 사정은 잘 모르지만, 의료상담통역의 경우 통역자의 역할이 지대하다. 인공지능으로 자동화할 수 없는 분야이다. 의료통역에서 의료지식 통·번역은 훈련을 거치면 누구나 할 수 있다. 하지만 이 보다 더 중요한 역량은 이문화를 잇는 소통능력이다. 이는 자동화 될 수도 없으며, 사람을 대상으로 하는 역량훈련에서도 조차 벼락치기가 되지 않는 분야이다. 꾸준한 훈련을 통해 습득하여 나의 디폴트로 갖추어야 한다. 우리는 다양한 분야에서 훌륭한 소통으로 상대의 이해를 넘어 감동을 이끌어내는 에피소드를 종종 사회적 이슈로 보게 되는데, 이처럼 소통의 힘이란 감히 예측하기 힘들만큼 강력하다. 의료지식 자체에 대한 통역은 AI기계통역이 빠르고 정확할 수 있지만, 기계 통·번역으로 환자의 마음이 움직이는 경우는 없고, 더군다나 기계에게 의료상담을 원하는 환자도 없다. 의료통역사의 소통 능력이야 말로 환자의 마음을 움직이는 핵심능력이다. 그러므로 의료 통역사는 본인의 소통능력으로 한국의료를 세계와 닿게 한다는 사실을 자부심으로 가지길 바란다. 그러함으로써 의료통역사 또한 이중문화와 의료통역 속에서 다양한 경험으로 보다 더 진한 삶을 살 수 있다고 믿는다.

(1) 통역윤리

① 국제문화

국제문화란 글로벌 시대에서 직면하는 다양한 해외문화를 한자리에 모아 비교·분석하고, 의료통역에서 나타나는 상이한 해외문화를 상호 분석하는 개념이다. 의료통역의 대상이 되는 쌍방은 의료진과 외국인환자이다. 이들은 서로 국적과 학력이 다르고, 성장 배경 등이 다르다. 특히 각국의 역사적 배경과 문화의 차이에 따른 간극을 메워야 한다. 의료통역은 바로 '문화 간 의사소통(cross-cultural communication)'이라 할 만큼 각 언어권 문화에 대한 이해가 중요하다. 국내 외 통역대학원 입시에서 심사위원들이 눈 여겨 보는 것 중 하나가 응시자가 해당 언어 사용국가에서 1년 이상 연속으로 수학하거나 거주했느냐의 여부이다. 이는 한 개 외국어를 통역하려면 최소한 1년 이상 해당언어 국가에 거주해서 그 문화를 알고 있느냐가 그만큼 중요하다는 것이다. 의료통역의 경우에도 의료통역을 하려는 통역자가 상대방 환자가 쓰는 언어의 국가나 지역에서 1년 이상 살았느냐가 의료통역에 영향을 미친다. 해외국가에서 온 외국인·한국 거주자가 의료통역사라면 한국에서 1년 이상 거주했느냐가 의료통역에 영향을 미친다. 통역자는 쌍방의 동질성이 가장 적고 특히 상이한 문화적 배경을 가진 환자와 의료진 사이의 소통을 담당하므로 기타 국제회의 통역사보다 더 높은 가시성(visibility)이 허용된다고 보는 것이 해외 의료통역 전문가들이 보는 견해이다. 이런 견지에서 국제문화란 개념은 의료통역 분야에서 국가나 언어권 사이에 존재하는 문화의 차이를 드러내어 그 차이를 극복할 수 있게 하는 것이다.

② 의료통역 윤리

윤리란 도덕적 관습으로써 옳거나 바른 행동을 의미한다. 인간은 항상 올바른 행동을 한다기보다 자신과 타인의 행동을 끊임없이 비교하고 평가함으로써 사회집단을 지배하는 옳고 그른 원칙을 발전시켜 왔다. 윤리는 분야에 따라 문화의 규범과 관습, 종교와 도덕, 정부의 법, 전문직업의 윤리강령 등 다양한 형태로 발전되어 왔다. 전문직은 어느 정도 성숙하면 수용 가능한 행동규범과 공동의 기대를 반영한 윤리 환경을 구축하기 시작한다. 이러한 전문직업의 윤리강령은 특정 관계나 주어진 맥락에서 바람직하고 수용 가능한 행동이 무엇인지를 판단할 수 있는 지침을 제공함으로써 사적인 의견이 아니라, 서로가 선호하는 요구사항에 맞추어 수용 가능한 행동원칙을 형성한다. 한편, 윤리는 추상적이고 이상적인 개념이며, 끊임없는 비교와 평가를 통해 발전해 나가는 역동적인 것이다. 우리나라의 의료통역 윤리강령은 의료통역 분야가 우리나라보다 앞서 발달한 미국, 캐나다 등 여러 선진국들의 사례를 참고하되 한국 실정에 맞추어 작성되었으며, 우리나라의 의료통역 분야가 발전하고 성숙해 감에 따라 끊임없이 수정되고 보완되어야 하는 살아있는 분야이다.

②-1 환자의 건강과 행복하게 살 권리 보장

의료통역에서 가장 중요하게 생각 할 가치는 환자의 건강과 행복하게 살 권리이다. 의료 행위라는 것 자체가 환자의 건강과 행복하게 살 권리를 보장하는데 그 목적이 있으므로 의료통역의 윤리강령 중에서도 이러한 가치는 모든 조항을 선행한다.

통역자는 원활한 의사소통을 돕는 것 외에도 좋은 치료 결과를 위해 협력하는 의료팀의 일원이다. 따라서 환자의 건강이나 존엄성이 위협받을 때, 통역자가 신중하게 따져본 뒤 개입이 불가피하다고 판단될 경우, 한자 대신 행동을 취하는 것은 정당화 될 수 있다. 환자가 학대를 받고 있는 상황, 의료 사고로 이어질 수 있는 상황, 환자의 생명에 위협이 될 수 있는 상황 등이 모두 이러한 경우에 속한다. 일반적으로 개입이라 하면 이후 소개 할 중립성의 원칙과 상충되는 것처럼 보인다. 그러나 여기에서 개입이란 무엇인가가 잘못 되었고, 이를 바로 잡을 필요성이 분명하게 또는 지속적으로 관찰됐을 때 취하는 행동을 의미한다. 앞서 이야기 했듯이, 의료행위는 환자의 건강과 행복하게 살 권리를 보장하는데 그 목적이 있다. 이러한 상황에서 개입은 당연히 중립성의 원칙을 선행할 뿐 아니라 통역자가 아닌 다른 의료 종사자에게도 모두 해당되는 가장 중요한 윤리 강령이다.

②-2 정확성

정확성은 충실성이라고도 하며, 출발어를 도착어로 전환할 때 원래의 메시지를 추가·생략 또는 왜곡하지 않고 원문에 충실하게 바꾸는 것을 의미한다. 이 때, 중요한 것은 문화 등의 맥락을 고려하여 원래 메시지의 내용 뿐 아니라 의도를 정확하게 전달하는 것이다. 본 원칙의 목적은 환자와 의료진이 같은 언어를 사용하고 비슷한 준거의 틀을 공유하는 상황이라고 가정했을 때 어떤 일들이 발생할 수 있을지 최대한 가늠할 수 있도록 돕는 것이다.

환자가 진료실에서 사용하는 언어는 의료진이 정확하게 진단하고 함께 합의할 수 있는 치료 과정에 도달하기 위해 필요한 핵심 정보이다. 또한 의료진이 사용하는 언어는 환자와 소위 '라포(rapport)'라고 부르는 관계 형성에 매우 중요하다. 따라서 통역자는 내용의 상관 관계나 중요도에 대한 편견 없이 모든 것을 정확하게 통역해야 하며 자기 마음대로 중요하다고 생각하는 것을 걸러서 통역해서는 안 된다. 또한 언어적인 부분 외 눈짓, 손짓, 얼굴 표정, 목소리의 어조, 억양 등 비언어적인 부분도 최대한 전달해야 한다. 이러한 원칙을 지키기 위해 통역자는 메시지의 내용과 이를 통역하는 자신을 별개라고 생각해야 한다. 메시지가 통역자에게 개인적으로 모욕감을 주거나 듣기 거북하다고 해서 이를 생략하거나 듣기 좋게 고치거나 왜곡해서는 안 된다. 그러나 예외적으로 상대가 잘 몰라서 혹은 무심코 한 모욕적인 발언이 본의 아니게 환자와 의료진 간의 관계에 부정적인 영향을 미치는 경우라면, 통역자가 나서서 발언한 측에 그 말은 부정적인 영향을 미칠 수 있다는 점을 알릴 수 있다. 그러나 이러한 예외적인 상황을 제외하고 통역사는 항상 모든 대화를 정확하게 통역하기 위해 최선을 다해야 한다. 물론 아무리 유능한 통역사라 하더라도 통역하는 과정에서 실수 할 수 있다. 그러나 만일 실수를 본인이 알았거나 다른 사람이 발견한 경우, 이를 인정하고 고치는 것이 바람직하다.

②-3 비밀보장

건강과 질병은 매우 개인적인 문제이다. 따라서 환자는 당연히 이러한 문제를 아무에게나 공개하고 싶어 하지 않으며, 개인정보를 공개할 것이냐 말 것이냐는 전적으로 환자 개인에게 달린 문제이다. 비밀보장의 주된 목적은 환자의 개인 정보와 개인적인 내용을 다루는 의료통역의 특성을 존중하는데 있다. 의료통역사는 업무를 수행하는 동안 알게 된 환자의 정보를 환자를 진료하는 의료진 외 그 누구에게도 공개해서는 안 된다.

그런데 만일 환자의 의료진이 바뀌거나 환자가 다른 의료기관으로 전원한다면, 환자의 정보 상태는 어떻게 바뀔까? 환자가 동일한 의료기관 내에서 다른 의료진에게 후속 진료를 받는 경우라면 후자 역시 의료팀의 일부로 간주되며, 환자의 동의를 별도로 받지 않고도 정보를 마땅히 공유할 수 있다. 반면, 환자가 전원을 한 경우, 법적 근거와 책임을 이유로 새로운 의료진은 이전 의료기관에서 보유하고 있는 환자의 정보를 환자의 서면 동의 없이 열람할 수 없다. 환자와 함께 다른 의료기관으로 오게 된 통역사는 같은 이유로 환자의 정보를 함부로 공개할 수 없다. 그러나 환자의 정보를 누구에게 공개할 것인가의 문제는 '환자의 건강과 행복하게 살 권리 보장'이라는 제1원칙의 맥락에서 바라보아야 한다. 다시 말해, 통역사로서 내가 알고 있는 정보를 지금 진료를 맡고 있는 의료진이 모를 때 환자의 생명이 위태로워 질 수 있다면 통역사가 일차적으로 취해야 할 조치는 환자와 의료진이 직접 이러한 정보를 함께 나눌 수 있도록 장려하는 것이다. 이것이 불가능한 경우에 한 해 통역사는 환자를 대신해 해당 정보를 공개 할지 여부를 신중하게 생각한 후 환자를 존중하는 방식으로 공개해야 한다.

문화별로 다를 수는 있지만, 대다수 문화권에서는 가족을 개인의 연장선으로 본다. 이 경우, 환자의 정보를 가족에게 공유하는 것은 당연한 일이라고 생각한다. 그러나 환자의 정보를 가족들과 아무렇게나 공유 할 경우 문제가 될 수 있다. 따라서 통역사는 해당 환자가 이러한 문화규범을 따르는지 먼저 확인 해 보고 가족과 공유를 할지말지를 판단해야 한다. 또 반대로 가족이 환자에게 정보를 주지 말아 달라고 요청하는 경우도 있다. 실제로 환자에 따라 개인적인 신념이나 문화적인 이유로 정보를 받길 원치 않는 환자도 있다. 그러나 이러한 상황에서도 반드시 환자와 언제 누구와 어떻게 정보를 공유할지 협의해야 한다. 환자가 진료에 참여할 수 없다는 것이 아주 명백하지 않는 한 통역사는 자기 마음대로 환자의 정보 공유에 대한 결정을 내릴 수 없다. 모든 알 권리는 일차적으로 환자에게 있다고 보면 된다. 환자의 정보를 공개하는 것은 절대로 가볍게 취급해서는 안 되는 사안이다. 반드시 공개해야할 정보가 있을 때, 그 정보를 누구와 왜 공유해야 하는지 환자에게 충분히 설명하고 환자 스스로 정보를 공개하도록 설득해야 한다. 그래도 받아들여지지 않을 경우 통역사는 정보를 공개하기로 결정할 수 있다. 그러나 공개를 하더라도 책임감을 가지고 환자를 존중하는 방식으로 해야 한다는 점은 재차 강조하는 바이다.

②-4 중립성

중립이란 공정하거나, 편견이 없는, 객관적인 등의 의미로 사용된다. 즉, 상대가 누구이든 편견 없이 행동하는 것을 뜻한다. 중립성은 환자와 의료진 간의 의료커뮤니케이션을 의료통역의 가장 핵심에 두려는 데 그 목적이 있다.

통역사는 통역을 할 때 각 발언자의 자율성과 발언자가 말할 권리를 존중해야 한다. 따라서 어느 한 편에 서거나 상대편을 설득시키려 해서는 안 된다. 통역사는 의료진과 환자 간의 대화에서 주요 참여자가 아니므로 의료진이나 환자 대신 결정이나 충고·상담을 해주어서는 안 되며, 개인적인 편견이나 신념을 강요해서도 안 된다. 이러한 원칙을 통역사가 환자들에게 거리를 두고 돌보지 말아야 한다고 오해하는 경우도 있는데, 일부러 거리를 두고 냉정하게 대하라는 이야기는 아니다. 중립을 지키기 위해 통역사는 사적이거나 금전적인 이해가 걸린 일을 해주거나, 지나치게 비싼 선물을 받아서는 안 된다. 또한, 이해가 상충하는 경우, 한편에게 유리한 정보를 제공해서도 안 된다. 만일 가족·친척이나 잘 아는 이웃 사람이 환자인 경우처럼 중립을 지키기 어려운 상황이라면, 통역사는 이러한 사실을 병원에 알리고 객관성을 담보 할 수 있는 다른 통역사의 서비스를 이용하도록 하는 것이 옳다.

25

②-5 전문성

전문성이란 일차적으로 통역사가 의료통역사로서의 임무만을 수행하고 자기 역할을 넘어서는 다른 임무를 맡지 않는 것을 의미하나, 이에 국한되지 아니하며 상당히 광범위한 원칙들을 포괄한다. 본 원칙의 일차적 목적은 제공하는 서비스에 대한 투명성을 제고하는 것이다.

간호직이나 다른 의료 분야 종사자가 통역사로서 이중 역할을 담당하도록 훈련을 받은 경우, 해당 이중 역할을 담당하는 통역사는 모든 당사자들에게 이러한 자신의 역할에 대해 투명하게 알려야 하며, 자신이 간호사나 다른 의료 분야 종사자로서 한 말이라도 모두 통역해야 한다.

그 외에도 전문성의 원칙에 따라 통역사는 앞으로 해야 할 과제의 요구사항이 무엇인지 미리 확인하고 적합한 준비를 해야 하며 어떤 이유에서든 자신이 할 수 없는 분야나 업무는 정중하게 거절하고 받지 말아야 한다. 통역사는 서비스하는 해당 언어뿐 아니라 문화도 잘 숙지하고 있어야 하며, 들은 말의 의미를 해당 문화의 맥락 안에서 파악해야 한다. 물론 그렇다고 모든 대화에 포함된 문화적 뉘앙스를 파악해서 그 문화까지 다 설명해야 한다는 말은 아니다. 통역사는 문화가 의미에 영향을 미친다는 사실을 인지하고 필요한 경우에 그 의미를 공유하지 못하면 의사소통이 곤란해져서 오해가 발생할 수 있다는 것을 당사자들에게 알리고 상호이해를 도모하기 위해 메시지 이면의 숨은 의도나 언급하지 않은 내용을 겉으로 표출할 수 있도록 도와주어야 한다. 통역사는 문화를 바탕으로 이해하려 할 때 다른 사람이 전달하려는 메시지의 의미에 더 집중하게 되고, 개인적인 관점이나 편견을 배제하려고 노력하게 된다. 물론 통역사가 환자나 의료진, 의료문화를 모두 완벽하게 알 수는 없다. 게다가 문화는 사람마다 다르게 나타날 수 있다. 그렇기 때문에 통역사는 예단하지 말고 당사자들이 스스로 문화 차이를 분명하게 표현하지 못하는 상황에서 당사자로 하여금 부연설명을 하도록 이끌어야 한다. 정확하고 완전하게 통역하는 능력은 통역사가 의사소통의 내용과 맥락에 대한 배경지식을 얼마나 많이 알고 있느냐에 따라서 상당히 달라진다.

마지막으로 전문성의 원칙에 포함되는 일반적인 사항으로는 지나치게 캐주얼한 복장, 짧은 치마, 굽이 높은 신발을 착용하지 않는 등 올바른 복장 갖추기, 주제넘지 않으면서도 단호하고 품위 있게 행동하기, 상대에게 편견 없이 친절하고 예의 바르게 대하기, 약속한 시간 엄수하기, 동료와 에이전시 등을 포함한 모든 참여자들을 존중하기, 모든 것을 투명하게 공개하고 정직하게 이야기하기 등이 포함된다. 만일 긴급한 상황이 발생해 통역 약속을 지키지 못할 경우 담당자에게 즉시 연락해서 알리거나 다른 통역사를 소개해주어 업무를 완수할 수 있도록 책임을 다하는 것도 통역사의 몫이다. 또한 참여자들과 이해가 상충하는 부분이 있다면 이를 솔직히 공개하고 개인적인 신념이나 상황으로 인해 공정성이나 객관성을 담보할 수 없는 경우에는 해당 일을 받지 말거나 중단해야 한다.

이상으로 환자의 건강과 행복하게 살 권리 보장, 정확성, 비밀보장, 중립성, 전문성 등의 의료통역사의 핵심 윤리를 살펴보았다. 이러한 원칙들은 서로 복잡하게 얽혀 있으므로 상황에 따라 상충할 수 있다. 앞서 말했듯이 윤리라는 것은 추상적인 것이며 지속적으로 변하며, 역동적이다. 윤리강령은 통역사가 직면할 수 있는 모든 갈등 상황에 대해 정답을 제공해 주는 답안지가 아니다. 윤리강령의 역할은 어려운 선택을 해야 될 때 실무자가 올바른 행동이 무엇인지 판단할 수 있도록 신중하게 고려하고 따져봐야 할 원칙을 제시하는 것일 뿐이다. 의료통역사의 임무는 서로 다른 언어를 사용하는 환자와 의료진 간의 의사소통을 원활하게 함으로써 환자의 건강과 행복한 삶이라는 의료통역의 목적을 달성하는 것이다. 의료통역사는 환자와 의료진 사이에서 진행되는 모든 일을 알고 있는 유일한 사람이기 때문에 권력을 가지게 된다. 따라서 환자와 의료진은 모두 의료통역사가 권력을 남용하지 않을 것이라고 신뢰할 수 있어야 한다. 통역사는 윤리강령을 통해 그러한 권력을 어떻게 행사해야 되는지 신중하게 따져보아야 하며 이를 준수함으로써 환자의 이익과 의료통역의 목표를 최우선시 하는 사람으로서 신뢰감을 가질 수 있다.

(2) 통역능력

통역학 연구에서 통역 수행 시의 정보처리에 관한 연구와 더불어 통역 수행을 위해 필요한 기본적인 능력에 대해 상당한 연구가 진행되고 있으나 통역 기본 능력이 본질적으로 통역사의 인지적·심리적인 측면에 관련된 것이기 때문에 과학적이며 객관적인 연구 결과를 얻기가 쉽지 않은 분야이다.

호주 통·번역사 인증기관인 NAATI(National Authority for Accreditation of Translators and Interpreters)**에서는 통역사가 갖추어야 할 능력을 세 가지 영역으로 나누어 제시하고 있다.**

첫째, 통역사는 언어 능력을 갖추어야 한다. 좀 더 세부적으로 말하자면, 전문 통역사는 정상 속도의 발화문을 이해할 수 있는 능력을 갖추고, 일반적인 의미를 정확하게 전달할 수 있어야 하며, 다양한 일반적인 주제 분야에서 사용하는 용어들을 이해할 수 있는 능력을 갖추어야 한다.

둘째, 통역사는 의사소통 및 인간관계 능력을 갖추어야 한다. 통역은 본질적으로 화자들 간 의사소통을 돕는 것이기 때문에 의사소통 과정에 관한 이해가 전제되어야 하고, 의사소통 당사자들의 요구에 적응하여 통역을 해야 하며, 비언어적인 의사사통 행위까지도 이해할 수 있는 능력을 갖추어야 한다. 통역사는 이 능력을 배양하여 궁극적으로는 통역 상황에서 중립성의 의미를 이해하고 실천해야 한다. 호주 통번역 인증기관 NAATI가 요구하는 의사소통 및 인간관계 능력은 호주에서 주로 이루어지는 통역인 지역사회 통역의 특성을 반영한 것으로서, 지금까지 회의통역이 주류를 이루었던 한국의 상황에 비추어 볼 때 국내에서는 크게 다루지 않았던 능력이라는 점이 주목할 만하다.

셋째, 통역사는 배경 지식과 전문 지식을 갖추어야 한다. 통역사는 맡은 통역 업무를 수행하기에 적절한 수준의 사회문화적 배경 지식을 갖추어야 하고, 특정 분야를 전문화하여 통역을 할 경우 그 분야와 관련된 자원과 서비스, 기관에 관한 지식을 갖추고 있어야 한다는 뜻으로, 이러한 지식을 쌓는 것을 통역사는 기본 능력으로 본다.

NAATI에서 제시한 통역사의 기본 능력을 보다 구체적으로 연구한 내용을 살펴보자.

첫째, 의사소통과 텍스트 처리 능력(Communicative and textual competence in at lest two languages and cultures). 이는 최소한 두 개의 언어와 문화권에서의 의사소통과 텍스트 처리 능력을 말한다. 이는 두 개의 언어 능력은 물론 두 문화권 안에서의 텍스트적, 담화적 관습까지도 포함된다.

둘째, 문화능력(Cultural and intercultural competence). 이는 포괄적이면서도 동시에 구체적인 문화 요소에 대한 이해 능력으로서, 해당 문화 각각의 범주 내에서 뿐 아니라 문화 간 의사소통에 대한 이해도를 의미한다.

셋째, 주제지식 능력(Subject area competence). 이는 원천텍스트를 이해하거나 문제 해결을 위해 필요한 주제 분야에 관한 기초지식을 갖추었는지 여부를 말한다.

넷째, 전문가적, 도구 적용 능력(Professional and Instrumental competence). 이는 전문적인 통번역 수행을 위한 용어 조사, 정보 관리, IT 도구 사용 등을 할 수 있는 능력을 의미한다. 전문가로서의 활동에는 계약, 영수처리, 윤리 전문가 협회 활동 등이 있다.

다섯째, 자세 또는 심리생리학적 능력(Attitudinal or psycho-physiological competence). 이는 태도나 심리생리학적 능력으로서 자긍심, 자아 개념과 같은 자세와 태도의 문제, 집중력, 기억력과 같은 심리생리학적 측면에 관한 능력을 뜻한다.

여섯째, 인간 관계 능력(Interpersonal competence). 이는 번역 과정에서 번역사, 감수자, 문서 문헌 연구원, 프로젝트 관리자, 디자이너, 고객, 저작권자, 저자, 사용자, 주제 분야 전문가 등 관계자들과 협업할 수 있는 능력으로서 협동심, 협상력, 리더쉽이 이에 속한다. 통역 현장에서 동료, 고객, 전문가 등과 함께 일 해야 하는 통역사도 갖추어야 할 능력이다.

일곱째, 전략적 능력(Strategic competence). 이는 조직 및 기획 능력으로서 스스로 문제를 해결하고 평가 및 감수하는 능력을 말한다.

위는 통·번역 능력은 개별 단위 능력으로 분리해서 생각 할 수도 있지만 통번역 현장, 또는 교육 현장에서는 이러한 능력들을 고루 적용하고 개발해야 한다(Kelly, 2005). 그 중에서 통번역의 핵심이라고 할 수 있는 언어 능력 개발은 가장 필수적인 능력으로서, 통·번역 교육이나 훈련을 시작하기 전에 이미 갖추어져 있어야 한다고 주장하는 학자들이 있는 반면, 현실적으로 통번역 교육 및 훈련과정에서 동시에 수행해야 한다는 입장을 견지하는 학자들도 있어 논쟁이 있기는 하나, 어느 편에서건 그 중요성에 대해서는 이견이 없으므로 특별히 주목해야 할 부분이다. 통번역을 위한 언어 능력에 있어서 모국어 보다 외국어가 상대적으로 약해 문제가 되는 경우가 많다. 그렇다면 외국어 능력이란 구체적으로 어떤 능력을 지칭하는지 Breen&Candlin(1980)에 따르면 다음과 같다.

① 정확성·어휘력·유창성

특정 외국어를 구사할 수 있다고 하려면 그 외국어의 문법 구조를 잘 알고 어휘력을 갖추어야 한다. 많은 외국어 교육 현장에서 오랫동안 강조해 온 부분이고, 일반적으로 외국어 교육이라고 하면 가장 쉽게 떠올리는 요소이다. 그러나 자연스럽게 외국어를 사용할 수 있는 상황이 결여된 환경에서 이 요소에만 초점을 맞추었을 때 오히려 왜곡된 외국어 실력이 양성된다는 점은 영어 교육 현장에서 쉽게 찾아볼 수 있다. 문법 구조 습득과 어휘력을 늘리기 위한 주입식과 암기식 교수의 결과 문법과 어휘는 통달했지만 실제 외국어를 써야 하는 상황에 부딪쳤을 때 입을 뗄 수 없는 경우가 많다. 그러므로 이런 문제를 극복하기 위해 유창성을 강조하는 외국어 교수법이 도입되기도 하지만, 암기식, 반복 연습 만을 통해 습득된 유창성도 그리 효과적이지 못하다.

② 상황 파악 능력

외국어 능력의 두 번째 요소로 요구되는 것은 정확한 구조와 어휘로 구성한 말을 상황에 적절하게 구사해야 한다. 즉 문법에 맞추어 정확한 사전적 의미에 따라 말을 하되, 상황에 따라 해야 할 말과 하지 말아야 할 말을 구분해야 한다. 위에서 암기식, 반복 연습을 통해 습득한 외국어가 무용지물이 되는 경우가 바로 이 상황 파악 능력이 결여되었을 때 발생한다. 앞서 언급한 것처럼 그 외국어를 모국어로 쓰는 나라로 가서 자연스럽게 상황적 이해 능력을 습득할 수도 있겠지만 외국어 교육을 받는 학생들 중 여건 상 그렇게 할 수 없는 경우가 더 많을 것이다. 그렇다면 외국어 교육과 학습을 수행할 때 구조와 어휘를 반드시 적절한 상황 속에서 습득해야 한다. 상황에 유리된 구조와 어휘는 적절하게 사용하기가 매우 어렵다. 외국어 교육에서 영화나 음악 등의 매체를 사용하는 것이 이러한 상황 설정의 시도로 이해 할 수 있는데, 상황 설정은 자신이 외국어를 배우는 목적에 비추어 적절히 선정해야 한다. 예를 들어, 의료통역을 하고 싶은 사람이 팝 음악을 이용해서 외국어를 공부한다면 전혀 배우는 것이 없진 않지만, 효율적이지는 못하다. 이는 시술설명서, 검사지 자료 등으로 공부를 하는 것 보다는 효율성이 확실히 떨어진다.

③ 담화능력

특정 외국어에 대해 정확한 구조와 어휘 능력, 상황 파악 능력을 갖추면 그에 덧붙여 담화문 구성 능력도 갖추어야 한다. 즉 아무리 정확한 구조와 어휘를 적절한 상황에 맞추어 말할 수 있다고 하더라도 그 언어의 논리 규칙에 따라 비교적 길이가 긴 담화를 구성할 수 있는 능력이 없다면 외국어 실력을 인정받기 어렵다. 단발성으로 말을 뱉는 것만으로는 유의미한 의사소통 행위가 불가능하기 때문이다. 따라서 단어·구·문장 단위를 넘어서는 단락 구성과 단락 간 연계 할 수 있는 능력까지 요구된다.

해당 외국어를 구사할 때 의사소통에 문제가 발생하면 이를 극복할 수 있는 전략을 갖추어야 한다. 우리가 모국어로 의사소통을 하더라도 상대방의 말을 이해하지 못하거나 놓치는 경우가 발생한다. 그런 경우 대화를 중단시키지 않고도 빠진 부분을 복구할 수 있는 언어적, 비언어적 능력이 있다. 이러한 능력을 외국어에서도 마찬가지로 갖추고 있어야 한다. 이 부분은 언어적인 요소 이외에 비언어적인 요소도 포함하고 있기 때문에 체험·경험 없이 이론 교육만으로는 습득하기 어렵다. 문학·영상·문화 자료 등 다양한 매체를 활용하여 간접 경험으로 보완해야 한다.

(3) 통역방식

통역을 행위에 초점을 맞추어 가장 단순화하여 설명해 보자면 아래 그림1과 같다.

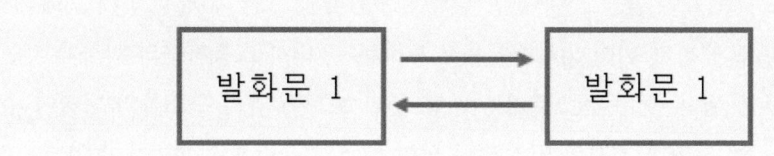

🔲 그림1 통역모델

위 모델은 통역을 '한 언어로 구성된 발화문을 다른 언어로 발화문을 구성하는 행위'임을 표현한다. 여기에서 발화로 텍스트를 구성하면 통역 행위가 될 것이며, 글로써 텍스트를 구성하면 번역 행위가 된다. 따라서 통역과 번역은 텍스트를 구성하는 매체에 따라 달리 구분되고, 기본적인 행위의 측면에서 보면 텍스트의 변환이라는 공통점을 지니고 있다. 물론 텍스트 구성 매체의 특성에 따른 차이점이 많이 있을 수 있으나, 여기에서는 가장 기본적인 차원의 행위를 묘사하는 것에 그치고, 통역에 초점을 맞추어 살펴본다.

발화문은 기본적으로 의사소통을 목적으로 하는 사람들이 특정한 상황에서 자신의 의사를 전달하기 위해 말로써 표현하는 것이다. 즉 발화문이란, 진공 상태에서 표현되는 것이 아니라 반드시 특정 상황이라는 조건이 형성되어야만 한다. 이러한 조건을 위의 통역 모델에 적용시켜 보면 그림2와 같이 모델이 조금 더 구체화된다.

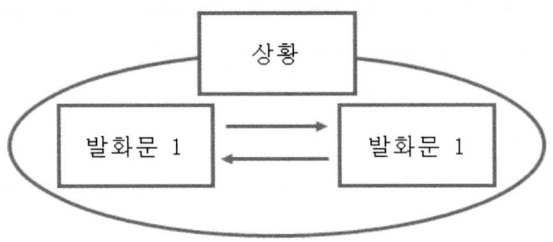

그림2 상황 중심의 통역 모델

　통역 모델을 그림1에서 그림2로 구체화시킴으로써 통역 행위를 좀 더 상세하게 기술할 수 있다. 즉, 통역은 '의사소통을 목적으로 형성된 특정 상황에서 한 언어로 구성된 텍스트를 다른 언어 텍스트로 구성하는 행위'이다. 이와 같은 모델을 가정하고 통역에 접근한다면 통역 행위의 산물인 두 개의 발화문 텍스트뿐만 아니라 그 텍스트를 구성하는 바탕이 되는 상황에도 주목해야 함을 의미한다. 상황에 주목하게 되면 '누가', '언제', '어디서', '무엇을', '왜', '어떻게'하기 위해 의사소통을 시도하는지, 의사 소통자들의 의사에 자연스럽게 초점을 맞추게 된다. 이는 텍스트가 단순한 문법 체계에 맞춘 구조들의 나열이 아니라 여러 단계에 걸쳐 다양한 겹으로 구성되는 의미 체계의 집합체로 파악해야 한다. 이는 텍스트가 그만큼 복잡한 의미를 가지게 되는데 그러한 의미를 통역자가 제대로 파악하지 못했을 때 통역 행위에서 오류가 발생할 가능성이 커진다. 상황에 대한 이해가 깊으면 깊을수록 통역에서의 오류를 막을 수 있는 가능성이 커진다. 그렇다면 통역자는 상황에 대한 이해를 어떻게 증진할 수 있을까? 텍스트는 상황이라는 틀 속에서 구성되는 것과 같이 상황도 무의 상태에서 우연히 형성되는 것이 아니라는 점에 주목해야한다. 이는 상황이 이루어지는데 필요한 요건들이 내포되어 있는 더 큰 틀이 존재하는데, 그 틀이 바로 문화이다. 이를 다시 모델로 나타내면 아래와 같다.

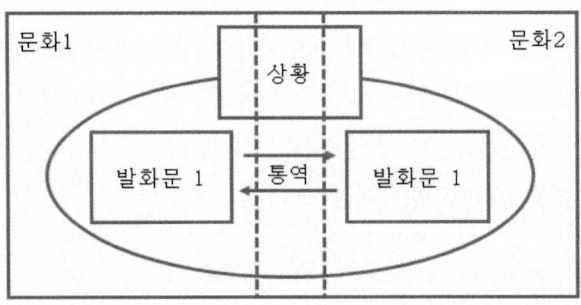

그림3 문화중심의 통역모델

위의 문화 중심의 통역 모델은 통역 행위에 내포된 기본적인 속성들을 포괄적으로 나타낸다. 통역 행위의 기본적인 요소인 두 발화문 간 변환은 발화문이 구성되는 상황을 정확하게 파악하고 진행해야 하는 바, 그러기 위해서는 각각의 발화자가 속해 있는 문화적 특성을 고려하여 발화자의 상황 이해를 명확하게 인지해야 한다. 이러한 텍스트적·상황적·문화적 요소들 중 어느 한 가지 요소라도 정확하게 이해되지 않은 상태에서 통역을 할 경우 통역 오류가 발생한다.

위 문화 중심의 통역 모델은 통역 행위에서 주의해야 할 중요한 사실들을 몇 가지 더 나타내고 있기도 하다. 우선 상황과 문화 간 관계이다. 이상적인 통역 사례에서는 통역사가 상황이 양쪽 문화권에 걸쳐 있음을 잘 인지하고 발화자들이 문화적인 차이로 인해 하나의 상황을 다르게 이해 또는 해석하지 않도록 주의해야 한다. 그러나 문화적인 배경 차이로 인해 두 발화자가 하나의 상황을 두고 다르게 해석하는 경우가 있다. 이를 간과하면 두 발화자 간 의사소통이 어려워지거나 불가능해 진다. 다시 말해 위의 문화 중심의 통역 모델이 다음과 같이 표출 될 수도 있다는 것이다.

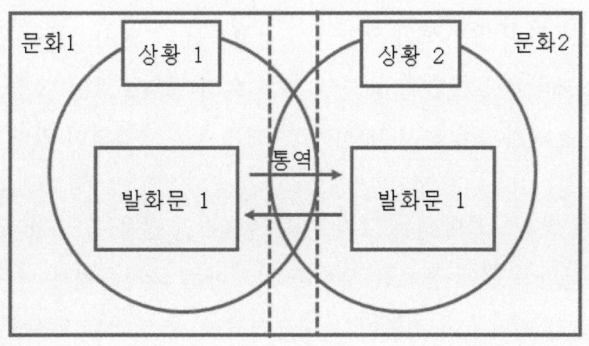

🔲 그림4 문화-상황 중심의 통역 모델

실제 통역 상황에서는 발화자들의 상황에 대한 이해가 그림3에서와 같이 이상적인 경우보다는 그림4와 같이 하나의 상황을 두고 다르게 인식하는 경우가 많다. 따라서 통역사가 어느 정도로 폭넓은 시야를 갖고 심도 있게 상황 이해를 하느냐가 의사소통을 한층 더 원활하게 돕는 관건이 된다.

또한 위의 문화 중심의 통역 모델에서 통역의 위치를 주목해야 한다. 통역은 두 발화문과 상황, 문화 사이에서 중심 위치를 견지한다. 다시 말해 통역사는 어느 한쪽의 발화자에게 치우치지 말고 중립을 유지해야만 객관적인 관점에서 의미를 명확하게 파악할 수 있다. 통역사의 위치는 윤리적인 문제와도 직결되는 사안이므로 특별히 유의해야 한다.

지금까지 단순한 텍스트 변환으로서의 통역모델(그림1)에서부터 상황의 중요성을 감안한 모델(그림2)로, 그리고 상황 이해의 기본이 되는 문화까지 포함하는 통역 모델(그림3,4)로 까지 통역의 틀을 확대 발전시켜 보았다. 위 모델들은 통역이라는 행위를 어떤 관점에서 보느냐에 따라 통역 행위를 파악하는 틀이 달라짐을 잘 보여준다. 어느 틀을 기준으로 삼는가에 따라 통역 현장에서는 통역을 위해 가장 기본이 되는 발화문 이해의 깊이가 달라짐은 의심의 여지가 없다.

(4) 통역기법

통역은 크게 통역이 이루어지는 상황과 통역에 필요한 기법에 따라 그 유형을 나누어 볼수 있다. 우선, 상황에 따라 통역을 회의 통역과 지역사회, 또는 공동체 통역으로 나눈다. 회의 통역은 주로 정치, 경제, 기술 등의 주제를 가지고 2개 이상의 언어권 참석자들이 모여 진행하는 공식, 비공식적인 회의 상황에서 참석자들 간 의사소통을 위해 통역 서비스를 제공하는 것이다. 국내에서 발달된 통역 유형은 회의 통역으로서, 회의 통역사 양성을 위해 다수의 통번역 교육 과정이 학사, 석사, 박사과정으로 개설되어 있다.

지역사회 통역은 우리나라에서는 그리 널리 알려지지 않은 통역 형태로서, 미국, 호주와 같이 이민자들이 국가 구성에 중요한 부분을 차지하는 국가들에서 널리 쓰인다. 즉, 국내 거주자들이 일상적인 지역사회 생활에서 모국어가 아닌 언어로 의사소통을 해야 하는 관계로 불이익을 당하는 일이 없도록 통역 서비스를 제공하는 제도이다. 예를 들면 일반 행정, 의료, 법정 통역 등의 분야가 있다.

최근 들어 우리나라에서도 지역사회 통역의 필요성이 대두되고 있는 실정이다. 2000년대 들어서 결혼이민자, 다문화가족 자녀, 외국국적 동포 등이 증가함에 따라 사회의 인종, 문화적 다양성이 급격하게 증가하는 양상이 나타나면서 지역사회 통번역에 대한 관심이 높아지고 있다. 문화체육관광부 통계에 따르면 2008년 2월 국내 거주 외국인의 수가 110만으로 추산되었고, 2020년에는 290만명(인구의 5%), 2050년엔 인구의 9.2%까지 증가될 것으로 예상되어, 다문화 사회의 기준이 되는 전체 인구 중 외국인 거주 비율 10% 선에 거의 육박하는 수준이 될 것으로 보인다. 이에 정부는 다문화 사회 발전 10단계를 설정하고 결혼 이주자들에 대한 한국 문화 적응 지원과 다문화 사회 인식 제고, 다문화 정책 문화기반을 조성하기에 주력하면서, 지역사회 통번역에 대한 인식이 조성되고, 지역사회 통번역 교육, 훈련과정의 개발과 시행을 시작한다.

통역을 통역 기법에 따라 분류해 볼 수 있는데, 통역사가 통역 기법을 선택하는 데 가장 중요한 기준은 발언 시간이다. 대화자들의 발언 시간에 따라 노트테이킹을 하지 않고 신속하게 의사 전달을 해주는 대화체 통역, 대화자의 발언이 1분 이상 지속되고 일단락 될 때까지 노트테이킹을 하며 기다렸다가 발언 내용을 정확하게 전달해야 하는 순차 통역, 대화자의 발언을 방송 장비를 통해 들으면서 동시에 전달하는 동시통역, 그리고 문서로 준비된 발언 내용을 읽으면서 동시에 구두로 전달하는 문장 통역 등이 있다.

이러한 통역의 유형을 푀히하커(Franz Pochhacker 2004)는 상황과 기법에 해당하는 모드 이외에 통역 대상 매체, 통역 대상 언어 및 담화, 참여자 등, 다양한 기준을 적용하여 통역의 영역과 차원을 분류하기도 하였다. 통역사는 이렇게 다양한 요소들을 고려하여 적절한 통역 기법을 선택해서 통역을 한다.

① 순차통역

상담실, 진료실에서 하는 통역은 순차통역과 비슷하다. 의료통역사는 의료진과 동석하여 의료진이 하는 말이 끝나자마자 마치 자신이 연설하듯 일인칭으로 메시지를 직접 전달하는 방식이다. 의료상담 시 의료진은 보통 2~3분 정도 끊어 발언한다. 의료진 또한 환자의 이해가 목표이므로 통역이 너무 길어지지 않게 끊는다. 전달되면 환자의 반응을 보며 한스텝 한스텝 나아간다. 통역사는 각 분야별 특성을 정확히 존중하는 엄정성과 상황과 환자의 눈높이에 맞추는 유연성을 동시에 보유해야 한다.

순차 통역은 말 그대로 통역사가 대화자들의 발언을 듣고, 전달하는 행위를 순차적으로 하는 통역이다. 기본적으로 통역사는 발언자가 발언을 끝낼 때까지 기다렸다가 상대방에게 그 내용을 다른 언어로 바꾸어 전달하고, 다시 상대방의 발언이나 그 발언자의 다음 발언이 끝날 때까지 기다렸다가 그 내용을 다른 언어로 바꾸어 전달하는 행위를 반복하는 통역 방식이다. 순차통역에서 다루는 발언의 길이는 짧게는 1분 미만에서부터 길게는 5분 이상이 되는 경우도 있는데, 통상적으로 3~4분 정도를 다룬다. 이러한 순차 통역 행위를 그림 5와 같이 도식화해볼 수 있다.

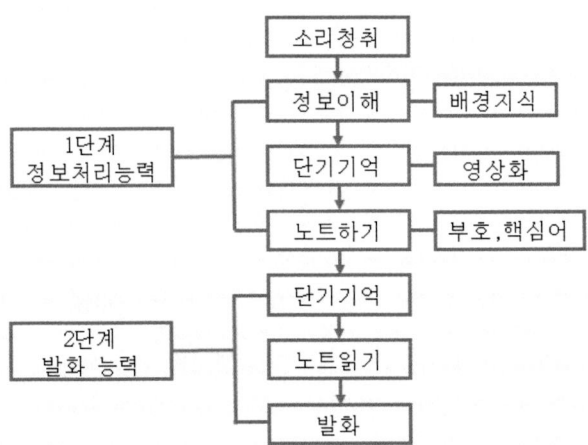

🔼 그림5 순차통역 과정 모델

그림5 모델에 나타난 것과 같이, 순차 통역은 두 단계에 걸쳐 작업이 이루어진다. 1단계에서는 통역사가 청취한 소리를 머릿속에서 정보로 파악하고 이해하여 단기 기억 저장소에 저장하게 되는데, 이 때 기억을 돕기 위해 청취와 함께 노트를 한다. 이 단계에서는 일차적으로 청취한 소리를 정확하게 이해하는 것이 매우 중요한데 통역사의 언어 능력이 관건이다. 해당 언어의 문법 구조와 어휘력, 상황 지식, 담화 지식, 대화 규칙 지식 등을 총동원하여 입력된 소리에 의미를 부여하게 되는데, 그 과정에서 언어적 능력 이외에 관련 주제에 대한 배경 지식도 활성화 되어 의미 파악을 돕게 된다. 즉, 통역사가 잘 알고 있는 분야의 통역을 하게 되면 통역이 더 쉽게 느껴지는데, 그 이유가 바로 이러한 정보 처리 과정에서의 배경 지식의 역할 때문이다. 즉, 통역을 하기 전에 그 주제에 대한 사전 조사를 할수록 현장에서 통역을 더 쉽게 할 수 있다.

또한 듣기를 할 때 단순 이해 차원의 듣기가 아니라 들은 내용을 다시 전달해야함으로 보다 분석적인 자세로 듣기를 해야 한다. 분석적인 자세로 듣기를 한다는 것은 단순한 정보 수집 차원의 듣기가 아니라 내용 전달의 논리성을 파악하면서 정보를 이해해야 한다는 것이다. 이렇게 이해가 된 정보는 단기 기억 저장소로 전송한다. 발언의 길이에 따라 금방 다시 정보를 불러 낸다면 문제가 없겠지만 만약 발언이 3분 이상 길어진다면 단순히 듣고 이해한 것만으로는 발언 내용을 정확하게 재생하기 어렵다. 경우에 따라 통역사가 긴장하거나 내용이 특별히 기술적인 경우에는 1분 미만의 발언이라도 갑자기 발언 내용이 전혀 기억이 나지 않아 통역이 불가능해질 수도 있다. 그러한 경우에 대비하여 통역 교육에서 영상화 기억법과 같은 기억법을 훈련하기도 하는데, 심리학에서 유용한 방법들을 찾을 수 있다. 영상화 기억법이란 발언 내용을 들으면서 연상되는 그림과 함께 기억을 하는 방법이다. 예를 들어, '밤 12시'라는 정보를 들으면 밤하늘의 달과 별을 연상하거나, '만나게 되어 기쁘다' 라면 웃는 얼굴을 연상하는 등, 연상되는 그림의 형태로 정보를 저장한다. 이러한 영상화 기억법은 1단계의 마지막 작업은 '노트하기'에도 매우 중요하다.

순차통역은 발언의 길이가 1분 미만에서부터 5분 이상까지 다양하다. 따라서 정보를 단기 기억 저장소에 저장했다가 다시 불러낼 때도 다양한 방법을 이용하게 될 것이다. 발언 길이가 아주 짧다면 듣기만 하고도 바로 전달할 수 있겠지만 발언 길이가 점점 길어지면 영상화 기법을 이용해서 전달하기도 하고, 보다 전략적으로 들으면서 노트를 해서 기억력을 뒷받침 할 수도 있다. 그런데 순차통역에서 가장 중요한 요소는 들어오는 정보를 정확하게 이해하는 것인데, 들으면서 쓰는 두 가지의 행위를 한다면 두 행위가 어느 정도 상호 간섭 작용을 일으켜 듣기가 약해져 이해력에 간섭을 받을 수 있다. 그러한 위험을 최소화 하기 위해 노트를 하는 행동을 최소한으로만 제한해야 한다. 이에 통역사들은 자신들만의 부호나 기호를 개발하여 활용한다.

통역 부호는 통역사 자신이 가장 쓰기 편한 것들로 개발해야 한다. 다른 통역사의 부호가 아무리 좋아 보이더라도 자신이 공감할 수 없는 것은 결코 다신의 것이 될 수 없으므로, 다른 통역사들의 부호를 참고해서 자신 만의 통역 부호 시스템을 개발하는 것이 중요하다. 또한 통역 노트를 하면서 부호 보다 더 많이 하는 것이 핵심어란 점이다. 핵심어 파악은 결국 정확한 분석적 듣기에서 얻어진다. 정확한 통역을 위해서는 무엇보다도 듣기 능력이 우선되어야 한다. 듣기 능력에 최소한의 부담을 주면서 노트를 하려면 말이나 문장 구조에 얽매이지 않고 의미전달에 초점을 맞추어 이해하면서 떠오르는 영상 중심으로 노트테이킹을 하면 도움이 된다. 이때 발언 내용의 논리를 놓치지 않고 따라가는 것이 매우 중요하다. 결국 발언을 들으면서 이해한 내용을 다시 발언으로 구성해야 하므로 논리를 놓치게 되면 이해 뿐 아니라 이해한 내용을 전달하기도 어렵다. 즉 최소한의 기호를 사용하며 듣기에 집중하여 통역한다.

☆	중요, 강조
∵	이유, 원인
∴	결과, 결론, 그래서
= / ≠	같다 / 다름
< / >	적음 / 많음
↑ / ↓	증가 / 감소
^^ / ∏	좋음 / 나쁨
↱	미래
↵	과거
|	현재

⊡ 표 1 통역부호 예시

이와 같이 통역에 있어서 최대한의 집중을 요하는 듣기 능력은 끊임없는 연습과 개선 노력을 기울여야 한다. 일상적인 대화나 단순 이해만을 위한 듣기가 아니라 통역을 위한 듣기 연습을 위해서는 내용을 빠짐없이 듣는데 초점을 맞추는 '집중해서 듣기'와 세부 내용은 일부 놓치더라도 전체 윤곽을 잡는데 초점을 맞추는 '많이 듣기'를 병행해야 한다. 이는 외국어 교육에서 듣기 학습 방법으로 권장하는 'bottom-up' 방식과 'top-down' 방식과도 일맥상통하는 방법이다. 'bottom-up' 방식은 담화 구성 요소 중 세부 요소들, 예를 들면 단어들을 중심으로 전체 담화의 내용을 구성해 나가는 청취 방법을 일컫는데, 실제로 일상적인 대화에 있어서 대화 참여자들은 대화 중 언급되는 내용 중 일부만을 듣고 전체 내용을 추측하는 청취 방식을 많이 취하고, 그와 반대로 대화의 주제를 미리 알게 되는 경우 대화에서 어떤 내용을 듣게 될지 추측한 후 그에 따라 청취하는 방식인 'top-down'방식도 빈번하게 사용한다. 통역을 위한 가장 이상적인 듣기 능력은 'top-down'방식에 근거하여 대화나 담화 주제를 중심으로 내용을 미리 예측해 본 다음 듣기 연습을 하여 전체 내용의 큰 그림을 파악하는 능력과 'bottom-up' 방식에 따라 세부 용어 중심으로 상세 그림을 파악하는 능력을 동시에 연마하는 것이다.

즉, 많이 듣기를 통한 큰 그림 파악하기와 집중해서 듣기를 통한 상세 내용 파악하기를 병행해서 전체 논리 흐름을 파악한 상태에서 세부 사항을 놓치지 않는 빈틈없는 통역 연습을 하는 습관이 필요하다. 덧붙여 통역을 위한 듣기 연습에서 추가적으로 필요한 내용은 '다양한 억양 듣기'이다. 특정 언어의 경우 공용어 또는 지역어들이 많은 경우가 있다. 그런 경우 국가별, 지역별로 같은 언어일지라도 독특한 억양이 더해져서 통역사로 하여금 어려움을 겪게 한다. 억양의 차이에도 민감하게 대비하는 것도 좋은 방법이다.

그림5에서 제시한 순차통역 모델을 중심으로 발언자의 발언을 청취하고 정리하는 1단계를 살펴보았다. 다음 단계인 2단계에서는 그 내용을 다시 전달하는데, 1단계에서 정보처리 능력이 요구된다면, 2단계에서는 발화 능력이 요구된다. 1단계에서 단기 기억 저장소에 저장해 둔 정보를 2단계에서 다시 불러내어 통역사가 발화해야 하는데, 정보를 좀 더 쉽게, 정확하게 발화하기 위해 1단계에서 작성한 노트를 참조한다. 기억력과 노트를 바탕으로 발언 내용을 원래 순서에 따라 정확하게 전달해야 한다. 이 때, 통역사는 발언 내용을 정확하게 전달해야 할 뿐만 아니라, 발언자로서의 역량도 발휘해야 한다. 다시 말해 올바른 자세를 취하고, 정확한 발음에 대화 당사자들이 모두 들을 수 있는 적당한 음량의 목소리로 발언 내용을 전달한다.

지금까지 그림 5에서 제시한 순차통역 모델을 중심으로 순차 통역 과정에 대해 살펴보았는데, 이러한 모델을 중심으로 통역 과정을 이해하게 되면 통역 교육과 훈련 시, 또는 통역 후 통역 오류에 대해 반추해볼 때 오류의 원인을 찾는데 도움이 된다. 많은 경우 통역 오류는 단순 통역 연습을 많이 하면 해결된다고 착각하기 쉬운데, 앞서 제시한 모델을 기준으로 삼아 본다면 2단계의 최종 산물에서 발생한 오류의 근원이 단순히 기억 재생에 문제가 있었던 것인지, 노트를 읽지 못한 것이었는지, 아니면 최초 정보 입력 단계의 듣기에 문제가 있었는지 보다 구체적으로 분석해 봐야 한다. 따라서 오류 발생 원인이 무엇이었는지 문제에 대한 정확한 파악 후 해결방안을 구체적으로 계획할 수 있다. 예를 들어 듣기에 문제가 있었다면 단순한 순차 통역 연습을 할 것이 아니라, 집중적인 듣기 훈련 후 전략적인 통역 훈련을 진행해야한다.

② 대화체통역

두 사람 이상의 화자들이 서로 다른 언어로 의사소통을 하는 상황에서 일정 시간의 연사발언 후 순차적으로 통역이 이루어지는 대화체 통역은 통역 기법 상으로만 보면 순차 통역과 공통되는 요소가 많으나 대화체 통역이 요구되는 상황은 순차통역 상황과 차이가 있다.

순차통역은 정치·경제·기술 등의 분야에서 특정 주제를 중심으로 대규모 또는 소규모로 개최되는 회의에서 개인이나 소수의 전문가 연사들이 같은 분야의 전문가들이나 높은 관심을 가진 다수의 청중을 대상으로 연설하는 경우이다. 이와 달리 대화체통역은 의료, 법정, 행정 등의 분야에서 업무 수행을 위해 담당 분야의 전문가와 일반인 사이에 대화가 이루어진다. 이러한 대화통역의 상황을 아래와 같은 모델로 나타낼 수 있다.

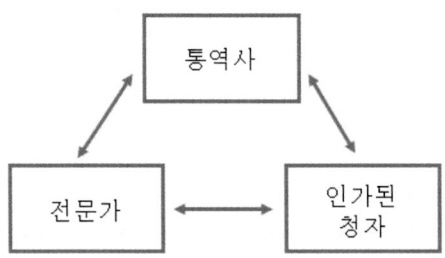

📷 그림6 대화통역 상황 모델

위 모델에서 나타난 것처럼 대화체 통역의 특징 중 가장 중요한 점은 대화자 간 전문성(힘)의 불균형 상태이다. 이에 따라 통역사의 개념적·물리적 위치가 매우 중요하다. 상황과 대화자들의 요구에 따라 중립적인 위치를 벗어나 한쪽 편에 추가적인 설명이나 도움을 제공해야 하는 상황이 발생한다. 대화체통역의 통역 절차는 대화자 간 방식에 따라 진행되며 비언어적 의사소통 행위, 상호 기대, 물리적 환경, 대화자들의 반응 등 대화 행위의 전체적인 상황을 고려해야 한다. 일방의 독백 형식으로도 진행될 수 있는 순차 통역과는 달리 대화 통역은 대화 행위 개념이 매우 중요하다. 이러한 특징 때문에 화자중심으로 메시지의 생략이나 왜곡에 초점을 맞추는 순차통역에 비해 대화통역에서는 상황에 초점을 두고 대화자들의 상호작용에 주목해야 한다. 다시 말해서 텍스트와 상황이 모두 고려되어야 한다.

대화통역에서는 통역사의 정체성이 명확하지 않고 상황에 따라 가변적이다. 통역사를 대화에 전혀 참여하지 않는 존재로 간주하기도 하지만 상황에 따라 선별적으로 참여하기를 기대하기도 한다. 또는 방송 PD나 카메라 감독처럼 관찰자 입장에 있다가 문화적 오해 소지가 있는 경우처럼 필요한 상황에 기술적인 역할을 담당해주길 기대하기도 한다.

이와 같은 종합적인 역할을 수행하는 통역사는 언어 뿐 아니라 사회·문화적 차원의 중재자일 뿐만 아니라, 동일 언어와 문화권 출신 대화자의 후원자나 대변인 역할을 하도록 요구 받는다. 물론 그 반대의 경우도 가능한데, 이렇게 대화자 일방과 동일시하는 현상이 발생할 때 통역사가 윤리적 딜레마에 빠질 위험이 있다. 그 외에도 대화통역사들은 대화자들의 발언 순서를 정리하는 관리자 역할을 하기도 하고, 스스로 참여자로써 개인 의견을 개진하거나 조언을 하도록 요구받기도 한다. 이러한 다양한 역할을 수행하는 과정에서 정확성, 중립성 등의 통역 윤리를 해치는 일이 없도록 각별히 주의해야 한다.

3. 보건의료 커뮤니케이션

(1) 일반 커뮤니케이션

자신의 생각을 언어와 비언어적인 수단을 통해서 전달·공유하는 과정을 커뮤니케이션이라 한다. 커뮤니케이션의 구성요인으로는 발신자, 부호화, 메시지, 해독화, 수신자, 잡음, 반응, 피드백이 있다. 송신자와 수신자 간 전달되는 메시지는 상대방을 이해시키는 의도에서 만들어 내는 신호로 언어적·비언어적 메시지가 있다. 채널(매체)란 메시지가 여행하는 통로로 대면 상황에서는 음성과 시각이 주요채널이며, 대중적 매스커뮤니케이션은 라디오, 신문, TV 등이 채널이 된다. 피드백은 송·수신자가 서로에게 반응하는 것으로 커뮤니케이션의 활력소이다. 잡음이란 물리적 잡음과 심리적 잡음으로 구분된다. 물리적 잡음은 실제 외부환경에서 물리적으로 발생하는 잡음으로 화면의 수신불량 등 시스템적 문제를 말한다. 심리적 잡음은 수신자의 피로에 따른 휴식요구 등이 있고. 의미적 잡음으로는 수신자가 송신자의 메시지 의미를 전혀 모르는 경우로써, 수신자의 전문용어의 남발, 경험적 차이 등이 있다. 세팅은 커뮤니케이션이 이루어지는 공간이다

① 일반커뮤니케이션 구조

관념화	의사소통이나 감정이입 또는 정보교환을 시도하려는 중요한 문제에 대해서 목적을 명확하게 하기 위해 생각을 조직화 하는 단계이다. 이때 발신자는 아이디어·사실·의미 등에 메시지의 발안과 구성을 준비한다.
기호화	수신자에게 전달할 내용을 기호 또는 부호로 바꾸는 단계이다. 이때의 방법은 말, 손짓, 몸짓, 그림, 암호 등을 이용한다.
전달	수신자에게 기호화된 내용이나 메시지를 전하는 과정이다. 면담, 전화, 메모, 게시판, 또는 언어, 서면, 행동, 제스처 등을 사용한다.
수신	발신자가 수신자에게 보낸 메시지를 받는 단계이다. 상호 간 메시지 수신에 정확성이 요구되지만, 전달과정에 잡음과 같은 장애요인이 수신을 방해 할 수 있으므로 세심한 주의가 필요하다.

해독 또는 해석	발신자가 수신자에게 보낸 기호나 부호를 수신자가 해독하는 단계이다. 수신자가 메시지를 받을 때 그 내용을 해석해서 메시지의 내용과 뜻을 파악하는 과정이다.
이해	수신자가 전달받은 메시지를 오류나 과오 없이 정확하게 수신내용을 이해하는 단계이다. 이 과정에서 자신의 주관적 사고방향으로 이해하기보다는 전달내용의 사실 자체를 과장 없이 수용하는 태도가 필요하다.
송신자의 의도대로 수신자가 행동 (피드백)	이 단계에서의 행동은 과업수행의 행동, 정보수집의 행동, 감정이나 의사전달의 행동 및 메시지를 파악하지 못한 행동으로 분류된다.

(2) 의료커뮤니케이션

① 의료커뮤니케이션 정의

의료커뮤니케이션은 컨설테이션(Medical consultation)과 카운슬링(Medical counseling) 으로 구분된다. 컨설테이션이란 의사의 전문상담을 말하며, 의료진의 임상지식과 논리에 기반한다. 그리고 의료진이 일방적으로 상대 환자에게 전달하며 비교적 의사결정권이 상담자에게 있다. 이에 반해 카운슬링이란 심리 상담을 말하며 의료임상이 아닌 감성요소에 기반하여 쌍방향 소통을 의미한다. 상담자는 심리 상담에 기반한 정보를 제공하지만 최종적 의사결정은 피상담자가 하도록 선택권을 부여한다.

❶ 카운셀링(Medical counseling) 순서

상황파악	상담자의 통찰력으로 환자가 처해 있는 일반적인 상황을 파악하는 단계이다.
문제파악	상담자는 환자의 상황을 파악한 다음 환자가 가진 문제·비용·치료기간 등을 파악한다.
문제인식	환자는 본인의 상황과 비용에 맞는 의료관광을 함이 적정함을 인식하는 단계이다.
대안제시	상담자는 환자의 상태를 고려하여 우리나라의 의료수준과 경제성을 고려한 진료와 치료를 제시한다.
치료시작	환자의 요구사항과 치료과정을 다시한번 확인·설명한다. 사전에 발생가능한 모든 문제점을 확인·설명 후 치료를 시작한다.

❷ 카운슬링 기법

공감	상대방에게 공감을 표명할 때, 이야기를 계속 할 의욕이 생기고, 상담자가 신체적, 심리적으로 상담을 할 수 있게 된다.
경청	경청은 상담자의 언어적 메시지, 비언어적 메시지, 상담자가 처한 상황과 어려움을 잘 들어주어야 하며, 상대방의 입장에서 이해하고 듣는 기법이다.
명료화	명료화는 상담과정에서 진행되고 있는 이야기에 대해 분명하게 알 수 없을 때, 이를 분명하게 하기 위한 기법으로 상담자가 보다 정확한 설명을 해주는 상담기법이다.
요약	상담기법에서 가장 기본적인 기법인 요약은 내담자가 그들의 감정, 태도, 가치관, 행동 등을 탐색할 필요가 있을 때 활용하는 상담기법이고, 상담자의 신중하고 깊은 수용을 내담자와 의사소통 하는 것이다.
자기개방	자기개방은 상담과정에서 내담자가 이해하고 받아들여지고 있다고 느껴, 상담에 대한 불안감을 해소시키기 위한 목적이고, 상담자와 내담자간의 신뢰감, 친밀감을 높이려는 상담기법이다. 자신에 대한 정보(생각, 가치, 느낌, 태도 등)를 드러내 보이는 것을 의미한다.

② 의료커뮤니케이션 이론

❶ Parson(1951)

파슨스는 '환자역할 이론'을 제시했다. 환자의 병을 사회적 역할에서 제외되는 '이상(deviance) 상태'로 규정하고, 사회의 정상적 역할로 다시 복귀하는 전환과정을 '환자의 역할', 이런 전환과정을 통제하고 유도하는 것을 '의사의 역할'이라 규정했다.

효율적인 질병의 치료를 위해 의사-환자간의 의사소통에는 환자역할이 있다는 이론을 제시했다. 환자역할의 주요 기능은 아픈 사람이 빠른 시일 내에 회복됨으로써 질병이 사회에 미치는 영향력을 통제하는 데 있다. 환자역할에서 환자는 의사에게 협조할 것을 요구하고 있는데 이는 질병이라는 일탈적 하위문화가 형성되어 사회 안정을 해치는 것을 방지하기 위함이다. 이러한 점에서 의사나 의료전문직의 사회통제기능은 건강과 질병을 공식적으로 판독하는 데서부터 시작되며, 기본적으로 순기능적이라고 본다. 파슨스의 환자역할은 사회 안정과 사회적 기능을 중시한다.

- **지원 :** 의사는 환자의 지원 요청을 받아 도움을 제공하는 역할을 한다.
- **관용 :** 환자가 질병기간 동안 자신의 고통을 표현하고 일상적이지 않은 행동이 허락된다.
- **보상조작 :** 의사는 환자에게 치료기간의 단축이나 고통의 감소와 같은 보상혜택을 거론하여 의사의 지시사항을 환자가 순응하게 한다.

- **상호관계 불균등성**(정보의 비대칭성) : 의료정보는 고도의 전문성을 요구하는 정보이기 때문에 의사와 같은 소수자만이 독점할 수 있는 정보이다. 의사는 우월한 상황적인 조건과 지식에 의해 권력의 차이가 존재한다.

❷ Szasz&Hollander[1956]

임상의들에게 더 잘 알려져 있다. 파슨스의 기본개념은 인정하면서 환자가 나아지려는 노력을 하는데 있어서 환자와 의사의 역할분담 모델의 변형을 제시하였다.

- 능동&수동적 관계: 환자가 의사에게 절대적으로 의존하는 관계, 환자는 의사에게 치료의 모든 것을 믿고 맡기는 관계이다. 예를 들면 마취상태, 혼수상태이다.
- 지도&협조적 관계: 의사는 환자에게 해(害)가 되는 일을 하지 않으며, 이익이 되는 결정을 혼자 내릴 수 있으며, 환자는 열심히 의사에게 협조하는 것이다. 의사가 환자에게 지시·지도·안내하며 환자는 이에 협조하고 따르는 경우이다. 주로 급성, 중증 질환인 경우이다.
- 상호 참여적 관계: 의사와 환자가 공동적으로 참여하는 것으로 당뇨, 고혈압, 만성신부전 등과 같은 경우를 말한다. 환자의 능동적 태도가 더 중요하다.

❸ Pendelton[1990]

의사와 환자 사이의 교류를 연구하는 6가지 방식을 묘사하고 논하였다. '의학적, 사회학적, 문화인류학적, 상호 교류적, 사회심리학적, 정신분석학적' 인 측면으로 구성한다. 의사와 환자의 담화분석이나, 정신분석학적인 해석, 그리고 비언어적 행동연구 등의 다양한 초점과 이에 따른 연구를 통해서 환자와 보다 원활한 이해를 가질 수 있게 된다고 보았다.

❹ Stephen&adams[1998]

고객의 니즈에 초점을 맞춘 '고객중심의 세일즈(Customer-focused selling)'란 개념을 제시했다.

③ 의료커뮤니케이션 유형

❶ 의료진과 환자의 커뮤니케이션 유형

개방형 질문	• 개방형 질문은 환자가 "예" 또는 "아니요"로 대답하지 않고, 자유롭게 자신의 모든 의견을 진술하도록 묻는 질문이다. 예를 들면 "환자분 어디가 불편하세요?" 라는 질문은 "팔이 아프신가요?" 라는 질문보다 개방형 질문에 해당한다. • 다양한 생각을 환자에게 유도하여 환자의 상태에 대한 다양한 정보를 수집할 수 있고, 환자와의 좋은 유대관계를 형성한다.

폐쇄형 질문	• 시간적으로 제한된 상황에서 효과적으로 환자와의 상담을 통제하는 질문법이다. 제한된 시간 내에 다양한 주제에 대하여 빠르고 명확하게 대화를 이끌어 갈 수 있다. 예를 들면 "식욕이 없나요?" 라고 질문하는 것은 "요즘 식욕이 어떤가요?" 라는 질문보다 폐쇄형 질문이다. • 환자가 경험한 다양한 증상을 이끌어 내는 데 실패할 수 있고, 환자의 능동적 참여에 대한 여지를 축소시킬 수 있다.
초점맞춤식 질문	• 환자가 제공한 정보에 초점을 맞추어 구체적으로 질문을 하는 것이다. • 환자에 대한 더 많은 정보를 얻기 위해 "팔이 아프다고 하셨는데, 팔의 어떤 부위가 아프며 언제부터 아프신가요?"처럼 구체적으로 질문하는 법을 말한다.
바꾸어 말하기	• 상대방의 이야기를 상대방이 말한 용어와 같은 뜻을 가진 다른 말을 사용함으로써 간단하게 상대방의 말을 확인하는 것이다. "'속이 울렁되요.' 라고 하셨는데, 속이 미슥거리시고 구역질이 나올 것 같다는 말씀이시죠."처럼 사투리, 형용사 등을 명사 등으로 바꾸어 확인하는 것이다.

❷ **의료진과 보호자와의 커뮤니케이션**(Nothous&Nothouse,1998) **: 보호자는 의료진과 환자사이에서 정보를 양측으로 전달하는 입장이다.**

- **특권적 대화**(Privileged communication): 의료진이 환자의 상태에 대하여 환자 가족과 직접 상담하거나, 환자에게 보다 가족에게 더 상세한 정보를 제공한다. 예를 들면 영유아기 환자의 경우, 자신의 상태를 설명할 수 없어 보호자가 환자상태를 본 증상을 설명하는 경우, 또는 환자의 나이가 많아 인지 능력이 떨어지는 경우, 환자 상태가 중하거나 의식이 없을 경우가 있다. 그리고 보호자는 의료진의 설명을 환자에게 전달하는 역할을 수행하게 된다.

- **여과된 대화**(Filtered communication): 가족은 의료진으로부터 직접 설명을 듣지 못하고, 환자로부터 이차적인 정보를 얻는다. 환자의 나이가 많거나, 언어 인지능력이 떨어질 경우, 환자는 정확하지 못한 정보를 가족에게 정확하지 못한 정보가 전달될 수 있다.

❸ **의료커뮤니케이션 방해요인**(Northous&Northouse,1998)

- **역할 불확실** : 환자들은 익숙하지 않은 의료 환경에서 새롭게 주어지는 환자라는 역할과 환자로서 상대하는 의사, 간호사, 의료기사 등 다른 대상과의 관계에서 혼란을 경험한다. 이러한 모호한 상황은 환자가 의료진과 효과적인 대화를 나누는 것을 어렵게 한다.

- **책임소재 갈등** : 환자와 의사의 역할에 대한 명확한 기준이 없기 때문에 책임 소재에 대해 논하는 것은 질병 상황에 따라 달라질 수 있다. 예를 들어 비만의 경우 문제나 치료의 핵심이 의료진 보다는 환자 자신에게 더 있을 가능성이 있다. 반면 암의 경우 치료의 핵심이 상대적으로 의료진에게 더 있을 수 있다.

- **의사와 환자간의 권력차이** : 의사와 환자의 관계를 의학 지식과 축적된 경험 등에 기반을 둔 권력 관계로 설명한다. 그렇게 형성된 불균등한 관계가 커뮤니케이션을 방해하므로 환자에게 충분한 정보를 제공하여 치료의 선택 과정에서 환자가 적극적으로 참여 할 수 있게 해 좀 더 평등한 관계에서 치료 과정이 전개 되는 것이 바람직하다.

- **의료진과 환자간의 용어와 시각차이** : 의료진이 사용하는 전문적인 의학용어로 인해 환자가 잘못 해석할 수도 있다.

❹ 의료진간의 커뮤니케이션 방해요소(Northous&Northouse,1998)

의료조직의 특성상 환자의 치료과정에는 다양한 전문 직종 간의 협업이 필요하다. 직종 간의 전문지식의 차이, 근무조건의 차이, 권력의 차이 등으로 조직이 쉽게 융화되기 어려운 이질성이 있다.

- **상호 이해부족** : 의사·간호사·의료기사는 다른 교육과 훈련을 받았으므로, 서로 이해할 수 있는 기회가 적다.
- **역할 스트레스** : 의사의 역할 자체가 생명을 다루는 직업으로 의료인은 항상 긴장된 상태에서 스트레스에 노출되어 있다.
- **자율성 확보를 위한 갈등** : 의료종사자들은 다양한 전문직으로 구성되어 있으며 자기분야에 대한 주장이 강한 특성이 있어 역할에 충실하려다 갈등이 생긴다.

(3) 세일즈 커뮤니케이션

① 세일즈 커뮤니케이션 순서

아이스 브레이킹	• 옷차림, 날씨 등의 주제로 긴장된 분위기를 환기 시킨다.
신뢰형성	• 상담의 목적, 관심있는 상품 등 기본적인 사항을 확인한다.
전략적 질문하기	• 환자의 마음속 숨겨진 궁금함을 꺼내기 위한 질문을 한다. • 환자의 니즈를 정확하게 파악한다.
해결책 모색	• 본원의 의료서비스로 환자의 니즈를 충족시켜준다.
설득하기	• 비슷한 의료서비스들과 비교·설명을 함으로써, 본원의 의료서비스의 특징을 명확히 제시한다.
결정하기	• 고객에게 충분한 고민의 시간을 주며 마음의 결정을 내릴 수 있도록 돕는다.

② 의료서비스의 수가 전략

수가란 의료기관에서 의료서비스를 제공하고 환자에게 받는 비용이다. 우리나라의 의료보장방법의 특성상 의료 수가는 보건복지부에서 고시해 둔 것을 의료기관이 따르는 형태이다. 이를 급여진료라 한다. 그 외에 비급여 수가는 의료기관이 단독적으로 결정하는 비용이므로, 의료기관의 경영방침에 따라 마케팅적으로 활용할 수 있다. 우리나라는 폭넓은 의료보장제도로 인해 급여진료는 마케팅을 할 수 없다. 그러나 비급여 항목에 대해서는 의료기관이 마케팅을 할 수 있다. 일반적으로 비급여 항목의 고가정책은 의료기관이 수익 제고를 위해 의료서비스의 고급화 전략이나 차별화된 마케팅 능력이 가능한 경우에 사용한다. 할인가정책은 의료기관이 시장점유율의 확대 등을 추진하는 경우에 사용한다. 중용가정책은 전체의료시장을 대상으로 시장 공략을 목표로 하는데 적합한 방법이다.

(4) 이문화 간 커뮤니케이션

WTO체재 하의 시장환경은 글로벌 체제로 구축되었다. 즉 다른 문화권의 사람들과 커뮤니케이션을 통하여 다른 문화·다른 언어를 가진 사람들과 커뮤니케이션을 잘함으로써 비즈니스를 성공시켜야한다. 이에 외국인과 커뮤니케이션을 잘하기 위해서는 상대방에 대한 가치관의 이해가 중요한데, 상대 문화에 대한 이해가 없다면 상호간에 오해가 생길 수 있고, 정확한 의사소통을 하는데 장애 요인이 될 수 있다.

더욱이 가치체계나 문화적 배경이 서로 다른 상황에서 의료 종사자들이 환자나 그 가족들과 상호작용하기는 쉽지 않다. 의료기관과 환자와의 관계에 있어서 사회적 거리감은 상호 간에 신뢰를 형성하는데 부정적으로 작용한다. 이와 같은 장애요인에 봉착할 때 진료의 위험도는 높아진다고 할 수 있다.

① 이문화 역량(Intercultural competence)

이문화 역량이란, 다른 문화권의 사람을 이해하고 효과적으로 대화할 수 있는 능력을 말한다.

② 이문화 역량의 구성요인

- **지식**(Knowledge) : 타문화를 알고 이해하는 수준이다. 타문화의 종교·문화·관습 등을 이해하는 것을 말한다.
- **감성**(Affection) : 타문화 사람을 만나는 것에 대한 두려움이나 기피하는 정도를 의미한다.
- **심리운동성**(Psychomotor features) : 지식과 감성을 언어와 비언어적으로 구사하고 역할 수행하는 능력이다.
- **상황지속성**(Situational features) : 상호작용이 실제로 이루어지는 맥락으로 예를 들면 환경적 맥락, 과거의 접촉경험에서 행동하는 수준을 말한다.

2장. 국제진료과 의료통역

1. 국제진료 매뉴얼

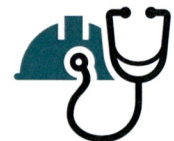

(1) 외국인환자 Care Manual의 정의

- 외국인환자를 효율적으로 진료·간호하기 위하여 단계별 업무를 문서화하고 체계화하여 정보 공유를 가능하게 하는 것이다.

- 가장 최선의 업무수행 방법을 문서화하고 공식화한 것을 의미한다.

- 외국인 환자의 예약, 진료, 입원, 퇴원까지의 단계별에서 제공해야할 서비스, 유의사항 및 관련서식을 포함한다.

- 외국인환자가 병원방문을 결정하는 단계에서부터 치료를 받고 돌아간 이후까지의 모든 과정을 최적화하고 일관된 서비스를 제공하도록 하는 것이다.

(2) 외국인환자를 위한 일반적 Care

① 환자중심의 Care 제공

환자중심의 care는 가장 최선의 환자의 치료·간호 결과를 성취할 수 있도록 하는 기초이다. 환자중심의 care는 모든 환자는 생리적, 사회문화적, 경제적, 윤리적, 그리고 종교적 차이가 있다는 이해를 바탕으로 올바르고 질 높은 개별화된 care를 비용 효과적으로 환자에게 제공하는 것이다. 이는 국내 환자뿐 아니라 외국인환자 간호 시에도 적용해야 하며 외국인 환자의 경우 더욱 강조되고 이해되어야 할 개념이다. 따라서 외국인환자에게 의료서비스를 제공하는 모든 의료인과 의료기관 관계자는 환자중심의 care개념을 이해하고 이를 임상실무에 적용하도록 노력해야 한다.

② 환자의 권리와 책임

❶ 환자의 권리

입원한 모든 환자에게 환자가 이해할 수 있는 언어와 방법으로 그들의 권리에 관한 정보를 제공한다. 환자는 입원으로 인해 매우 두렵고 혼란스러울 수 있어 그들의 권리를 이해하고 행사하기 어려울 수 있다. 따라서 의료기관은 환자 입원 시 환자와 보호자에게 그들의 권리를 구두설명과 서면으로 정보를 제공해야 한다. 예를 들면 환자와 보호자의 권리를 병동에 게시하여 환자나 보호자가 입원기간 동안 항시 볼 수 있도록 한다.

환자의 권리에 대한 정보는 환자의 나이, 이해력, 교육 수준, 언어를 고려하여 제공하도록 하고 만약 구두설명이나 서면정보가 효과적이지 않을 경우는 다른 방법을 이용하여 환자나 보호자가 이해할 수 있도록 한다. 따라서 의료기관은 환자의 권리에 대한 정보를 각 환자에게 그들의 나이, 이해력, 언어 등을 고려하여 구두설명과 서면으로 제공하며 만약 서면으로 된 정보제공이 효과적이지 않거나 적절하지 않을 경우에는 이를 대체할 수 있는 방법을 구비한다.

환자의 권리는 환자와 의료진을 대상으로 이러한 권리에 대하여 교육하고 정의함으로써 향상될 수 있다. 환자는 그들의 권리와 그들이 어떻게 행동을 취할 수 있는지에 관한 정보를 제공받는다. 의료진은 환자의 믿음과 가치를 존중하고 이해하도록 교육을 받고 환자의 위엄성을 보호할 수 있고 존중되는 간호를 제공하도록 노력한다. 환자의 권리는 다음과 같다.

✔ 존엄과 존중

환자는 그들의 존엄성을 존중받을 권리를 가진다. 이에는 가치관, 믿음, 신념, 종교적인 요구, 문화 등을 존중받을 권리가 포함된다. 각각의 환자는 그들의 요구, 믿음, 가치에 따라 개별적이며 다르므로 의료기관은 환자와 신뢰를 쌓고 지속적인 개방적 의사소통을 위하여 노력한다. 또한, 그들의 문화적, 사회적, 정신적, 그리고 영적 가치를 보호하며 이해한다. 환자나 보호자가 그들의 영적, 문화적, 종교적 믿음과 관련된 요구를 만족하기 위하여 어떠한 서비스를 요구할 때 의료기관은 이에 적절히 대응하도록 한다. 예를 들면 의료기관은 환자나 보호자가 목사, 신부, 스님과 같은 종교인의 특별 서비스를 요구 시 이를 만족시킬 수 있는 체계를 갖추도록 한다.

✔ 평등성

환자는 인종, 성별, 나이, 종교, 국적, 사회경제적 지위와 상관없이 평등하게 치료를 받을 권리를 가진다.

✔ 비밀보장

환자는 의학적 기록, 신체적 비밀과 다른 사생활에 대해 비밀이 보장될 권리를 가진다. 의료기관은 환자의 의학적 그리고 건강관련 정보에 대하여 비밀을 보장해야 하며 이러한 정보의 상실과 잘못된 사용으로부터 보호하기 위한 지침을 구비해야 한다. 이러한 지침은 법과 규정에 의해 요구되는 정보반출에 대한 내용도 포함하도록 한다.

의료진은 환자의 비밀보장의 권리를 존중하기 위해 환자병실 앞, 간호사실과 같이 일반인에게 쉽게 노출될 수 있는 장소에 환자의 개인 신원을 알 수 있는 정보나 비밀을 유지해야 하는 정보를 게시하지 않으며 공공장소에서 환자와 관련된 내용을 의논하지 않는다. 의료진은 의학적 그리고 건강관련 정보에 대한 비밀보장 관련 법규와 규정을 숙지해야 하고 입원 시 환자와 보호자에게 어떻게 의료기관이 환자정보에 대한 비밀을 보장하는지에 대해 설명한다. 또한 환자와 보호자에게 이러한 정보를 반출해야 할 때 어떠한 절차를 따르게 되고 어떠한 방법으로 환자와 보호자에게 허가를 받는지에 대한 정보도 제공한다.

✔ 사생활 보호

환자는 그들의 사생활 유지를 요구할 권리를 가진다. 환자의 사생활 보호는 특히 면담, 검진, 시술·치료와 이동 시 매우 중요하다. 환자는 다른 의료진, 다른 환자, 그리고 심지어 가족구성원으로부터 사생활을 보장 받기를 원할 수 있다. 또한 환자는 사진이 찍히거나 대화 내용이 녹음이 되거나 의료기관 인증기관과의 면담에 참여하는 것을 원하지 않을 수 있다. 의료기관은 환자의 이러한 요구를 존중해 주어야 한다. 모든 환자에게 사생활을 보호해 주어야 하는 것은 공통적이나 개인별로 상황에 따라 사생활 보호에 대한 요구와 기대가 다르거나 추가될 수 있다. 그리고 이러한 요구와 기대는 지속적으로 바뀔 수도 있다. 따라서 의료진은 환자에게 간호 또는 의료서비스를 제공할 때 이와 관련하여 환자의 사생활 보호에 대한 요구와 기대를 확인하도록 한다. 의료진의 이러한 노력은 의료진과 환자간의 신뢰를 쌓게 되고 개방적 의사소통이 가능하도록 한다. 이러한 내용은 환자의무기록에 기록할 필요는 없으나 환자의 사생활 보호에 대한 특수한 요구나 기대가 있을 시에는 경우에 따라 환자의무기록에 남기고 의료진이 공유하도록 한다.

✔ 의학적 치료에 관한 정보와 설명을 제공 받을 권리

환자는 자신의 의학적 진단, 상태, 치료계획, 결과와 예후에 대한 설명을 의료진에게 요구할 권리를 가지며 의료기관은 환자와 보호자에게 환자의 의학적 상태와 확인된 진단명에 대해 누구에 의해 어떤 과정을 통하여 제공받을 것이며 간호 및 치료계획, 치료 및 간호에 대한 의사 결정 참여에 대한 정보를 제공해야 한다. 어떤 환자들은 개인적으로 확정된 진단을 알고 싶어 하지 않거나 그들의 치료나 간호에 참여하기를 원하지 않을 수도 있으나 가족, 친구 또는 법적 보호자를 통하여 참여할 수 있는 기회를 제공한다.

의료기관은 환자와 보호자에게 수술, 투약 또는 치료나 처치에 의해서 예상치 않은 결과를 포함한 치료·진료·간호의 결과에 대한 정보를 제공한다. 또한 누가 이러한 정보를 제공할 것인지 그리고 어떠한 방법으로 제공되어야 할 것인지에 대해 명확하게 설명한다.

✔ 재정관련 상담과 예상되는 입원/진료비용에 대한 정보를 제공받을 권리

환자는 재정과 관련된 상담과 예상되는 입원/진료비용에 대한 정보를 제공받을 권리를 가지며 의료기관은 환자에게 입원/진료 관련 예상비용에 대한 정보를 제공해야 한다.

✔ 선택의 권리

환자는 환자의 치료와 관련된 모든 정보를 의료진에게 제공 받은 후 치료를 지속할 것인지, 검사·수술·입원 그리고 모든 의학적 처치에 대한 시행여부를 선택할 권리를 가진다. 또한 환자는 자신의 질병치료를 위한 새로운 의학적 시도나 교육의 참여여부를 선택할 권리를 가진다.

✔ 통증에 대한 적절한 사정과 관리를 제공받을 권리

모든 환자는 통증에 대한 적절한 사정과 관리를 제공받을 권리를 가진다. 통증은 대부분의 환자가 일반적으로 경험하는 부분이며 조절되지 않은 통증은 신체적, 정신적으로 위해한 영향을 초래한다. 환자의 통증에 대한 반응은 사회적 통념이나 문화적 요소에 많은 영향을 받는다. 따라서 환자의 국적별, 문화적 차이로 인해 그들의 통증에 대한 경험과 표현방법도 달라질 수 있으므로 의료인은 통증을 사정하고 관리할 때 이를 고려해야 한다. 또한 환자에게 통증이 있을 시 이를 보고하도록 격려한다.

✔ 의사소통을 보장받을 권리

모든 환자는 의료진과의 원활한 의사소통을 보장받을 권리를 가진다. 환자가 한국어를 이해하지 못하는 경우나 청각장애를 가지고 있을 경우 통역이나 번역자를 선임하거나 의사소통을 위해 필요한 도구를 제공해야 한다. 이는 언어 장벽이 예상되는 경우 부분적으로 해당한다.

❷ 환자의 책임

환자는 의료기관 입원 시 권리를 보장받을 뿐 아니라 그에 따르는 책임도 부여된다. 의료기관은 이러한 환자의 책임에 대한 정보를 제공해야 한다. 대부분의 의료기관에서는 입원 동의서와 입원생활안내책자에 이러한 내용을 포함한다. 환자의 책임은 다음과 같다.

- **정확한 정보 제공** : 환자는 정확하고 자세한 병력을 의료진에게 정직하게 제공할 책임을 가진다.

- **존중과 고려** : 환자는 의료진을 존중하고 그들의 치료/진료/간호 계획에 적극적으로 협조할 책임을 가진다.

- **금연 정책** : 환자는 의료기관의 금연 정책/지침을 따를 책임을 가진다.

- **비용지불** : 환자는 입원기간이나 치료/진료와 관련되어 발생한 비용을 정해진 기간 안에 지불할 책임을 가진다.

- **의료진의 투약과 치료지시를 준수할 책임** : 환자는 의사가 처방할 약물을 복용하고 의료진이 지시한 치료계획을 준수해야할 책임을 가지며 준수하지 않음으로써 발생하는 결과에 대해서는 본인이 책임을 지도록 한다.

- **준수의 책임** : 환자는 병원의 규칙이나 지침을 따라야 하며 다른 환자의 건강과 안전을 고려하고 존중해야 할 책임을 가진다.

③ 사전 동의서 (Informed Consent)

환자와 보호자는 사전동의서가 요구되는 처치·검사·시술 및 수술에 대한 동의서를 받기 위한 의료기관의 과정을 이해할 필요가 있다. 사전동의서를 받는 목적은 환자와 보호자가 수술 또는 침습적 처치 등을 받을 때 동의를 하기 전 목적, 위험, 이점, 대체치료 방법 등의 정보를 충분히 제공받았음을 확인하는데 있다. 다음은 사전동의서와 관련하여 고려해야 할 사항이다.

① 수술 또는 침습적 시술, 마취, 수혈, 그리고 위험성이 높은 처치나 시술을 시행할 경우 반드시 처치·시술·수술을 수행하기 전 환자에게 사전동의서에 서명을 받도록 한다.

② 환자나 보호자에게 사전동의서에 서명을 받는 경우는 우선 처치·시술·수술의 목적, 관련된 위험성, 이점, 대체치료법을 시술·수술을 수행하는 의사나 처치와 관련해 충분한 지식을 가지고 있는 자격 있는 의료진에 의해 환자나 보호자(법적대리인)에게 충분한 정보를 제공하고 환자가 이러한 정보를 충분히 이해하였는지 확인 후 서명을 받는다.

③ 만약 환자 본인이 의사결정을 내릴 수 없는 경우 의식불명, 혼돈, 미성년자, 정신질환자 등 이러한 정보는 법적대리인에게 제공하고 사전동의서를 받아야 한다.

④ 단, 응급상황일 경우 위에서 언급한 지침을 따르는 것이 환자의 생명을 위협하거나 안전에 위해를 가져올 수 있다고 판단되면 환자의 응급상황에 대한 요구는 medical practice의 기준에 부합되어야 한다.

⑤ 의사는 수술이나 시술을 수행하기 전 사전동의서에 서명해야 할 책임을 가진다.

⑥ 환자나 보호자(법적대리인)의 서명을 받은 사전동의서는 환자의무기록에 보관한다.

⑦ 수술 및 시술에 대한 사전동의서에는 다음의 사항을 포함한다.
  - 환자개인정보: 환자의 이름, 병원등록번호, 여권번호, 생년월일, 성별
  - 법적책임을 가진 보호자와 환자와의 관계
  - 시행되는 수술 또는 시술명
  - 수술 또는 시술을 시행하는 의사 이름
  - 시행하는 수술 또는 시술의 예상되는 결과 및 예상하지 못한 결과
  - 시행하는 수술 또는 시술로 인해 발생할 수 있는 위험과 합병증
  - 시행하는 수술 또는 대체할 수 있는 치료법
  - 수술 또는 시술을 거부 시 발생할 수 있는 위험

⑧ 만약 조영제를 사용하는 시술일 경우 시술관련 동의서 외에도 추가적으로 조영제 사용에 대한 동의서를 받도록 한다.

⑨ 우리나라의 '국제사법'이라는 법률은 (어느 나라 법을 적용할 것인지를 규정한 법률) 제13조에서 "① 사람의 행위능력은 그의 본국법에 의한다. 행위능력이 혼인에 의하여 확대되는 경우에도 또한 같다. ② 이미 취득한 행위능력은 국적의 변경에 의하여 상실되거나 제한되지 아니한다."라고 규정하고 있으며, 제6조에서는 "이 법에 의하여 준거법으로 지정되는 외국법의 규정은 공법적 성격이 있다는 이유만으로 그 적용이 배제되지 아니한다."라고 규정하고 있다. 원칙적으로 문제되는 외국인환자는 본국법에 따라서 성년, 미성년 여부를 판단하는 것이 적합하다고 볼 수 있다. 따라서 외국인 환

자에게 동의서를 받을 때는 우선 환자의 본국법에 제시된 성인 환자 기준 및 의학적 치료 및 처치를 결정하고 서명을 할 수 있는 법적기준을 확인한다. 국내를 비롯한 미국, 일본, 중국, 아랍, 몽골, 러시아의 의료법에 제시된 법적으로 의학적 치료와 관련하여 성인의 기준 및 동의서에 서명할 수 있는 환자의 기준은 다음과 같다.

국가	항목	내용
한국	성인 환자 기준	• 19세 이상 • 19세 미만이나 법적으로 결혼하였거나 이혼을 한자
	법적대리인 조건	• 미성년자의 경우 부모 또는 법적보호인
미국	성인 환자 기준	• 18세 이상 • 18세 미만이나 법적으로 결혼하였거나 이혼을 한 자 • 15세 이상의 미성년자 가장 • 법적으로 독립한 미성년 환자
	법적대리인 조건	• 미성년자의 경우 부모 또는 법적보호인
	예외의 경우	• 임신이나 성추행 치료를 요하는 미성년 환자 • 12세 이상으로 성폭행 치료, 전염성 질환, 알코올 또는 약물 중독을 위한 치료를 요하는 환자 ※ 위 환자의 경우 미성년자일지라도 본인의 치료에 대한 의사결정 및 동의서에 서명이 가능하다.
일본	성인 환자 기준	• 20세 이상
	법적대리인 조건	• 미성년자의 경우 친권자: 보호자, 또는 부모 둘 중 하나
러시아	성인 환자 기준	• 18세 이상
	법적대리인 조건	• 미성년자의 경우 부모 또는 법적보호인 • 15살 이하 미성년자 – 보호자 서면 동의 필요(본인에게 미리 알려줄 의무 있음)

	예외의 경우	• 응급상황 또는 보호자 없을 시 의료진 협의체 또는 담당의사가 결정한다.
		• 주위 사람들에게 피해를 끼칠 수 있는 질병, 정신질환을 앓고 있거나 범죄를 저지른 자를 본인동의 없이도 치료 할 수 있다.
		• 인공수정의 경우 반드시 성인 여성에만 가능하다.
		• 낙태
		  – 임신 12주 이하의 경우 법적제제 없이 여성이 단독적으로 결정할 수 있다.
		  – 사회적 근거가 있을 시 임신 22주까지 여성의 동의하에 수술이 가능하다.
		  – 의학적 근거가 있을 시 임신기간 상관없이 여성의 동의 하에 수술이 가능하다.

중국	성인 환자 기준	• 18세 이상 • 18세 미만 시 보호자 서면동의가 필요하다.
	법적대리인 조건	• 미성년자의 경우 부모 또는 법적보호인

아랍 국가	성인 환자 기준	• 18세 이상의 의식 장애가 없고 정신이상이 없는 환자 • 18세 미만 시 보호자 서면동의가 필요하다.
	법적대리인 조건	• 부모 1순위, 부모 없을시 친척 2순위
	예외의 경우	• 응급상황 시 환자를 병원에 데리고 가거나 보내는 사람
몽골	성인 환자 기준	• 16세 이상의 환자로 의료진 설명 또는 양식을 이해할 수 있는 능력을 갖춘 자 • 16세 미만 시 보호자 서면동의가 필요하다.
	법적대리인 조건	• 미성년자, 정신질환, 의식이 없는 자의 경우는 의사결정 및 동의서에 서명을 할 수 있는 법적대리인은 친거 가족 • 보호자 없는 경우 몽골의 국민인권보호법에 따라 기준 관련 기관에서 필요한 진료 절차를 받는다.

표 2 국가별 성인 환자와 치료결정 및 동의서 서명을 할 수 있는 환자 기준

④ 치료거부의 권리와 책임

환자는 치료를 거부하거나 중지할 수 있는 권리와 책임을 가진다. 또한 치료 거부, 중지 또는 대체 치료로 인해 초래될 수 있는 결과에 대해서도 책임을 가진다. 환자가 치료를 거부할 경우는 반드시 환자나 보호자(법정대리인)로부터 치료거부양식〈서식 3〉에 서명을 받도록 한다.

❶ 원칙

- 정상 성인 환자의 경우 의학적 치료를 결정할 권리를 가진다. 따라서 의료기관은 치료거부를 포함하여 환자 자신의 의학적 치료에 대한 의사결정을 존중해 주어야 한다.

- 20세 미만의 환자일 경우(한국 기준이므로 외국인환자 경우 각 국가별 성인기준 연령을 확인하여 적용하도록 한다) 검사, 시술, 치료 또는 처치에 대한 거부는 부모나 법정대리인에 의해 결정될 수 있다.

- 정상 성인 환자 검사, 시술, 수술, 치료 또는 처치의 거부로 인해 발생할 수 있는 위험성에 대하여 의료진은 충분한 정보를 제공하고 환자는 이를 충분히 이해하여야 한다.

- 만약 환자가 적절한 결정을 할 수 있는 능력이 없다면 검사, 수술, 치료 또는 처치에 대한 거부는 고려될 수 없다. 환자의 의사결정 능력은 정신질환, 약물 또는 알코올 금단증산, 신체적 정신적 장애 등으로 인해 제한을 받을 수 있다. 자살을 시도한 환자거나 자살의도를 구두로 표현하는 환자 또는 다른 요인에 의해 의료진으로 하여금 환자가 자살할 의도가 있는 것으로 판단되는 경우 이러한 환자는 의사결정 능력이 없는 것으로 고려한다.

❷ 절차

환자가 검사, 치료, 수술, 처치 등을 거부할 경우 의료기관은 다음의 절차를 따르도록 한다.

- 검사, 치료, 수술, 처치의 거부로 인하여 발생할 수 있는 위험성과 결과에 대한 정보를 제공하고 조언한다.

- 환자 또는 법적대리인으로부터 치료거부양식(Patient Refusal of Treatment Form) <서식 3>에 서명을 받는다. 서명 받을 때 반드시 증인이 필요하다.

- 환자에게 위해증상(adverse symptoms)이 나타날 경우 즉각적인 의학적 치료를 받을 것을 조언한다. 만약 환자가 추가적인 의학적 조언을 구하면 의료기관은 이러한 요구를 충족시켜야 한다.

- 만약 환자나 법적대리인이 치료거부양식(Patient Refusal of Treatment Form)<서식 3>에 서명하는 것을 거부할 경우 반드시 이러한 사실을 양식에 기록한다.

⑤ 환자의 개인정보 보호

❶ 국내 의료법에서의 개인정보 및 환자의무기록에 대한 규정

의료법 제19조에서는 의료인의 환자의료정보에 대한 비밀 준수 의무를 규정하고 있고, 의료법 제18조의 제3항과 제21조, 제23조를 통하여 환자의무기록 등에 대한 보호를 법으로 강제하고 있다. 그러나 이들 조항은 원칙적인 조항에 불과할 뿐 의료정보에 대한 정보주체의 권리 및 의료정보취급자의 의무에 대한 구체적 명시는 없어 헌법상의 기본권인 개인정보 통제권의 내용을 충실히 반영하지 못하고 있다는 비판을 받고 있는 실정이다. 이에 비하여 선진국들은 정보의 보호와 이용이라는 문제의 중요성을 일찍부터 인식하고 양자를 조화시키기 위하여 국제적인 정보보호 지침 및 법제들을 입법화하여 활용하고 있으며 특히 OECD 지침의 개인정보보호 8원칙 및 미국 HIPAA의 사생활 보호 규정은 헌법상 기본권인 개인정보통제권의 내용 및 한계를 구체적으로 의료정보에 실현시키기 위한 대표적인 예로 볼 수 있다.

의료기관은 환자의 개인정보에 대한 비밀누설의 금지 및 보안의 의무를 가진다. 따라서 각 의료기관은 국내 의료법 및 국제 기준에 적합한 환자의 개인정보 보안체계 및 전략수립에 대한 기준을 마련하도록 한다. 또한 환자의 의무기록을 보호하는 지침과 절차를 구비해야 한다. 다음은 환자의무기록보호에 관련된 원칙이다.

- 진료와 관련된 모든 환자의 정보는 비밀을 보장한다.

- 법적으로 허용된 사람 외에는 환자 본인의 의무기록 열람을 금지한다.

- 의무기록은 관련 법규에 따라 철저히 보호되며, 특히 전자의무기록 작성 시 전자서명을 통해 환자의 정보를 보호한다.

- 환자의 의무기록 열람, 복사, 반출 시에는 의료기관의 규정된 절차에 따라 일정 양식 <서식 4>를 이용하여 환자의 동의를 받는다.

국내 의료법에서의 진료기록 열람, 복사관련 의료법 및 시행규칙은 다음과 같다.

의료법

의료법 제 21조 (기록 열람 등)

(1) 의료인이나 의료기관 종사자는 환자가 아닌 다른 사람에게 환자에 관한 기록을 열람하게 하거나 그 사본을 내주는 등 내용을 확인할 수 있게 하여서는 안 된다. <개정 2009. 01.30>

(2) 제 1항에도 불구하고 의료인이나 의료기관 종사자는 다음 각 호의 어느 하나에 해당하면 그 기록을 열람하게 하거나 그 사본을 교부하는 등 그 내용을 확인할 수 있게 하여야 한다. 다만, 의사, 치과의사 또는 한의사가 환자의 진료를 위하여 불가피하다고 인정한 경우에는 그러하지 아니하다.

① 환자의 배우자, 직계 존속·비속 또는 배우자의 직계 존속이 환자 본인의 동의서와 친족관계임을 나타내는 증명서 등을 첨부하는 등 보건복지부령으로 정하는 요건을 갖추어 요청한 경우

② 환자가 지정하는 대리인이 환자 본인의 동의서와 대리권이 있음을 증명하는 서류를 첨부하는 등 보건복지부령으로 정하는 요건을 갖추어 요청한 경우

③ 환자가 사망하거나 의식이 없는 등 환자의 도의를 받을 수 없어 환자의 배우자, 직계 존속·비속 또는 배우자의 직계 존속이 친족관계임을 나타내는 증명서 등을 첨부하는 등 보건복지부령으로 정하는 요건을 갖추어 요청한 경우

의료법 시행규칙

제13조의 2(기록 열람 등의 요건)

(1) 의료법 제21조 제2항 제1호에 따라 환자의 배우자, 직계존속·비속 또는 배우자의 직계존속이 환자에 관한 기록의 열람이나 그 사본의 발급을 요청할 경우에는 다음 각 호의 서류를 갖추어 의료기관 개설자에게 제출하여야 한다.

① 기록 열람이나 사본 발급을 요청하는 자의 신분증(주민등록증, 여권, 운전면허증 그 밖에 공공기관에서 발행한 본인임을 확인할 수 있는 신분증을 말한다.) 사본

② 가족관계증명서, 주민등록표 등본 등 친족관계임을 확인할 수 있는 서류

③ 환자가 자필 서명한 별지 제9호의 2서식의 동의서. 다만, 환자가 만 14세 미만의 미성년자인 경우에는 제외한다.

④ 환자의 신분증 사본. 다만, 환자가 만 17세 미만으로 <주민등록법> 제24조 제1항에 따른 주민등록증이 발급되지 아니한 경우에는 제외한다.

(2) 의료법 제21조 제2항 제2호에 따라 환자가 지정하는 대리인이 환자에 관한 기록의 열람이나 그 사본의 발급을 요청할 경우에는 다음 각 호의 서류를 갖추어 의료기관 개설자에게 제출하여야 한다.

① 기록열람이나 사본발급을 요청하는 자의 신분증 사본

② 환자가 자필 서명한 별지 제9호의 2서식의 동의서 및 별지 제9호의 3서식의 위임장.

③ 이 경우 환자가 만 14세 미만의 미성년자의 경우에는 환자의 법정대리인이 작성하여야 하며, 가족관계증명서 등 법정대리인임을 확인할 수 있는 서류를 첨부하여야 한다.

④ 환자의 신분증 사본. 다만, 환자가 만 17세 미만으로 <주민등록법> 제24조 제1항에 따른 주민등록증이 발급되지 아니한 자는 제외한다.

(3) 의료법 제21조 제2항 제3호에 따라 환자의 동의를 받을 수 없는 상황에서 환자의 친족이 환자에 관한 기록의 열람이나 그 사본 발급을 요청할 경우에는 별표 2의2에서 정하는 바에 따라 서류를 갖추어 의료기관 개설자에게 제출하여야 한다.

(4) 환자가 본인에 관한 진료기록 등을 열람하거나 그 사본의 발급을 원하는 경우에는 본인임을 확인할 수 있는 신분증을 의료기관 개설자에게 제시하여야 한다.

표 3 진료기록 열람, 복사관련 의료법과 시행규칙

⑥ 외국인환자 Care 시 기타주의사항

❶ 환자를 검진하거나 시술·치료·처치를 수행할 시 항상 사전에 환자에게 수행할 검진 및 시술·치료·처치의 내용에 대해 설명한다.

❷ 진료 중 예상하지 못한 분야에 대한 진료나 검사가 진행되어야 할 때에는 진행 전 환자에게 미리 충분한 시간을 가지고 필요성에 대해서 설명을 하고 환자·보호자의 동의하에

시행한다.

❸ 진료 중 다른 진료과의 진료가 필요한 경우 환자는 의료기관내 휴게공간으로 안내하고 코디네이터가 필요 진료과 또는 진료의사와 사전에 환자정보, 진료계획 등을 상의한 후 진료를 시행한다. 타과 진료 의뢰 시에도 환자에게 서류 또는 전산화된 진행사항을 보여줌으로써 환자에 대한 서비스 시스템을 알려준다.

❹ 면담 중 의료진의 표정이 진지하지 않거나 무시하는 듯한 느낌을 가지게 하는 표정, 말투 그리고 제스처에 주의한다.

❺ 환자와 면담 시 유용하게 사용할 수 있는 대화법을 이해하고 활용한다.

✔ *적극적 경청* (active listening)

적극적 경청은 환자가 말하는 것과 전달하고자 하는 것에 집중하는 것이다. 만약 의료진이 다음 질문을 생각하거나 대상자의 대답을 예상한다면 적극적 경청을 할 수 없다. 고개를 끄덕이거나 맞장구를 쳐주는 등의 반응을 보여줌으로써 환자의 말에 경청하고 있음을 나타낸다.

✔ *촉진* (facilitation)

촉진은 환자가 말을 계속하도록 격려하기 위해 '계속 하세요', '음음', '그 다음은요?' 등과 같은 언어적 반응이나 고개를 끄덕이거나 앞쪽으로 몸을 내미는 것과 같은 비언어적 반응을 사용하는 것을 말한다.

✔ *반영* (reflection)

반영은 환자가 방금 말한 어구나 문장을 반복하는 것으로 의료진이 더 많은 정보에 관심이 있음을 나타낸다. 예를 들면 환자가 '통증이 퍼지고 있어요'라고 말할 때 의료진은 '퍼진다고요?'라고 응답할 수 있다.

✔ *명료화* (clarification)

명료화는 환자의 표현이 애매모호할 때 의미를 명확히 하기 위해 사용한다. 예를 들어 '당신 엄마처럼 행동했어요.'라고 했는데 어떤 의미입니까?

✔ *대면* (interpretation)

대면은 환자의 말과 의료진의 관찰이 일치하지 않을 때 사용한다. 예를 들어 '당신은 일주일에 세 번 운동을 하고, 식이조절을 유지하고 있다고 했는데 오히려 지난 번 방문 했을

때 보다 체중이 증가하였습니다. 이것에 대해 설명해주시겠습니까?'

✔ 해석 (interpretation)

해석은 의료진이 자료를 통해 얻은 결론을 대상자와 공유하길 원할 때 사용한다. 의료진의 해석을 들은 후 환자는 인정하거나 부정하거나 의료진의 해석을 수정하도록 할 수 있다. 예를 들어 '당신이 말했던 것에 대해 저의 생각을 나누고 싶습니다. 지난 주 직장을 쉬면서 운동을 했을 때 당신의 혈압은 정상이었습니다. 그래서 당신의 고혈압이 혹시 근무환경 때문이 아닐까 생각합니다.'

✔ 요약 (summary)

요약은 대상자가 말한 것에 대해 의료진이 이해한 것에 대한 마지막 검토이며 환자가 동의할 수 있는지에 대해 확인할 수 있다.

❻ 외국인환자 care 시 일회용 치료 기구들을 사용하지 않아 자국과 다른 의료 문화에 충격을 받을 수 있으므로 치료기구가 일회용이 아니더라도 철저한 소독과정을 걸친 무균제품임을 설명한다. 또한 모든 시술/처치는 감염 지침에 따라 수행하고 손씻기, 장갑 착용은 환자가 보는 앞에서 시행하여 환자로 하여금 의료진이 감염관리를 위한 노력을 하고 있음을 확신시킨다.

❼ 의료 기술이나 장비, 담당의사의 소견차이 등으로 인하여 중복 검사가 필요한 경우는 환자와 보호자에게 충분히 설명하고 동의서를 받아 검사를 시행하도록 한다.

❽ 한방 치료의 경우 외국인 환자에게는 낯선 의료문화이며 동양인과는 다른 체질로 부작용이 발생할 수 있으므로 시술 전·후 모든 단계에서 후유증이나 환자가 주의해야 할 사항을 충분히 설명하고 진료 단계에서도 진료과정을 지속적으로 설명한다.

(3) 입원 전 서비스

① 최초 접점 Initial contact point

❶ 인터넷 홈페이지

인터넷 홈페이지는 외국인환자에게 의료기관의 정보를 제공할 수 있는 가장 유용한 도구이다. 외국인 환자 유치를 목적으로 하는 의료기관의 경우 타겟 국가의 언어로 된 인터넷홈페이지의 운영이 필요하다. 인터넷 홈페이지에는 의료기관의 전반적인 소개(연혁, 병상 규모, 국제인증이나 수상 등 특이사항, 타 의료기관과의 협력체계 등), 진료과목 및 의료진 소개, Special center 및 International Patient Care Center 소개, 진료안내(외래 및 입원예약 안내 등), 입원생활안내, 진료절차(외래, 응급, 입원 및 퇴원 절차 등), 병원안내(주소, 편의시설, 교통, 주요전화, 외국인환자 코디네이터나 지원부서 정보)등의 내용을 포함한다.

❷ 이메일

싱가폴, 인도, 말레이시아 등 의료관광을 주도하는 국가의 의료기관은 고객이 이메일로 진료를 의뢰하였을 때 특별한 경우를 제외하고는 늦어도 2일 이내에 응답을 하고 있다. 만약 2일 이내 응답이 어려울 경우 환자에게 며칠 이내에 응답을 한 것인지에 대한 안내문을 발송하도록 한다. 신속한 회신을 함으로써 의뢰고객만을 위한 준비된 서비스의 이미지를 줄 수 있어야 하며 이때부터 고객과의 좋은 관계 형성에 노력해야 한다.

❸ 전화문의

대표번호 수신 시 안내에는 최소한 타겟 국가 언어로 ARS 안내 멘트를 준비한다. 언어 영역별 코디네이터 직통 전화는 정확하게 공지하여 신속하게 응대하며, 전화벨이 울리는 횟수, 전화응대 멘트 등을 매뉴얼화 하여 모든 코디네이터가 일관성 있는 응대 모습을 보여주도록 한다. 추후 불평이나 의료분쟁으로 이어질 가능성이 있으므로 해당 의료진과 상담 전 진단명에 대한 확진, 치료비용에 대한 확답은 전화상으로 제공하지 않는다.

❹ Initial Contact Point에서 고려해야 할 사항

✔ *병원전반에 대하여 정확하고 신뢰할 만한 정보를 제공한다.*

웹사이트나 다양한 매체를 통하여 병원, 의사, 서비스 범위에 대한 정확하고 상세한 정보를 제공한다. 또한, 특정 의료서비스를 제공받기 위하여 한국의료기관 및 본 병원을 선택해야만 하는 이유에 대한 외국인환자의 의문점이나 질문에 최선의 응답을 제공하도록 노력한다.

✔ 의료진 선택에 유용한 정보를 제공한다.

의료기관이 다양한 높은 수준의 의료진을 갖추고 있음을 증명하기 위하여 의료진의 자격, 전문분야, 업적 등의 정보를 제공하여 환자가 높은 수준의 의료 환경에서 최고의 자격을 갖춘 의료진으로부터 최적의 진료와 치료를 받을 수 있음을 확신하도록 한다. 또한 환자가 제공한 정보를 바탕으로 가장 적합한 의료진에게 의뢰될 수 있도록 한다.

✔ 환자가 질문이나 정보를 요청하였을 때 응답에 걸리는 시간을 최소화한다.

만약 외국인환자에게 질문이 요청되었을 때 가능한 신속하게 또는 48시간 이내에 응답하도록 노력한다. 환자의 의학적 상태에 따라 응답내용으로는 권고되는 시술과 비용을 포함한다. 만약 권고를 하기 전 환자의 상태에 대한 추가적인 정보가 요구되면 의료기관은 이러한 사실을 환자에게 알리도록 한다.

✔ 환자의 의료관광을 위한 계획을 도와준다.

- 환자의 의학적 상태가 한국으로 여행 가능한 상태인지를 확인한다.

- 환자가 한국에서 치료를 받기로 결정하면 본국에서 치료를 제공하던 의사에게 이러한 사실을 알리고 한국에서 치료가 완료된 후 귀국 후에도 추후관리가 문제없이 지속되도록 한다.

- 환자가 병원을 선택할 때 환자는 병원인증, 수상 또는 인지도, 병원시설, 구비된 의료장비 등을 고려할 수 있다. 따라서 의료기관은 이러한 정보가 외국인환자에게 쉽게 제공될 수 있도록 준비한다. (예 : 타켓 국가의 언어 홈페이지를 구축하여 이러한 정보 게재)

- 진료의사를 선택할 때 환자는 의사의 자격, 경험 등을 확인할 수 있다. 따라서 병원은 최신의 의사관련 정보를 환자들이 확인할 수 있도록 준비한다.

- 수술을 통하여 얻을 수 있는 것에 관한 정보를 제공한다. 환자는 그들의 기대치와 타의료기관 등과 비교를 할 수 있게 된다. 또한, 수술 후 요구되는 추후간호, 회복을 위해 필요한 기간, 물리치료 등에 관한 정보도 함께 제공한다.

- 환자에게 대부분의 경우 치료에 대한 최종 결정은 담당의사가 환자를 진료한 후 결정됨을 알려준다. 따라서 의사가 환자가 진료 후 제안된 수술이나 시술이 환자를 위해 적합하지 않을 수도 있고 계획된 것과 다른 치료나 수술이 제안될 수도 있음을 알려준다.

✔ **외국인환자가 본국에서 구비해야할 서류 항목을 알려준다.**

- 진료 관련 기록 : 방사선검사결과, MRI·CT 등 영상의무기록, 예방접종기록, 처방전, 수술기록 등 한국 의료기관에서 제공 받을 치료/시술/수술과 관련된 진료기록

- 여권, 의료관광비자

- 필요 시 환자가 한국으로의 여행 가능 여부에 대한 확인서

- 환자의 본국 담당의사의 소견서와 진료의뢰서

- 신용카드, 한국 돈 등 한국체류 시 필요한 경비를 지불할 수 있는 수단

- 가족동반여부 확인 (특히 수술 시에는 보호자 동반 필요)

❺ Initial contact point를 위한 체크 항목

구분	체크 항목
접수	• 외국인환자 첫 대면 시 원내 분위기 • 접수 처리과정에서 외국인환자 전용응대 여부 • 예약 고객 외국인환자에 대한 접수절차와 진료관련 안내 • 통역 직원의 적절한 배치 • 통역 직원의 자질(정확성, 전문성)
대기	• 외국인환자에 대한 예진 실시 여부 • 외국어(국가별)로 된 안내문 구비 • 대기 고객서비스(차, 음료 제공, 병원안내문 제공) • 전담코디네이터가 대기에서 진료까지 정해진 프로세스에 맞춰 응대
진료	• 환자의 상태를 정확히 알고 있는지 여부 • 환자가 이해할 수 있도록 설명 • 예진표 등의 활용을 통한 추가적인 시술내용 및 상담 제공 • 추후 진료계획에 대한 설명
상담	• 진료에 관한 추가질문 사항이나 설명이 환자가 충분히 이해되고 적절하였는지 여부 • 고객의 이해를 도울 수 있는 상담카드, 치료 프로그램 매뉴얼, 시술 전후 사진 등 신뢰성에 도움을 주는 정보를 활용 • 상담 시 시술에 대한 설명, 시술 선택에 대한 참여 격려 • 추후 절차에 대한 설명(보험관련, 사후관리, 검사결과지 수령방법 안내)
프로세스	• 진료카드, 예진표 등 양식 구비(국가별 언어) • 설명 시 국가별 문화차이를 고려하여 진행 • 안내문, 홍보물, 유의사항, 지시사항 등의 서식을 국가별로 구비

▣ 표 4 ◎ 한국관광공사(2010) 의료관광 실무 매뉴얼

② 상담 및 견적서 작성(Counseling and Estimated Charge)

❶ 환자 기본 정보 수집

가능한 정확하고 신속한 상담 및 견적서 작성을 위하여 필수적인 환자의 기본적인 정보를 수집한다. 필수정보에는 환자의 개인정보(이름, 생년월일, 성별, 사회·경제적 정보), 진료기록 (기왕력, 현지에서 진행한 검사결과 및 영상 의학적 검사, 현지 의사소견서) 등이 있으며, 환자의 희망진료내용을 파악하도록 한다.

❷ 치료계획 수립

치료계획을 근거로 하여 한국 내 체류일정 및 재원일수, 예상 진료비, 제공 가능한 서비스 등의 진료과정 및 절차를 설계하여 치료비용 견적서, 서비스 비용 견적서를 제공한다. 진료과 선택은 반드시 해당 의료진과 함께 결정하도록 한다. 환자와 보호자의 원활한 입국과 편안한 진료를 위해 입국을 위한 질문서를 사전에 받도록 하며 질문서에는 비자, 초청장 필요유무, 보호자 동행 여부와 보호자 숙소, 보험가입유무, 입국예정일, 사용언어와 통역필요 유무 등에 관한 내용을 포함한다.

❸ 치료비용

진료비는 환자가 의료기관을 선택하는 가장 큰 요인이며 예상 진료비를 정확하게 산출하는 것은 외국인환자 유치를 위한 핵심과정이고 또한 차후에 불만을 최소화할 수 있는 과정이기도 하다. 치료비용 견적서 제공시 고려할 사항은 다음과 같다.

- 치료비용 견적서에는 환자의 상태가 양호함을 기준으로 작성하였으므로 질병의 진행정도와 의사의 소견에 따라 달라질 수 있음을 반드시 공지한다.
- 진료비는 평균진료비를 기준으로 최소에서 최대까지 비용을 사전에 알려주어 환자가 여유있게 진료비를 준비할 수 있도록 한다.
- 진료비는 타겟 국가와 경쟁국가의 수가를 조사하여 경쟁력 있는 가격을 제시한다.
- 국내 동일급 의료기관끼리 가격차이가 큰 것이 외국인 환자들의 분만 사례로 나타나고 있으므로 이에 대한 사전 조사가 필요하다.
- 필요시 서비스 비용 산출을 위한 옵션 체크리스트를 송부한다. 서비스 비용에는 입원실, 식사선택, 노트북 대여, 공항 픽업 서비스, 부가서비스 등을 포함한다.
- 진료비 산출을 위하여 수가를 담당하는 부서와 긴밀한 업무협조를 통하여 누락 가능한 항목이나 추가 항목을 미리 점검한다.
- 환자에게 단순히 진료비의 총액만을 알려주기 보다는 항목별 내역서를 작성해서 진료비가 합

리적으로 산정된 것이라는 인상을 주도록 하고 포함되어진 항목^(식비, 병실료 등)에 대해서 정확한 정보를 줄 수 있도록 한다.

- 선택진료비, 진료비 수납 후 검사 시행, 식대료 등과 같이 병원입원료에 포함되지 않는 부분은 미리 통지한다.

❹ 답변

답변은 신속하고 정확하게 제공하며 회신 시 전담 코디네이터 연락처가 기재된 병원 비용안내서를 함께 발송하여 고객 또는 잠재고객으로 확보한다.

③ 병원진료 예약

환자가 병원진료를 예약할 경우 다음의 사항을 고려하고 아래 표의 내용은 모두 기록 또는 녹취되고 있다는 내용을 반드시 공지한다.

항목내용		비고
전화예약	• 친절한 목소리로 신뢰를 줄 수 있는 대화가 되었는가? • 고객에게 녹취에 대한 안내를 정확히 공지하였는가? • 고객에게 기본 예약 정보를 제공하고 예약현황을 전달하였는가? • 고객에게 전체 예약 사항을 재확인 후 확답은 받았는가?	자동 녹음 기능 이상 여부 확인
단체예약	• 친절하고 정중한 태도로 고객에게 응대하였는가? • 단체 예약정보를 접수하고 예약 현황을 확인하였는가? • 단체 고객의 인솔자에게 전체 예약 사항을 재확인 하였는가?	인솔자 및 대표자 인적 확인
인터넷 예약	• 접수된 예약 내용을 확인하고 해당부서에 정확히 전달되었는가? • 고객이 설계에 필요한 정보를 충분히 제공·확보 되었는가? • 고객의 유선 통화를 위한 연락처 정보를 요청하였는가? • 사전·사후 자료 관리가 되어있는가?	정확한 통역 과 번역
병실 현황 관리	• 정확한 병실 현황을 확인하여 유지하고 있는가? • 예약변경 및 취소사항을 확인하고 관련 부서에 공지하였는가? • 현재 적정 예약률을 유지하고 있는가? • 청소, 위생상태 및 관리담당자와는 항상 연락이 가능한가?	철저한 병실 현황 관리
예약변경	• 예약변경이 요청된 고객의 기존 예약사항을 확인하는가? • 예약 변경사항 및 병실이용 가능 여부를 고객에게 알리는가? • 변경된 예약저보를 확인하고 추가정보를 제공하는가? • 예약변경에 따른 기록 정정과 관련부서 공지를 하는가?	변경내용 상호공지 확인

예약취소	• 기존 예약정보를 확인하였는가? • 예약취소 사항을 접수하고 예약취소 사유를 확인하였는가? • 고객에게 예약취소 여부를 확인하고 처리결과를 통보하였는가? • 예약파일 삭제 및 예약 현황을 정정하는가?	취소내역 확인 및 사후관리

⬚ 표 5 ⓒ 한국관광공사(2010) 의료관광 실무 매뉴얼

④ 국제진료센터(International Health Center)

❶ 국제진료센터

국제진료센터란 외국인 환자의 진료를 원활하게 하고 서비스를 강화하기 위해 외국인환자만을 대상으로 의료서비스를 제공하는 센터를 말하며 다음의 서비스를 제공한다.

- 진료의뢰 및 예약
- Emergency/ Non-Emergency Care
- 항공권 예약, 변경 및 취소 서비스
- 호텔/숙박 시설 예약
- 앰뷸런스나 리무진 등을 이용한 콜택시 서비스
- 진료비용에 대한 상담
- 의료비용 관련 재정에 대한 상담
- 통역서비스
- 비자신청 및 연장지원 서비스
- 특별 식단/종교 지원서비스
- 한국관광 정보 제공

❷ 국제진료센터 및 국제진료 코디네이터의 업무

국내의료기관의 국제진료센터와 국제진료 코디네이터의 업무를 살펴보면 진료서비스관리, 리스크관리, 통역, 관광지원 외국인환자를 대상으로 병원마케팅 및 행정절차관리 업무 등을 포함하고 있으며 구체적인 업무 내용은 아래와 같다.

업무분류	업무내용	업무분류	업무내용
진료서비스 관리	• 진료예약 관리 • 진료 관리 • 보험 관리 • 진료비 관리 • 환자만족도 관리	관광 지원	• 관광 관련 업체 협약 체결 • 호텔예약 • 관광 상품 소개 • 관광 안내 서비스
리스크 관리	• 리스크 확인 및 분석 • 리스크 예방 • 의료사고 예방 및 관리 • 불만 및 고충 처리	병원 마케팅	• 마케팅 기획 • 병원상품 개발 • 광고 및 홍보 • 외부기관과의 교류
통역	• 외래·진료 통역 • 입원관련 사항 통역 • 환자교육 통역 • 원무 업무 통역 • 통역 인력 관리	행정절차 관리	• 외국인환자 유치 의료기관 등록 • 외국인환자 통계자료 관리 • 외국병원 및 외국기관 협력관계 구축 • 자원봉사자 관리

표 6 국내 국제진료센터의 국제진료 코디네이터의 업무
© 한국보건산업진흥원 연세대학교 산학협력단(2009) 국제진료 코디네이터

✓ 진료서비스 관리 업무

예약업무	• 예약 통보 : 예약확인서 작성 및 발송 • 준비사항 통보 : 검사나 치료일정 및 준비사항 목록 작성 및 발송 • 예약 확인 • 예약 변경 관리
비자 업무	• 비자발급관련 지원 • 의료목적 입증서류(진단명 등이 기재된 진료예약확인증, 초청병원의 진단서) 작성 및 발송

진료관련 업무	• 외국인환자 맞이하기
	• 진료과정 및 내용소개(진료동의서 작성 지원 등)
	• 진료 시 통역
	• 진료 후 안내
	  - 처방전 제공
	  - 안내문 작성 및 제공
	  - 다음 예약 입력
	• 입원, 퇴원 업무 지원

검사 관련 업무	• 검사일정 수배 • 검사 안내 • 검사결과지 외국어 번역 • 검사결과지 작성 및 관리(복사, 검사결과 CD 제작 등) • 검사결과지 발송(우편, 이메일, 팩스 등)

보험업무	• 보험회사 관리
	  - 국가별 보험회사 파악 및 접촉
	  - 보험회사별 서식 취합 관리
	  - 보험회사와 협력관계 구축
	• 예약자에 대한 보험확인
	  - 보험회사 연락 및 환자지불계약 확인
	  - 환자의 보험만료 기간 확인
	  - 환자의 보험 배상범위 확인
	• 보험관련 내규 작성
	• 보험서류 관리
	  - 청구 서류 작성
	  - 지불 거부된 청구서류 점검 및 원인 파악

진료비 관련 업무	• 진료비 설명
	• 영문 영수증 작성 및 전달
	• 진료비 후불자 지불보증 확인
	• 진료비 미수 관리
	  - 미수금에 대한 환자 추적
	  - 보험이 있는 경우 보험회사에 독촉 업무
	  - 미수금 현황자료 관리

환자만족도 관리 업무	• 환자만족도 설문조사
	  - 설문지 제작
	  - 설문조사
	  - 조사자료 분석
	  - 보고서 작성
	• 환자만족도 향상을 위한 서비스
	  - 감사편지 발송

✓ **관광지원 업무**

- 호텔, 숙박시설 식당과 협약 체결
- 호텔 및 숙박시설 예약
- 한국관광 정보제공 및 상품 소개
- 공항 픽업·리무진 서비스

✓ 통역업무

- 입원 전 과정 동안 필요한 통역서비스 제공

✓ 리스크 관리 및 의료사고, 불만 및 고충관리

리스크 예방	• 리스크 관리 프로그램 개발 - 리스크 관리 내규 작성 - 리스크 관리 지침 개발 • 리스크 사례 분석 - 원인 규명 - 개선안 강구
의료사고, 불만 및 고충 관리	• 문제 발생 시 일차로 환자와 상담 - 환자의 불만 및 고충 접수, 상담 - 문제 성격, 원인 파악 - 설명 및 불만 고충처리, 해결방안 강구 • 국제진료센터, 고객만족팀 등 관련부서에 연락

✓ 마케팅 업무

마케팅 기획	• 마케팅 기획 및 관련업무 총괄 - 전체 마케팅 계획 기획 - 팸투어(Pam tour)기획
상품 개발 업무	• 상품개발 • 시장조사 - 국내외 의료관광 상품내용 파악 - 국내외 의료관광 상품가격 비교분석
의료기관 홍보	• 병원 안내물 및 홍보물 제작 • 의료관광 상품 홍보물 및 브로슈어 제작 • 다국어 홈페이지 기획 및 운영 • 해외환자 유치사업 참여 • 의료관광행사 및 컨퍼런스 준비 • 홍보대사 위촉
외부기관 교류	• 의료관광업체 • 언론 매체 접촉 업무

✔ **행정업무**

외국인환자 유치 의료기관 등록 출입국관리소·해외의료기관과 협력관계 구축	• MOU체결 • 상호교류(전화, 이메일, 서류교환)
외국인환자 통계자료관리	• 외국인환자 현황 파악 및 자료구축 • 외국인환자 자료 분석 • 외국인 환자 현황자료 보고
자원봉사자 관리 업무	• 자원봉사자 모집 • 자원봉사자 업무 분담 • 자원봉사자 스케줄 관리

❸ 국제 진료 코디네이터 자질

✔ **언어**

외국어 대화 능력	외국인환자와 자연스럽게 대화하고 언어와 비언어적 표현 방식을 잘 이해할 수 있는 능력을 갖추어야 한다.
외국어 쓰기 능력	외국 기관과 서신 교환을 위해서는 외국어로 된 비즈니스 서류를 작성하는 능력을 갖추어야 한다. 예를 들어, 외국의 의료관광 에이전시나 광고회사와의 업무 협의를 위해서는 외국어로 된 비즈니스 서류를 정확하게 작성해야 한다.
외국어 읽기 능력	외국어로 된 문서를 정확하게 해석할 수 있어야 한다. 잘못된 해석은 의료사고나 재정적 손실로 이어질 수 있다. 예를 들어, 환자 의무기록 자료나 외국의료보험회사의 배상 범위 내용을 정확하게 읽고 이해하지 못하면 문제가 발생할 수 있다.

✔ **전문용어**

의학용어	의학용어에 대한 지식은 필수적이다. 외국인환자에게 질병, 검사, 진료진행 등에 대한 설명을 하기 위해서는 의학용어를 정확하게 알고 있어야 한다.
질병코드 및 시술/처치 코드	서류에 질병코드명 또는 시술/처치 코드를 쓰는 경우가 있는데, 이럴 경우를 대비하여 주요 질병 코드명과 시술/처치 코드명을 이해해야 한다. 대부분의 국가에서 질병 코드명은 주로 국제질병분류(international classification of disease, ICD-10)를 사용한다.

✔ **서비스 정신**

국제진료 코디네이터는 외국인환자와 가장 많은 접촉을 하며 서비스를 제공하는 인력이다. 이들의 태도는 외국인환자 만족도에 절대적인 영향을 미칠 수 있다. 따라서 외국인환자를 담당하는 코디네이터에서 서비스 정신은 매우 중요한 요소라 할 수 있다. 다음은 서비스 정신의 대표적인 예이다.

- 환자를 돕고 싶다.
- 어려운 상황을 해결하는데 기쁨을 얻는다.
- 긍정적인 마음을 유지한다.
- 나는 항상 예측 못한 상황에 준비되어 있다.
- 나는 진실하게 고객을 대한다.

✓ 대화기술

- 서비스 대화법

환자에게 감동의 서비스를 제공하기 위해서는 책임 있는 듣기 (responsible/active listening)와 말하기(responsible speaking)가 중요하다. 최근 성공적인 의사소통 기술과 관련하여 듣기, 특히 경청의 중요성이 부각되고 있다. 고객이 말하고자 하는 내용을 정확히 이해해야 한다. 외국인환자에게는 상대방의 입장에서 생각하는 자세가 중요하다.

- 리스크 관리 대화법

외국인환자는 문화가 다르기 때문에 작은 일에도 오해가 발생할 수 있다. 이는 환자와 보호자의 불만으로 이어져 의료기관에 대해 나쁜 인상을 심어줄 수 있다. 따라서 불만이나 고충 접수 시 즉각적으로 환자의 불만내용과 원인을 파악하여 이를 시정하고 서비스 회복을 이끌어낼 수 있어야 한다.

✓ 문화적 역량

- 문화에 대한 지식

각 국가별 질병에 대한 인식, 의료기관이나 의료인에 대한 믿음, 음식, 증상 표현 방식 등에 차이가 있다. 외국인환자에 대한 진료나 기타서비스가 만족스럽게 제공되기 위해서는 이들 문화에 대한 이해가 중요하다.

- 문화적응력

타문화를 이해하고 타문화 사람을 만나는 것에 자신감이 있고 실제의 상황에서 상호 접촉을 실행에 옮기는 능력이 있어야 한다.

(4) 입원 시 Care

① 입원 시 Care의 일반적 원칙

입원환자 care시 고려해야할 원칙은 다음과 같다(British Medical Association, 2003).

- 안전하고 임상적 표준을 근거로 한 양질의 환자중심 간호를 정해진 시간에 정해진 장소에서 정확한 환자에게 제공한다.

- 치료나 간호에 대한 모든 결정 시 환자와 보호자의 적극적인 참여를 격려한다.

- 최신의 근거중심 간호를 제공한다.

- 환자의 치료나 간호의 결과를 최대화하기 위하여 의료기관 또는 의료서비스를 제공하는 기관, 의료진들 사이에 협력적인 네트워크를 구축한다.

- 의료기관은 환자에게 제공되는 care의 질 향상과 의료진의 지식과 기술 향상을 위해 지속적으로 노력하고 환자와 보호자의 안전을 최대화하기 위해 위험 관리 등의 활동을 수행한다.

- 의료진들에게 이러한 원칙에 대한 교육을 제공한다.

② 입원 시 Care의 목적

- 환자와 보호자의 심리적 요구를 이해하고 요구를 충족시킴으로써 입원으로 인한 불안을 감소시키고 안정감을 느낄 수 있도록 지원한다.

- 입원생활안내를 포함한 주의사항 및 병원생활에 필요한 정보를 제공함으로써 환자의 병원 생활적응을 돕는다.

- 환자의 신체적, 심리적, 사회적 상태를 체계적인 과정을 통하여 사정한다.

- 환자나 보호자로부터 건강관련 및 효율적인 간호제공을 위한 정확한 정보를 얻고 관련 의료진간에 필요한 정보를 공유한다.

- 사정을 통해 얻어진 자료를 근거로 입원목적에 적합한 진단과 간호/치료계획을 수립한다.

- 제공된 간호·치료의 결과를 최대화하기 위해 간호/치료계획에 따라 최신 근거중심의 효율적이고 체계적인 간호·치료를 제공한다.

- 입원환자의 개별적 요구를 파악하고 입원목적(검사, 치료, 수술 등)에 따른 진행과정을 설명하여 환자와 보호자의 알 권리를 보장하고 적극적인 참여를 유도한다.

③ 입원 시 Care

❶ 환자 도착과 대기 (Arrival and Waiting)

- 의료기관은 외국인환자의 불편을 최소화하기 위해 외국인환자 전용 창구(국제진료 상담 데스크 등)를 별도로 마련하여 외국인환자가 도착 시 대기 시간의 지연과 의사소통 장애로 인한 불편함을 최소화 하도록 한다. 또한 국제진료 코디네이터를 배정하여 환자 입원부터 퇴원까지 전 과정을 조정할 수 있도록 배려한다.

- 대기 장소에는 여러 국가의 TV 시청이 가능하도록 하고 영문을 포함한 다수 방문환자 국가의 잡지를 배치하여 외국인환자에게 최대한 친숙한 환경을 마련한다.

- 가능한 외국인 전담의사와 의료진을 배치하여 대기 시간과 이동 동선을 최소화한다.

- 이용 가능한 통역 서비스를 안내하고 제공한다.

- 진료 일정표를 제공함으로써 환자에게 진료가 순조롭게 진행되고 있음을 알려주고 진료과정에 환자와 보호자가 참여할 수 있게 한다.

❷ 입원수속 및 접수 (원무과, 입·퇴원 업무부서)

- 환자가 입원할 경우 국제진료 코디네이터는 원무과에서 환자/보호자가 입원약정서를 작성하도록 행정서비스를 지원해주며 입원 절차와 입원 시 준수해야하는 사항에 대해 자세히 설명한다. 환자 병실에서 환자가 선택한 병실 형태(특실, 1인실, 다인실 등)이며 입원 물품이 모두 준비되어 있음을 확인시키고 양식으로도 작성한다.

- 원무과의 입원담당부서에서는 입원결정서를 받아 해당병동의 입원가능성을 확인하고 입원수속을 진행한다. 입원담당부서 사무직원은 해당 환자와 가족으로부터 환자의 주소, 직장, 보험유형, 기타 정보를 기록양식에 맞게 작성하도록 돕고 확인한다. 이러한 자료는 퇴원 후 기록보관 및 비용 산정에 이용된다.

- 미리 입원이 결정되어 의뢰되어 환자일 경우 준비된 병실 확인 후 병실로 안내하고 외래 진료후 입원이 결정된 경우는 병실 확인 후 가급적 환자가 원하는 병실에 입원할 수 있도록 한다.

- 매우 불안정하거나 통증을 호소하는 환자의 경우 원무과의 입원행정절차를 거치지 않고 바로 병동으로 이송한다. 이러한 경우 가족이 대신해서 입원절차를 밟도록 하거나 원무과 직원이나 국제진료 코디네이터가 환자에게 찾아가 필요한 정보를 수집한다.

- 국제진료 코디네이터는 입원 기간 중에는 정기적으로 환자를 방문하여 (1-2회/1일) 환자의 요구사항을 파악하고 진료 진행사항도 수시로 확인하여 예상보다 재원일수가 지원되지 않도록 한다.

❸ 입원 시 간호

✓ 병실 준비

- 침상과 환자복을 준비하고 병실의 청소상태를 점검한다.

- 침상 준비 : 상두대, 베개, 환의, 침대보, 환자 ,이름표

- 준비물품 : 입원물품(휴지, 슬리퍼, 물병, 컵, 볼펜 메모지 세면도구, 타월 등), 만약 의료기관
  에서 입원 물품을 제공하지 않을 시 환자와 보호자에게 사전에 통보하여 사전예약을 통하여
  입원한 경우라면 입원물품의 준비하도록 한다.

- 환자의 상태에 따라 변기, 가습기, 절대 안정과 금식 팻말(환자의 언어를 고려하여 준비), 곡
  반 및 기타 의료장비(의약품주입기, 모니터링 장치 등)를 준비하고 격리 환자일 경우 격리지침
  에 따라 물품을 준비하고 산소투여자비, 의약품주입기 등 치료를 위해 초기에 필요한 물품을
  점검한다.

- 모든 환자에게 general precaution이 적용되므로 각 병실마다 일회용 장갑(disposable
  glove)과 손소독제 또는 비누를 비치하고 의료진이 환자와 접촉 전·후로 사용 가능하도록 한다.

- 병실, 화장실, 개인사물함, 환자용 옷장, 샤워실, 세면대, 냉장고 병실 바닥 등의 시설과 비품
  의 청소상태가 양호한지 확인한다.

- 취침등, 간호사 호출장치, 보호자용 침대, 전화, 방충망, 병상 간 커튼 등의 병실 편의 수준을
  점검하여 환자 이용 시 불편함이 없도록 한다.

- 침상부착용, 병실 문 앞 부착용(환자의 Full name을 표기하지 않는다), 환자 팔찌와 환자 이
  름표를 준비한다.

✓ 입원도착 시 환영

- 입원과정에서 가장 중요한 단계는 환자가 환영받는다는 느낌을 갖게 하는 것이다. 환자가 병
  동에 도착하면 모든 의료진과 병동 인력은 따듯한 환영의 미소로 맞이한다. 담당간호사는 환
  자에게 자신을 소개하고 병동간호직원 및 기타인력들을 소개한다. 배정된 병실로 안내하고
  다인실인 경우에는 함께 방을 사용할 환자도 소개한다.

- 가급적 국제진료 코디네이터가 병동과 병실로 직접 안내하도록 하고 입원생활 안내 및 입원
  중 진료진행에 대해 주치의와 상의해서 환자에게 미리 일정을 설명하도록 한다.

- 정중한 태도로 환자를 대하여 환자나 보호자가 불쾌감을 느끼지 않도록 한다. 환자가 처음에
  불쾌감을 느끼면 병동에 대한 첫인상을 좋지 않게 오래 갖는 경향이 있다. 예를 들면 환자의
  호칭은 Mr./Miss./Mrs. ○○ 으로 사용하고 할머니, 할아버지 등의 일반적인 호칭은 사용하
  지 않는다.

✔ 입원관련 간호업무

- 환자의 사생활이 최대한으로 보장된 병실환경을 유지하며 환자복으로 갈아입도록 한다.

- 환자가 편안함을 느끼게 할 수 있는 병실환경을 조성한다(적절한 조명, 소음차단 등).

- 환자의 이름, 생년월일, 등록번호 등 2가지 이상의 방법으로 환자를 정확하게 확인할 수 있도록 해당 병원 규정에서 제시한 환자확인사항이 표시된 팔찌를 착용시키고 팔찌착용의 목적과 입원기간 내내 환자가 착용해야 함을 안내한다.

- 입원물품을 제공하고 설명한다.

- 입원 병실 물품(침대, side rail, TV 등)과 시설물 사용법(간호사 호출기, 의료물품 등)을 설명한다.

- 간호사 호출기를 환자의 손닿는 범위 내에 위치하도록 하여 필요시 사용하는데 불편함이 없도록 한다.

- 환자의 일반정보수집 및 기본적인 신체사정을 실시하고 사정된 내용은 Admission Assessment Form에 기록한다.

- 담당간호사는 정해진 담당 의사를 확인하고 환자의 입원, 병실 및 환자의 상태를 알리도록 하고 담당 의사는 환자 입원 후 24시간 이내에 환자의 초기사정을 수행한다.

- 원하는 식사 또는 처방식단을 확인하여 식사 제공이 지연되지 않도록 한다.

- 필요시 투약, 검사물 채취 및 각종 검사를 시행한다.

✔ 입원생활안내

입원생활을 안내함으로써 새로운 환경에 잘 적응하도록 돕고 입원생활을 편안하게 느끼도록 도와준다. 생활안내 게시판, 유인물 또는 입원안내 책자를 활용하여 설명하고 환자나 보호자의 확인 서명을 받는다.

- 환자권리 존중 및 보호 그리고 책임에 관하여 환자에게 설명한다.

- 입원 시 간호 및 교육상태 확인표 <서식 5>에 의해 병동 및 병실소개와 편의, 휴게시설을 설명한 후 환자나 보호자에게 확인 서명을 받는다.

- 입원생활안내<서식 6>를 포함한 병원안내와 이용 시 입원기간 동안 불편이 있을 경우에 이용 가능한 고충처리 체계에 대하여 책자나 유인물을 이용하여 설명한다.

- 귀중품 관리와 도난주의(옷과 귀중품 보관) <서식 7>, 음식물 반입<서식 8>, 자가투약약품 관리에 대하여 안내한다. 입원 전 처방약 및 자가투약의약품, 보석, 돈과 같은 귀중품은 가족에게 집으로 가져가도록 하며 도난 시 병원에서 책임질 수 없음을 안내하고 patient's valuables record<서식 9>를 작성한다. 만약 병원에서 개인물품을 보관할 경우는 도난의 위험

성을 설명하고 환자나 보호자의 책임 하에 안전한 곳에 보관하도록 한다. 환자/보호자가 환자 개인물품을 병원에서 보관하도록 요청 시 병원안전요원을 통해 안전한 곳에 보관하고 퇴원 시 찾아가도록 한다. 입원 전 처방약 및 자가투약의약품은 환자에게 받아서 주치의에게 알리고 계속 투여여부를 결정한다. 약품은 약국에서 보내서 약품명과 용량을 확인한 후 사용하도록 한다.

- 식수준비, 린넨 및 환자복 교환 등과 함께 매일 행하는 간호에 대하여 설명한다.

- 병실을 옮기고자 하는 경우 혹은 기타 궁금한 사항은 담당간호사에게 문의하도록 한다.

- 동반 가족이 있으면 가족을 위한 병원 내 프로그램(영화상영, 음악회 종교실 등)의 정보를 제공하고 필요 시 관광업체 등을 소개한다.

- 환자의 문화에 맞추기 위해 변기 및 확인 띠 부착, 자국 방송 시청, 언어별 컴퓨터 키보드 제공 등의 서비스를 제공한다.

- 입원기간동안 국제진료 코디네이터 또는 담당의사와의 연락방법에 대한 정보를 제공한다.

기타 입원생활안내에 포함해야 할 항목은 아래를 참조한다.

번호	항목
1	환자권리의 존중 및 보호에 관한 지침
2	불만 및 고충처리 체계 (민원접수방법)
3	전화 및 인터넷 사용 안내 (컴퓨터 대여 안내)
4	병원 내 편의시설 안내 (예 : 은행, 슈퍼, 매점, 의료용품점, 식당 등)
5	주차 (병원 주차장의 규모, 이용 시간 및 이용료 등에 대한 정보)
6	귀중품 관리 (도난방지체계 설명), 음식물 반입 및 자가투약약품 관리
7	낙상예방
8	금연정책
9	침상이동제한
10	금연정책
11	간호사 호출기 사용법
12	담당의사 회진 시간 및 연락방법
13	면회시간, 식사시간
14	외출 시 절차

15	배선실(탕비실) 샤워실 사용 안내
16	린넨 서비스(침대보, 베개커버 및 환자복 교환시간)
17	소방안전체계 (가스 전열기구 사용 금지, 화재시 대처요령, 비상시 대피방법 및 대피경로안내 표지판)
18	병원, 병동 내 휴게시설
19	간병인 서비스 이용 방법
20	가정 간호 서비스 체계 : 가정 간호 서비스 이용방법
21	의료사회 복지 서비스 체계 : 의료사회사업 상담 방법
22	진단서 발급 및 개인의료정보 제공 체계
23	퇴원안내
24	진료/입원비용 지불방법
25	이송수단(앰뷸런스, 공항픽업서비스, 리무진 서비스 등)
26	외래진료예약
27	각 종교 원목실 및 종교 서비스
28	국제진료 코디네이터 연락방법

표 7 입원생활안내에 포함해야 할 항목

✓ 초기입원사정

초기입원사정은 환자입원 후 24시간 이내 간호사와 의사에 의해 수행하고 사정된 내용은 일정 양식에 기록한다. 초기입원사정을 수행할 때 환자의 사생활이 보호될 수 있는 적절한 환경을 조성하고 신체적 노출은 최소한으로 하며 면담이나 신체검진에서 얻은 자료는 치료목적 외에는 사용 되지 않음을 알려주어 의료기관이 환자의 사생활 유지나 정보의 비밀유지에 노력하고 있음을 보여준다. 신체검진을 수행하기 전 반드시 손 씻기를 시행하고 필요 시 일회용 장갑을 착용한다. 환자의 편의를 최대한 보장하면서 신체검진을 수행하며 전문가적 태도를 유지한다. 초기 입원사정 내용으로는 다음과 같다.

⊙ *면담과 관찰을 통하여 건강력을 수집한다.*

- **면담 시 고려할 점** : 면담을 하는 공간은 가능한 한 편안한 곳이 좋으며 다른 사람에게 의해 방해 받지 않고 환자의 사생활이 보호되어야 한다. 환자와의 거리는 1.2-1.5m 정도를 유지하며 편안하게 앉아 시선을 맞추고 적절한 높이에서 대화를 한다. 가능하면 면담 중 손목시계를 보

지 않고도 시간을 알 수 있도록 환자의 의자 뒤편에 시계를 배치하도록 하여 의료진이 대상자의 문제에 집중하고 있다는 확신을 주도록 한다. 기록으로 인해 환자를 방해하지 않도록 기록하는 것은 최소한으로 하고 환자에게 집중한다.

◎ *건강력 : 환자개인정보, 주호소증상, 현재병력, 과거력, 가족력, 개인력 및 계통별 검토로 구성된다.*

- **환자개인정보** : 대상자의 이름, 주소, 전화번호, 나이, 생년월일, 출생지, 성별, 결혼상태, 교육정도, 직업, 종교, 연락처(응급상황 시 연락할 사람) 등을 포함하며 정보의 출처(가족 등), 자료의 신뢰도에 대한 사항도 포함한다.

- **주호소** : 환자의 자각증상 중 가장 중요하다고 느끼는 것으로 환자가 의료기관을 찾은 이유에 관한 짧은 설명이다. 환자가 표현한 말 그대로 기록하도록 하며 진단명이나 막연한 어구, 부정확한 용어는 사용하지 않는다.

- **현재병력** : 주호소에 대하여 명확하게 시간 순서에 따라 구체화하는 것으로 발병 시기, 부위, 기간, 빈도, 증상의 심한 정도, 특성, 악화요인과 완화요인, 관련 증상, 증상완화를 위해 사용한 치료 및 효과 등과 같은 요소들을 파악하는 것이 중요하다.

- **과거력** : 환자의 현재병력을 평가하는데 중요하며 다음과 같은 사항을 포함한다. 중증 질환 또는 만성질환, 아동기 질환, 산부인과력, 정신과질환, 외상, 알레르기 및 반응, 입원 수혈 예방접종, 현재 투약상태

- **가족력** : 부모, 조부모, 형제, 자녀 등 직계가족의 나이와 건강상태 또는 사망한 가족의 경우는 사망 시의 건강상태와 사망원인 사망 나이 등을 파악한다. 유전성 질환이 의심되면 조부모 이상까지 포함시키도록 한다. 가족 중 심장병, 고혈압, 암, 결핵 뇌졸중 발작장애, 당뇨병, 신장질환, 갑상선질환 천식이나 다른 알레르기, 혈액질환, 비만, 알코올 중독 정신질환 등을 앓고 있거나 과거에 앓은 적이 있었는지에 대해서도 알아본다. 가능하면 가계도를 표시하고 환자를 기준으로 3대를 조사하는 것을 원칙으로 한다.

- **개인력 및 사회력** : 개인력과 사회력은 환자의 신체적, 정신적 건강에 영향을 주거나 이를 반영하는 정보에 대해 파악하기 위해 조사하며 다음 사항을 포함한다. 직업, 학력, 주거상태와 관련된 주요한 상황들, 영양 및 식이, 수면, 운동 등의 규칙성과 경향, 운동량 및 유형, 카페인 섭취량, 흡연력, 음주력(음주력과 흡연력은 수치로 정확하게 기술한다. 예를 들어 주 몇회 평균 음주량, 일일 평균 흡연량/흡연 기간(년)으로 기록한다), 군대생활, 퇴직, 양육 등 생활양식의 변화를 유발하는 스트레스원, 여가활동 및 취미, 종교와 신념

- **계통별 검토** : 주호소와는 직접 관계는 없으나 환자의 건강문제를 파악하는데 참고가 될 수 있도록 자세하게 대상자의 각 신체계통에 대한 과거와 현재의 증상을 파악하는 것이다. 질문의 범위는 전신 증상, 피부, 두경부(눈, 코, 귀, 구강 및 목), 호흡기계, 심혈관계, 유방, 위장관계, 비뇨기계, 근골격계, 신경계, 혈액계, 내분비계, 생식기계를 포함한다.

⊙ *신체 검진 : 다음의 내용을 포함한 신체검진을 실시한다.*

- 전반적 상태를 관찰하고 활력징후, 체중과 키를 측정한다.

- **피부** : 전반적 피부상태, 욕창이나 상처, 발진, 물집, 흉터, 반점, 발한, 건조, 소양감, 창백, 홍조, 청색증 및 황달 유무 등

- 머리, 눈, 귀, 코, 목: 환자의 상태에 따라 필요 시 사정

- **호흡기계** : 호흡음, 호흡양상, 호흡수, 기침, 가래, 객혈, 호흡곤란 및 부속근육 사용 유무 등

- **심혈관계** : 심음, 심박동수, 심잡음, 맥박의 양상, 모세혈관 재충전, 부종, 심계항진, 흉통, 부정맥 유무 등

- **위장관계** : 장음, 복부형태, 배변양상, 복부 팽창 유무, 장루, 연하곤란, 오심, 구토, 토혈, 소화장애 및 복부통증 유무 등

- **신경계** : 의식상태, 동공크기와 대칭성, 빛 반사, 근력 등 사정

- **근골격계** : 보행, 근력, 근위축, 마비 및 허약감 유무 등

- **비뇨기계** : 소변양상, 카테터 유무, 부종 및 실금 유무 등

- 환자의 상태에 따라 필요시 내분비계, 생식기계, 면역계 사정

⊙ *기타 사정 항목*

- 통증, 낙상발생위험, 욕창발생위험, 영양상태 등

- 보조기구 사용 유무

- 아동, 여성, 노인과 장애인 학대와 폭력 징후가 있는지 사정하고 징후가 있다면 의료기관별 규정에 따라 신고한다.

- 식사, 화장실 사용, 목욕, 옷 입기, 이동, 보행, 위생 등의 기능적 신체활동능력

- 언어적 의사소통 장애나 기억력 장애

- **문화적/영적 요구** : 종교, 종교적 지도자의 방문을 원하는 유무, 사용언어, 한국어를 말하고 읽고 쓰는데 어려움이 있는지, 통역의 필요성 유무

- **정신적/정서적 요구** : 불안, 비협조적 태도, 우울 등

- **교육 요구** : 활동, 약물, 질병진행과정, 치료 등

- **교육에 대한 장벽** : 신체적, 인지능력, 동기, 언어, 종교/문화 등

❹ Admission Documents

환자 입원 시 다음의 양식에 환자, 보호자 또는 법적대리인의 서명을 받도록 한다. 의료기관은 서명을 받기 전 서명을 하는 사람이 법적으로 적절한 사람인지를 확인하는 것이 매우 중요하다. 국가 별 법적 성인의 기준이나 의료서비스 관련 양식에 서명을 할 수 있는지 자격기준이 다르므로 의료기관은 외국인환자 본국의 성인 법적 기준과 양식에 서명을 할 수 있는 자격기준에 대한 정보를 갖추고 있어야 한다.

환자가 충분히 이 양식을 이해할 수 있는 능력이 되고 법적으로 문제가 되지 않는다면 환자가 직접 서명을 하도록 하고 만약 환자가 양식을 이해하는 능력이 불충분하고 법적으로 서명을 할 수 있는 자격을 갖추지 않았다면 법적대리인에게 서명을 받도록 한다. 만약 환자가 양식을 이해할 능력이 없고 법적대리인이 없는 경우는 환자의 본국법에 의거하여 의사결정을 내릴 수 있는 대리인에게 서명을 받도록 한다.

✓ 입원동의서(Admission Agreement Form)

환자, 보호자 또는 법적대리인에게 환자의 이름, 주소, 전화번호 등의 개인정보와 보험정보를 확인하고 병원서비스 이용과 관련된 비용을 지불할 책임이 있음을 설명한 후 이러한 내용을 포함한 입원동의서 양식 〈서식 10〉에 서명을 받는다. 보험정보는 환자 입원 전 원무과 또는 입원관련부서에 의해 확인한다. 입원동의서에 포함해야 할 내용으로는 다음과 같다.

- 환자는 병원 규정과 규칙, 의료진의 권고, 의료진 결정에 따른 치료 계획을 따르는 책임을 가진다.
- 환자는 병원 방문, 입원, 검사, 수술 등으로 인해 발생한 치료비용과 입원료를 지불할 책임을 가진다.
- 환자가 치료비용과 입원료를 지불할 수 없을 경우 보호자 또는 보증인이 지불할 책임을 가진다.
- 의료기관이 사전예치금 지불을 요청할 경우 환자는 이를 지불할 책임을 가지며 단, 사전예치금(deposit)을 받을 경우에는 환자와 보호자에게 사전예치금에 관한 내용을 사전에 알려준다.
- 비용지불이 연체될 경우에는 그에 따른 이자 부여에 관한 내용을 명시하고 설명한다.
- 병원은 환자나 보호자의 귀중품에 대한 책임이 없음을 명시하고 설명한다.
- 태만(negligence)이나 의료과실(malpractice)에 의해 발생한 환자의 손상을 제외하고는 질병의 진행과정이나 치료에서 발생한 합병증 또는 손상에 대하여는 의료기관이나 의료진의 책임이 없음을 명시하고 설명한다.
- 태만(negligence)이나 의료과실(malpractice)에 의해 발생한 환자의 손상에 대한 의료소송은 한국

에서 한국 의료법에 의거하여 진행됨을 명시하고 설명한다.

✓ 재정 법정대리인 또는 재정보증인

입원동의서와 함께 의료기관은 환자의 입원과 관련하여 발생하는 비용을 지불할 책임을 지는 재정 법적대리인의 정보를 확인하고 양식〈서식 10〉에 기록 후 서명을 받도록 한다.

✓ Order for Guardianship of the Person

환자 스스로가 본인의 치료에 대한 결정을 내릴 능력이 없거나 동의서에 서명을 할 수 있는 자격 조건을 갖추지 않을 경우 환자를 대신하여 이러한 권한을 법적으로 부여 받은 사람에 대한 문서를 말한다. 외국인환자 입원 시 의료기관은 환자의 본국법에 명시된 의료 치료결정이나 동의서에 서명을 할 수 있는 환자 기준 및 법적대리인 자격조건과 이와 관련된 법적 효력을 지닌 양식에 대하여 확인하도록 한다.

(5) 퇴원 시 Care

퇴원은 하나의 사건이 아니라 환자가 병원 입원 시부터 가정으로의 복귀 또는 타 의료기관으로 전원까지의 일련 과정이며 이는 효율적이고 체계적으로 이러한 과정을 촉진하기 위한 계획을 수립하고 실행하는 것을 포함한다. 퇴원계획 및 퇴원과정은 환자, 보호자, 의료진, 지역사회서비스 등 모든 관련 부서 및 기관이 함께 협조해야 한다(National Heatlh System, 2003). 효율적이고 체계적인 퇴원계획 및 퇴원간호의 적용은 환자의 입원기간을 최소화하고 계획된 퇴원일정에 따라 환자에 필요로 하는 지역사회 세팅으로 원활하고 안전한 퇴원을 지원하며 퇴원으로 인해 발생할 수 있는 잠재적 문제점을 최소화하고 환자의 건강상태를 최적의 상태로 유지하기 위해 요구되는 지속적 간호 제공을 보장한다. 이를 위하여 의료진은 퇴원환자와 보호자에게 퇴원 전 필요한 개별적 퇴원교육 및 관련정보를 제공하고 퇴원 전 과정동안 환자와 보호자, 그리고 관련부서, 병동, 의료기관과 정확하고 효율적인 의사소통과 조정을 수행해야 한다. 또한 퇴원환자의 상태 사정을 포함하여 퇴원 및 이송에 필요한 모든 준비사항 확인 및 만약 퇴원 전 고려되는 사항이 있을 경우는 의사, 관련부서, 병동, 그리고 의료기관으로의 보고의 책임을 가진다.

의료기관은 환자가 입원기간 동안 적절한 치료·간호를 제공받고 가정 혹은 타 의료기관으로 전원하는 등의 퇴원과정이 안전하고 체계적으로 수행되고 환자의 회복과 관련하여 필요한 교육과 정보가 제공되는지의 여부를 주기적으로 평가해야 한다.

① 퇴원 시 Care의 정의

퇴원 시 care란 환자의 입원기간을 줄이고 계획된 퇴원일정에 맞추어 환자가 원하는 의료기관이나 집으로 복귀과정이 원활하고 안전하게 진행되도록 돕는 것이다. 퇴원간호에는 일반적으로 퇴원계획, 퇴원처방받기, 퇴원교육 및 정보 제공, 관련 부서 및 기관과의 효율적인 의사소통과 협력, 퇴원 시 환자 상태 사정, 환자의 안전한 이송 및 퇴원절차, 퇴원기록 완료, 그리고 입원 전 과정에 대한 환자만족도 평가를 포함한다.

② 퇴원 시 Care의 일반적 원칙

- 퇴원 계획은 입원 시점부터 시작한다.

- 환자와 보호자의 요구와 기대하는 요소들을 퇴원계획과정에 포함한다.

- 환자와 보호자가 퇴원의 전 과정을 통하여 모든 측면에서 적극적으로 참여하도록 한다.

- 환자 퇴원, 전동, 전원과정이 원활하고 효과적이며 안전하게 이루어지기 위해 의료진 간, 병동 간, 병원 간 정확하고 적절한 의사소통과 정보공유가 이루어지도록 한다.

- 퇴원 시 만약 환자가 입원 전 상태로 완전히 회복되지 않아 일상생활형태의 변화가 필요한 경우는 결정을 내리기 전 충분한 사정을 수행하도록 하고 이러한 과정에는 환자와 보호자 뿐 아니라 관련부서의 협력적인 접근이 필요하다.

- 퇴원과정에 참여하는 의료진에게 이러한 원칙에 대한 교육을 제공한다.

- 환자와 보호자의 퇴원경험을 조사 분석하여 퇴원 간호의 질 향상을 위해 노력해야 한다.

③ 퇴원시 Care의 목적

- 환자와 보호자의 심리적 간호요구를 이해하고 이러한 요구를 충족시킴으로써 퇴원으로 인한 환자와 보호자의 불안이나 공포심을 완화시켜 확신과 희망을 갖고 퇴원할 수 있도록 돕니다.

- 퇴원기록지<서식11>를 포함하여 퇴원 시 주의사항 및 환자의 회복과 건강상태의 최적화를 위해 필요한 정보를 제공함으로써 환자가 퇴원 후 일상생활 및 사회에 재적응 할 수 있도록 도와준다.

- 환자와 보호자에게 퇴원목적에 따른 진행과정을 설명하여 환자와 보호자의 알 권리를 보장하고 적극적인 참여를 유도한다.

- 모든 관련부서, 병동 그리고 의료기관간의 정확하고 효율적인 의사소통을 유지함으로써 안전한 퇴원진행 및 지속적인 간호 제공이 보장되도록 지원한다.

- 퇴원환자의 개별적 요구를 파악하고 이러한 요구가 해결되지 위한 지역사회 구축을 위한 지속적 간호 연계를 도와준다.

④ 퇴원시 Care

❶ 퇴원계획

퇴원계획은 적절한 시기에 환자의 퇴원 후 요구를 예상하여 지속적인 치료가 가능하도록 적절한 지역사회 자원을 조정함으로써 환자의 치료 결과를 더욱 증진시키는 과정이다. 효과적인 퇴원계획은 입원기간을 단축시키고 입원비용을 감소시키며, 재입원의 필요성을 감소시킬 뿐 아니라 가정으로의 복귀나 다음 단계의 시설로의 이동을 편하게 느낄 수 있도록 한다. 특히 외국인환자의 경우 퇴원 후 한국에서의 추후관리가 어려우므로 의료기관은 퇴원계획을 입원 시부터 수립하여 퇴원과정이 원활히 진행될 수 있도록 노력한다. 입원 시의 건강력과 입원 후 치료경과에 따라 의료진, 영양사, 사회복지사, 가정간호사 등 다학제적 팀을 구성하여 퇴원계획을 수립하는 것이 바람직하다. 입원기간동안 환자의 퇴원계획과 관련된 내용을 주기적으로 교육하고 기록한다. 퇴원계획 수립 시 아래와 같은 환자는 특히 유의한다.

- 75세 이상
- 복합적, 만성적, 말기 건강문제
- 자가 간호 수행 능력 저하
- 독립적 생활과 관련된 안전문제나 보호자가 느끼게 되는 부담
- 복잡한 약물, 식이관리, 또는 복잡한 의료장비를 포함하는 치료 방법
- 응급실에서 여러 차례 치료를 받는 경우

❷ 퇴원 시 간호

✔ 퇴원환자와 보호자에게 퇴원 전 개별적 퇴원교육 및 관련 정보를 제공한다. 환자의 개별적인 퇴원요구를 파악하고 환자의 이해를 최대화할 수 있는 적합한 퇴원교육 자료를 이용하여 환자에게 퇴원교육을 실시한다. 예를 들면 퇴원교육 내용으로는 자가 투약법, 드레싱 교환법, 배액관리 등이 포함되며 교육 자료로는 서면, 구두, 영상, 직접시범 등을 활용할 수 있다.

✔ 퇴원을 담당한 간호사와 국제진료 코디네이터는 퇴원 전 과정동안 환자와 보호자와

효과적인 의사소통과 조정을 수행한다.

✓ 퇴원과정에서 퇴원약과 관련된 정보(복용방법, 주의사항, 부작용, 약물 간 약물과 음식 간 상호 작용 등), 추후 관리 안내(본국에 귀국 후 외래방문일시, 담당 의사, 연락처 등), 퇴원 후 지속 간호 정보(가정간호, 재활간호 등), 의사에게 보고해야할 증상과 징후, 응급상황 시 대처방법, 식이, 운동, 일상생활활동(운전, 목욕 등)에 대하여 확인하고 환자와 보호자에게 교육과 정보를 제공한다.

✓ 퇴원 후 환자나 보호자가 입원관련 의문사항이 있을 경우 연락할 수 있는 담당자와 연락처 정보를 제공한다.

✓ 퇴원을 담당한 간호사는 퇴원 전 환자의 활력징후, 심전도, 산소포화도 등 전반적인 신체적 상태를 확인한다. 심전도의 변화, 불안전한 활력징후 호흡곤란 등 의학적으로 고려되는 점을 발견하였을 때에는 반드시 의사에게 보고하고 퇴원절차 진행여부를 확인한다.

✓ 퇴원 시 만약 환자가 드레싱, 배액관 등을 유지하고 있으면 상태를 확인한다.

✓ 장시간 여행 가능여부 및 퇴원에 필요한 모든 사항(이송 수단, 필요 시 의료장비나 의료 인력 등)이 준비되었는지를 확인한다.

⊘ 퇴원 준비

- 일반적으로 환자의 퇴원준비는 지속적인 치료와 일반적인 생활방법, 즉 치료나 수술 혹은 신체적인 상태에 따른 생활방법에 대한 교육을 포함한다.

- 환자가 집에서 복용할 약을 알고 있으며 자가 간호 시 필요한 기구가 가정에 준비되어 있고 정확히 간호를 수행하는지 여부를 확인한다.

- 본국에 귀국 후 추후관리를 담당할 의사와 연락이 되고 외래진료예약 유무를 확인한다.

- 퇴원기록지<서식11>를 이용하여 퇴원약 복용법, 식이, 활동범위, 자가 간호, 추후 검진 등에 대해 퇴원교육을 시행하고 퇴원기록지에 포함된 내용을 환자와 보호자가 정확하게 이해하였는지 확인하여 환자 또는 보호자에게 확인 서명을 받는다.

- 환자퇴원기록지가 의사에 의해 완성되면 복사본은 환자나 보호자에게 제공하고 원본은 환자 의무기록에 보관한다.

- 사용 중인 병원물품의 반납 여부를 확인한다.

- 입원기간 동안 행해진 모든 처치, 검사 투약 및 그에 소요되는 진료재료, 소모품 등의 전반적인 수가관리를 확인한다.

⊘ 퇴원절차

- 퇴원관련부서에 통보하여 퇴원을 위한 행정절차가 원활히 진행되도록 한다.
- 환자와 보호자에게 퇴원일과 퇴실예정시간(원하는 시간 조정)을 알리고 퇴원가능여부를 확인 후 퇴원수속 절차를 안내한다.
- 환자와 보호자에게 퇴원금액을 알려주고 수납하도록 안내한다.
- 퇴원약 처방을 확인한다. 환자가 본국으로 돌아갔을 시 구입이 가능한 약인지 여부를 확인한다.
- 퇴원약 처방을 확인하고 퇴원 수속 완료여부를 확인한다.
- 퇴원약의 약제별 효능 및 복용법과 복용 시 주의사항, 퇴원 후 주의사항, 외래진료 예약에 대하여 설명한다. 정확한 통역을 통하여 퇴원약에 대한 교육을 제공하고 처방전과 투약법을 해당 국가의 언어로 별도로 작성하여 문서로 알려주어 투약과 관련된 오류발생을 예방한다.
- 약국에서 받은 퇴원약을 확인하고 퇴원수속 완료 여부를 확인한다.
- 퇴원약의 약제별 효능 및 복용법과 복용 시 주의사항, 퇴원 후 주의사항, 외래진료 예약에 대해 설명한다. 정확한 통역을 통하여 퇴원약에 대한 교육을 제공하고 처방전과 투약법을 해당 국가의 언어로 별도로 작성하여 문서로 알려주어 투약과 관련된 오류발생을 예방하도록 한다.
- 퇴원에 필요한 절차가 마무리되면, 간호사는 환자의 소지품을 챙기는 것을 돕고 교통수단을 확인한 후 퇴원을 돕는다.
  - » **소지품 확인** : 주사바늘 및 환자 팔찌를 제거하고, 병원에 두고 가는 개인소지품이 없도록 소지품 정리를 돕는다.
  - » **환자 요청 서류 확인** : 환자가 요청한 경우, 퇴원 시 가져갈 서류(예: 진단서, 의무기록 사본, 영상자료 등)를 준비하여 제공한다.
  - » **이송수단 확인** : 간호사는 퇴원 시 이동방법(앰뷸런스, 택시, 리무진 등), 이송수단, 퇴원 후 목적지 등을 파악한다.
- 퇴원기록에 퇴원시간, 퇴원 시 환자 상태, 퇴원방법, 보호자 동행여부 등을 기록한 후 미비된 환자의무기록을 확인·정리하여 24시간 이내에 의무기록실로 반납한다.

❸ 배웅서비스

새로 들어오는 환자보다 배웅하는 환자에게 더 관심을 쏟는 것이 환자의 만족도와 구전효과에 좋다는 것을 인식하고 그동안 과정을 담당했던 의료진 또는 코디네이터가 배웅하도록 한다. 거동이 불편해서 휠체어를 타야 하거나 앰뷸런스를 타야 하는 경우면 퇴원 전 미리 준비해 두도록 한다. 안부메일이나 소식지 발송 등으로 꾸준히 관리하여 재방문 유도 및 구전의 축으로 활용한다. 병원 내에서 발생하는 모든 사고는 병원의 책임이므로 병원 직원에 의해 환자를 병원 정문까지 배웅하고 다음 목적지 이송 차량에 탑승까지 지켜보도 록 한다.

⑤ 병원비용 청구

의료기관은 환자의 입원기간동안 주기적으로 병원비용을 목록화한 청구서 〈서식 12〉를 환자와 보호자에게 제공한다. 먼저 환자의 보험에 청구될 병원비용에 대한 청구서를 제공 하고 만약 보험으로 적용되지 않는 비용에 대한 청구서를 제공한다. 이 비용은 환자가 병 원에 지불해야할 금액을 말하며 환자와 보호자에게 이에 대한 충분한 설명을 하도록 한다.

환자가 보험이 없거나 보험적용이 안되는 경우 환자 본인이 부담하는 것으로 간주한다. 병원에 지불해야 할 비용은 의료기관의 규정에 따라 정해진 기간 내에 지불해야 하고 이를 지불하지 않을 경우 의료기관은 법적대응을 할 권리를 가진다. 단 이에 관련된 내용을 환 자와 보호자에게 충분히 설명하고 관련 양식에 서명을 받도록 한다.

미국의 경우 모든 정규 수술은 예치금을 환자에게 요구할 수 있으며 국내 의료기관에서 는 외국인 환자의 경우 사전 예치금을 받는 경우도 있다. 이러한 경우 사전예치금에 대하 여 환자와 보호자에게 충분한 설명을 하여 이로 인한 오해가 발생하지 않도록 한다.

퇴원 전 원무직원팀, 담당간호사 또는 코디네이터는 환자의 입원종료시점에서 발생한 진료비계산서 내용에 대해 환자와 보호자에게 설명한다. 국내 의료비용 체계에 대한 설명 과 최초의 예상금액보다 초과되는 경우가 많이 발생하므로 진료비 내역에 대해 원무과에 서 사전 확인 후, 고객이 경험한 진료이며 정확하게 비용이 산정되었음을 충분히 설명해야 한다. 태국, 싱가포르 등의 병원이나 국내 동일급 병원과 비교하여 합리적으로 책정되었음 을 알려주는 것도 효과적이다.

예상보다 초과된 금액에 대해 고객이 불평을 하는 경우가 발생할 수 있으므로 즉각 정산 을 하여 세부항목별 진료비를 공지하고 중간 수납을 하도록 한다. 입원 시 risk check list 를 작성하여 최초 상담시나 추정된 진료비 제공 시 환자/보호자가 참여하도록 한다. 항목 별 일자별 세부영수증을 발행하면 환자/보호자가 이해하는데 도움이 된다. 또한 환자가 요청하는 일자별 세부영수증을 발행하면 환자/보호자가 이해하는데 도움이 된다. 또한 환자가 요청하는 경우 환자가 가입한 현지 보험청구 가능하도록 서류를 준비해 주도록 한다.

현지에서의 지속적인 치료와 진료를 위해 국가별 진단서와 소견서를 제공하는 행정적인 지원과 함께 고객이 가입한 보험의 진료비 청구가 가능하도록 관련 서류를 준비한다. 소견서에는 환자의 현지의사가 계속적인 진료를 진행할 수 있도록 장기간의 추후관리계획을 세우도록 하고, 의문 사항이 있을 때 주치의와 연락할 수 있도록 연락처도 반드시 제공하도록 한다. 만약 환자가 퇴원 후 항공기에 의료기구나 약품 등을 소지해야 하는 경우라면 항공사나 세관 제출용 소견서를 별도로 작성하도록 한다. 이때 모든 의료기록 파일 또는 CD 자료 서비스를 제공해 주도록 한다.

⑥ 퇴원 시 기타 주의 사항

❶ 자의퇴원

자의퇴원은 의사나 의료인의 지시에 따르지 않고 환자나 보호자 본인의 의사로 퇴원을 하는 경우를 말한다. 자의퇴원이 발생한 경우 담당의사는 환자와 보호자에게 의사지시에 따르지 않은 퇴원으로 인해 발생할 수 있는 위험성과 이와 관련된 책임 그리고 자의퇴원서약서 양식〈서식 13〉에 대해 설명하고 "자의퇴원서약서 또는 지시에 따르지 않는 퇴원 (Against Medical Advise)" 서식에 환자 또는 법적대리인의 서명을 받도록 한다.

이 양식에 환자가 의료진의 권고를 따르지 않고 환자본인의 의사결정에 의해 퇴원을 하므로 의료기관은 이후 발생하는 문제에 책임을 지지 않음을 명시해야 한다. 의사와 간호사는 그 경위를 환자의무기록지에 기록하고 환자가 서명을 거절하고 퇴원한 경우에는 의무기록에 서명을 거절하였다고 그 상황을 기록하여 남긴다.

❷ 사망환자 관리

✓ 일본

- 사망진단서를 담당 의사가 작성한다.
- 사망한 환자의 유족, 보호자가 환자를 한국에서 화장할 것인지 방부제 처리를 해서 일본에 모실 것인지를 결정한다.
- **화장할 경우**

- » 일본대사관에 환자의 유족 1분을 모시고 화장동의서 발급신청서를 작성하고 화장동의서를 받는다. 이때 필요한 서류로는 사망진단서, 사망한 환자의 여권, 유족 본인 여권이 필요하다.
- » 원무팀장 또는 담당자는 장례식업자에게 연락을 취한다.
- » 화장 날짜를 정한다. 화장의 경우에는 환자 사망 후 최소한 24시간이 지나야 한다.
- » 유골함을 일본에 가져갈 때 공항에서 신청을 하지 않아도 된다.
- **방부제 처리를 할 경우**
  - » 국제장의사에게 연락한다(국제장의사가 필요한 서류, 검사, 공항수송 처리).
  - » 일본 대사관으로부터 방부증명서를 발급받는다.
  - » 환자 사망 후 24시간이 지난 뒤에 서울적십자병원에 옮겨서 유체를 검사한다. 기간은 1-2일 정도 소요된다.
  - » 사망환자를 공항까지 수송한다.

✓ 러시아

- 러시아 대사관에 환자 사망신고를 한다.

- 사망진단서를 진료과장이 작성하고 번역공증을 받는다.

- 외교통상부에서 아포스티유를 발급받아 러시아 대사관에 제출한다.

- 사망한 환자의 유족, 보호자가 환자를 한국에서 화장할 것인지 방부제 처리해서 러시아에 모실 것인지를 결정한다.

- 러시아 대사관에 환자의 유족 1분을 모시고 화장동의서 또는 방부증명서 발급신청서를 작성한다. 이때 필요한 서류로는 사망진단서, 사망한 환자의 여권, 유족 본인 여권이 필요하다.

- 최종 러시아 영사의 심사 후 감염여부확인서와 시신확인서 서류를 발급한다.

- 사망환자를 공항까지 수송한다.

❋ **참조**
다른 나라 의 경우에도 병원과 대사관, 화장시설 또는 국제방부처리(국제장의사)업체를 통해 위 국가와 비슷한 절차를 밟아 처리한다.

(6) 외국인환자를 위한 고려사항

① 외국인 환자를 위한 기본서비스

❶ 공항송영서비스 및 이송서비스(Airport pick-up/transportation)

의료기관은 외국인환자와 보호자의 안전한 이송을 보장하고 편의를 증가시키기 위하여 공항송영서비스 및 이송서비스를 제공할 수 있다. 만약 이러한 서비스 제공이 불가한 경우는 위탁업체를 선정하여 사전에 환자와 보호자에게 위탁업체에 대한 정보를 제공하여 사용시 불편함을 최소화 하도록 한다.

❷ 보호자를 위한 한국의 숙박시설 안내

국제진료센터 또는 외국인환자지원센터에서는 환자의 보호자를 위한 그들의 예산에 맞는 한국의 숙박시설 및 여행정보를 제공한다.

❸ 직접입원(Direct admission arrangement)

외국인환자의 입원대기 시간을 최소화하기 위해 직접입원 서비스를 제공한다. 직접입원은 환자가 응급실이나 외래를 거치지 않고 병동에 직접 입원하는 것으로 입원수속과정도 환자가 병실에 도착 후 환자보호자, 국제진료 코디네이터 또는 입원업무부서 직원 방문을 통하여 진행한다.

❹ 예약서비스

외국인환자의 진료예약은 환자가 한국에 도착하기 전에 완료하여 환자가 의료기관 방문시 진료지연의 불편함이 없이 진료계획대로 신속히 진행될 수 있도록 예약서비스를 제공한다. 또한 예약된 진료정보와 과정은 사전에 환자와 보호자에게 제공한다.

❺ 문화적 차이를 고려한 식단

외국인환자의 문화적 종교적 차이를 반영한 식단을 개발하여 제공한다.

❻ 통역서비스

외국인환자가 국내 의료기관 이용 시 가장 불편함을 느끼는 요소 중 대표적인 것은 의료진과의 원활하지 않은 의사소통이다. 의료기관은 언어권 별 국제진료 코디네이터나 자격을 갖춘 통역사를 준비하고 외국인환자 입원 시 외국인환자의 사용언어에 적합한 코디네이터나 통역사를 배정하여 입원 전 과정 동안 환자가 의사소통의 불편함을 최소화 하도록 노력한다.

❼ 보험회사 및 보험적용 범위 확인 서비스

의료기관은 외국인환자 입원 시 보험회사와 연락을 취하여 외국인환자가 가지고 있는 보험적용 범위를 확인하고 보험적용이 되지 않는 진료 행위, 약물, 시술 등에 대하여 설명한다.

❽ 다양한 진료비용 지불 방식 활용(Multiple payment options)

외국인환자의 진료비용 수납의 편의성을 위하여 신용카드, 현금 등 다양한 지불 방식을 활용한다. 만약 현금으로 지불할 경우 한화이외에 미국 달러나 일반적으로 흔히 사용하는 국제통용화폐를 사용할 수 있도록 한다.

❾ 한국의 관광지 소개 및 여행 관련 서비스

의료기관은 한국의 관광지를 소개하는 브로슈어나 안내 책자를 구비하여 환자와 보호자가 한국 체류기간동안 한국 여행 시 도움이 될 수 있도록 한다. 또한 외국인환자와 보호자에게 좋은 여행서비스를 제공할 수 있는 우수한 여행업체와 협약하여 환자나 보호자가 요청 시 여행예약 및 arrangement를 원활히 하도록 돕는다.

② 문화적 고려(Cultural Consideration/sensitivity)

외국인환자 간호 시 문화적 차이에 대한 이해와 민감한 대응은 기본적인 필수사항이다. 의사나 병원직원이 환자를 처음 대면 시 그들의 언어로 환영할 경우 환자들은 평안함이 더욱 증가될 수 있고 의료진이 환자의 언어, 문화, 신념 등을 공유할 때 치료적 상호관계가 증진된다. 만약 외국인환자의 해당국가의 문화적 특성이나 종교가 익숙하지 않을 경우 환자와 보호자를 통해 이에 대한 정보를 수집하고 의료진간의 정보를 교환하여 환자의 문화와 종교를 존중하며 이를 환자진료와 간호에 반영하고 있음을 보여준다. 또한, 외국인 환자는 한국의 문화와 의료 환경에 대해 익숙하지 않으므로 입원 시 환자와 보호자에게 한국 문화에 대한 이해를 돕기 위하여 정보를 제공하고 이에 대해 양해를 구하도록 한다.

❶ 문화적 차이를 극복하기 위한 요인

✔ 환자/보호자와 적극적인 의사소통을 유지한다.

- 환자의 문화에 대한 이해를 향상시키기 위해 좀 더 많은 시간을 환자와 보호자에게 제공한다.

- 통역이 필요할 때에는 환자의 가족·지인이 아닌 전문 통역사를 활용한다.

- 환자의 문화적 윤리적 배경 및 건강에 관한 신념에 대해 추측하지 않는다.

- 환자의 문화와 친숙하지 않으면 가능한 환자나 가족에게 질문을 하고, 이러한 정보는 다른 의료진과 공유한다. 예를 들면 입원기간동안 의료진이 고려해야 할 사항, 금기 음식, 종교적 의식이나 따라야할 관습 등이 있다.

✔ 환자의 문화적 배경을 충분하게 이해한다.

- 가능한 환자이 문화적 배경과 신념을 이해하도록 노력한다. 환자의 국적이나 주 사용언어가 환자의 문화적 또는 인종적 배경과 항상 일치하지 않는다는 것을 인지하고 환자의 문화적 배경에 대한 정보가 정확한 것인지를 확인한다. 또한 환자의 의복, 피부 색깔 등으로 환자의 국적이나 문화적 신념을 추측해서는 안 된다.

- 환자와 보호자의 질병에 대한 이해, 의료진의 설명에 대한 그들의 이해정도, 그들이 추측하는 질병의 원인, 그리고 어떻게 이러한 문제를 해결 할 것인지에 대한 그들의 의견을 확인한다.

- 만약, 외국인환자의 문화적 배경에 대한 사전 지식이 없거나 친숙하지 않다면 환자와 같은 문화권에서 생활한 경험이 있는 의료인이나 병원직원을 활용한다. 의료기관은 충분한 한국 외타 국가의 문화적 경험을 가진 의료진이나 병원 직원을 조사하여 목록화하여 필요 시 모든 직원이 문화적 정보제공자로써 활용할 수 있도록 한다.

✔ 문화적 차이로 인하여 발생할 수 있는 갈등 상황이나 문제점을 확인한다.

- 환자와 보호자에게 환자의 건강, 치료관련 모든 정보를 제공하여 그들의 건강관련 결정에 적극적으로 참여하도록 격려한다.

- 환자의 치료의사결정에 있어 환자는 누구를 고려하는지 확인한다. 어떤 환자는 본인 스스로 결정하기 보다는 다른 사람에 의해 결정이 되기를 원할 수도 있다.

- 환자와 적절한 의사소통을 유지하여 환자의 보호자를 환자와 의료진 사이에 곤란한 상황을 유발하지 않도록 하는 것이 중요하다. 예를 들면, 어떤 보호자의 경우는 환자의 건강상태를 보호자가 전달하는 것 보다는 의료진이 환자에게 직접 말하는 것을 선호한다.

- 만약, 환자의 문화적, 종교적 배경에 따라 일반적인 한국의료에서 금기가 되는 결정을 요구하면 먼저 환자와 보호자의 말에 경청하고 왜 한국의료기관에서는 환자나 보호자가 요청하는 것을 따를 수 없는지에 대해 자세하고 충분한 설명을 제공한다.

- 환자나 보호자에게 환자가 직면한 가장 기본적으로 고려되는 윤리적 문제가 무엇인지를 확인하고 만약 문제가 있다면 이러한 문제를 자세히 조사한다.

✔ *윤리적 딜레마에 대하여 타협점에 도달하거나 문제가 만족할 정도로 해결될 때까지 논의하도록 한다.*

- 환자와 보호자에게 자신이 가지고 있는 것과는 다른 그들의 문화적 종교적 배경과 신념을 존중한다는 것을 보여준다.
- 가능한 환자의 치료와 간호과정에 환자의 문화적 종교적 배경과 신념을 반영하도록 한다.

③ 국가별 문화 및 종교에 대한 이해

❶ 국가별 문화적 차이

국가	Eye contact	Touching	기타
미국	• 긍정적이며 신뢰감 형성에 도움이 된다.	• 치료적 목적으로 받아들인다.	• 침묵은 부정적인 의사표현이며 신뢰감 부족을 의미하기도 한다.
아랍 국가	• 여자 환자의 경우 남자 의료진은 눈 맞춤에 주의한다.	• 동성 간의 접촉은 불가하다.	• 의사결정은 주로 남성이 한다. • 돼지고기를 먹지 않으며 아플 때는 찬음료를 권하지 않는다.
아시아 국가	• 직접적인 눈 맞춤이나 손으로 하는 동작은 피하는 것이 좋다.	• 친숙하지 않은 이성간의 접촉을 꺼린다.	• 아내는 남편 또는 가족을 결정권자로 받아드린다. • 연장자에 대한 존칭을 사용한다.
일본			• 다른 나라에서 수술 할 경우 수혈에 대한 두려움이 많다. • 아내에 대한 남편의 결정권이 강하다.
몽골			• 수술하면 좋은 날과 안 좋은날이 분명하므로, 안 좋은날에 수술날짜를 정하지 않는다.
러시아	• 직접적인 눈 맞춤이 가능하고 고개 끄덕임은 동의를 의미한다.	• 긍정적으로 받아드린다.	• 얼음이 들어간 음료를 권하지 않는다.

▣ 표 8 국가별 문화적 차이 ⓒ 서울대학교병원(2010). 외국인 응대 매뉴얼

❷ 종교별 차이

구분	불교	기독교	로마 가톨릭	힌두교	이슬람교	유대교
식이	육고기 금지	금연, 금주	허용	채식	금주 돼지고기 금지	돼지고기 금지 조개 금지
안락사	긍정적		부정적	부정적	금지	금지
치료신념	영적 치료 부정적	모든 치료 허용	종교적 신념	영적 치료	영적 치료 부정적	병원 치료
치료임상	제한없음	제한 없음	임신 중절 제한	영적 치료	약용 식물 부분 이용	회복을 위한 기도
장기기증	긍정적	개인적 문제	긍정적	허용	허용	복잡, 다소 허용
부검	개인적인 문제	개인적 문제	허용	허용	의료, 합법적 목적만 허용	허용

☐ 표 9 종교별 차이 ⓒ 서울대학교병원(2010). 외국인 응대 매뉴얼

④ 국가별 관습과 특성

타 문화의 환자를 대할 때 다음의 항목에 대한 충분한 이해에 준하여 서비스를 제공한다.

- 국적과 거주지 특성
- 언어, 대화방식
- 가족의 역할
- 직장 이슈
- 피부색, 질병 특성, 약에 대한 반응차이
- 음주, 흡연
- 음식 관련 관습, 식사 습관
- 임신과 육아
- 죽음의 의미, 장례절차 및 관습
- 종교, 삶의 의미 등
- 의료서비스의 이용, 민간요법, 건강, 믿음 등

❶ 러시아

✔ **인사방법** : 공식적인 자리에서 만나고 헤어질 때 손을 꽉 잡는 식의 악수를 한다.

✔ **호칭** : 지위나 신분을 의식하는 편이므로 직위나 직책 등의 타이틀로 불리는 것을 선호한다.

✔ **식사예법** : 중식을 가장 주요식으로 생각하고 석식은 늦은 저녁에 가볍게 먹는 편이다.

✔ **공식 언어** : 공식 언어는 러시아어이며, 영어 사용이 가능한 자가 많다. 나이 든 유태인 이민자는 이디시어를 사용한다.

✔ 자국의 예술, 문화, 건축 등을 자랑스러워하며 그것에 대해 이야기하는 것을 좋아한다. 알코올 중독과 같은 러시아 사회적 쟁점 혹은 정치적, 역사적인 문제(사회주의)에 관한 토론은 피하는 것이 좋다.

✔ 시간 엄수를 중요시 생각하고 주머니에 손을 넣고 서 있거나 팔짱을 끼는 것을 좋게 생각하지 않는다.

✔ **대화법 및 신체적 접촉**
- 대화 시 가벼운 신체접촉은 많지만 손짓, 몸짓이나 얼굴 표정 등을 사용하지 않는다.
- 가족 친구, 동성 간의 대화에서는 눈을 맞추는 것이 일반적이지만 공식적인 자리에서 대화시 눈을 맞추지 않으며 질문을 이끌어 나갈 때는 눈을 맞추는 것이 관례이다.
- 환자와 면담 시 몸을 구부리고 있지 않도록 하고 거리를 두도록 한다.

✔ **이름**
- 가족의 성을 먼저 쓰고, 그 다음에 이름을 쓴다.
- 결혼 후에도 남편의 성을 사용하지 않는다.

---

❷ 중국

✔ **인사방법**
- 목례나 허리를 살짝 굽혀서 인사한다.
- 서구식의 악수의 경우 상대 중국인이 먼저 팔을 내밀 때까지는 기다리는 것이 좋다.
- 공식적인 비즈니스나 높은 위치의 사람과 인사할 때는 되도록 몸을 움직이지 않는다.

✔ **호칭** : 가까운 친구일 경우에만 이름을 사용하며 일반적으로는 성을 사용한다.

✔ **식사예법** : 식사 시에는 중요 비즈니스를 논하지 않는다.

✔ **공식 언어** : 만다린(70%), 문어는 전국적으로 동일하다.

✓ 성, 정부, 정치와 같은 주제는 농담이나 토론의 주제로 피한다.

✓ **대화법**

- 교육을 제공할 시, 첫째, 둘째, 셋째와 같은 구체적인 순서대로 제시하고 복잡한 문장을 사용하지 않는다.

- 낯선 사람에게는 감정을 표현하지 않는 성향이 있지만 가족이나 친구사이에는 개방적이고 표현을 잘한다. 신뢰관계가 성형되면 허물없이 정보를 공유한다.

- 일대일 대화나 시선을 마주치는 것을 불편하게 생각한다. 정면으로 앉는 것보다는 옆자리에 앉는 것을 좋아한다.

✓ **대화법 및 신체적 접촉**

- 인간관계는 대부분 형식적인 거리를 유지하고 가까운 사이가 아닐 경우 적절한 공간을 두고 얘기를 하는 것이 좋다.

- 가벼운 신체적 접촉, 어깨나 등을 두드리는 행동을 피한다.

✓ **이름**

- 가족의 성을 먼저 쓰고, 그 다음에 이름을 쓴다.
- 결혼 후에도 남편의 성을 사용하지 않는다.

---

❸ 일본

✓ **인사방법**

- 인사를 할 때는 상대방이 악수를 건네는지 허리 굽힌 인사를 하는지 재빨리 알아차린 후 따라하는 것이 좋다.

- 처음 만났거나 그 날 처음 인사하는 경우에는 머리를 숙여서 인사한다. 얼마나 오랫동안 깊이 허리 숙여 인사하느냐는 얼마만큼의 존중과 존경을 표현하고자 하는 것과 동일하다.

- 악수를 하자는 서양인들의 제안에는 상냥하게 응답한다.

✓ **호칭**

- Mr, Mrs, Miss와 같은 타이틀을 사용하되 성 뒤에는 일본의 접미사는 'san'을 붙여 주는 것이 좋다. 형식적인 자리에서 이름을 호칭으로 사용하지 않는다.

✓ **일본 음식이나 건축 유산에 대해 이야기하는 것을 좋아하며, 일본에 관한 질문을 즐긴다. 또한 외국문화, 여행 등에도 관심이 많다.**

✔ **식사예법**

- 밥그릇을 들고 식사를 하며 주로 젓가락을 사용하여 음식을 먹는다.

- 식사가 끝났을 때에는 젓가락은 받침대 위에 올린다. 식기에 올려두거나 밥그릇에 세워두지 않는다.

✔ **선물을 주고 받을 때 그 자리에서 바로 선물을 풀어보는 것은 예의가 아니라고 생각한다.**

✔ **프라이버시 존중과 얼굴과 체면을 유지하는 것을 중요시 한다.**

✔ **대화법 및 신체적 접촉**

- 개방형 의사소통은 사람이 생각하는 것을 알기 어렵기 때문에 장려하지 않는다.

- 특히 '아니오'라고 말하는 것을 매우 무례하다고 생각한다.

- 신체언어(Body language)를 잘 사용하지 않기 때문에 서양인들은 분노나 실망감을 알아차리기 어려울 수 있다.

- 당황하거나 괴로울 때 미소나 웃음으로 가장한다.

- 집단의 일원들 사이에서는 접촉을 하지만 가깝지 않은 사이에서는 하지 않는다.

- 다른 사람이 있는 데에서 친밀한 행동을 하는 것은 금기시 된다.

✔ **이름**

- 가족의 성을 먼저 쓰고, 그 다음에 이름을 쓴다.
- 여자는 결혼 후 남편의 성을 따른다.

---

❹ **미국**

✔ **인사방법**

- 공식적인 자리에서는 악수를 하거나 미소를 짓는다.
- 얼굴에 가벼운 키스나 포옹을 하는 경우도 많다.

✔ **호칭** : 일반적으로 이름을 호칭으로 많이 사용하거나 환자와 의료진 간의 관계에서는 Mr, Miss, Mrs를 붙여 성을 부르도록 한다.

✔ **시간 엄수와 개인의 프라이버시를 매우 중요하게 생각한다. 환자 병실에 들어갈 때 반드시 노크를 한다.**

✔ **대화법**

- 대화 시 상대방과 적절한 거리(3feet)를 유지하는 것을 선호한다.

- 대화 시 눈을 맞추도록 하고 고개를 끄덕인다던가 맞장구를 해주는 등 경청을 하고 있다는 신호를 보내는 것을 좋아한다.

- 적극적인 표현을 좋아한다.

✓ 신체적 접촉

- 동성끼리는 신체접촉을 하지 않는다.
- 의료진이 환자 신체를 접촉할 때 목적과 어느 부위를 접촉할 것인지를 사전에 설명한다.

✓ 이름

- 이름을 먼저 쓰고 그 다음에 가족의 성을 쓴다.
- 여자는 결혼 후 남편의 성을 따른다.

---

❺ 아랍국가

✓ 인사방법

- 공식적인 자리에서는 가볍게 악수를 한다.

- 이슬람교 남자들은 여자와 악수를 하지 않는다.

- 남자들 사이에서 인사할 때 가벼운 키스나 포옹을 하는 경우도 많다. 그러나 외국인에게서 기대되는 행동은 아니다.

✓ 호칭 : 성에 Mr. Mrs, Miss를 붙여서 부른다.

✓ 공식언어 : 아랍어

✓ 프라이버시를 중요히 여기며 자신의 이야기를 하는 것을 꺼린다.

✓ 사업상이나 회의를 제외하고는 시간 약속을 지키는 것을 중요하게 여기지 않는다.

✓ 어떤 사람을 평가할 때 좋은 매너를 가지고 있는지가 중요하다.

✓ 대화법 및 신체적 접촉

- 친분이 있는 경우는 가까운 거리에 서 있고 서로 시선을 맞추며 손이나 어깨를 만진다.

- 대화 시 바짝 붙어서 얘기하거나 어깨에 손을 올리기도 하고 걸을 때에는 남자끼리 손을 잡기도 한다.

- 일반적인 인사말은 'salahm alakum'이고 대답은 'alakum salahm'이다. 감사의 표시는 'shukran'이다.

(7) 외국인환자 만족도 향상을 위한 서비스

① 환자만족도 향상을 위한 고려사항

- 의료기관은 고객이탈감지에 대한 적절한 교육을 직원들에게 제공한다.

- 환자나 의료진을 응대하는 모든 부서의 사람들은 고객이탈에 대해 훈련되어 있어야 하며 잠재적으로 이탈 가능한 고객에 대해서도 신속히 대응, 구제할 수 있어야 한다. 이탈의 요인들과 행동을 알아내고, 불안해하는 환자를 안심시키는 의사소통 방법을 연구하며, 불만족해하는 환자의 상황을 신속히 해결해주는 절차와 같은 교육이 필요하다.

- 환자만족을 위한 의사소통 활동을 재확인한다.

- 환자만족을 향상시키기 위해서는 내부조직의 상부부터 하부까지 그리고 더 많은 채널을 통한 환자와의 적극적인 의사소통 활동이 필요하다. 예를 들면, 환자나 보호자의 의료기관 이용 경험에 관한 의견(컴플레인, 코멘트 등)을 수집한다. 접근성이 쉬운 간편한 카드를 만들어서 불만, 칭찬 등 구별 없이 조직에 대한 현재의 개선점과 좋은 점에 대한 정보를 쉽게 모을 수 있다. 또한 신뢰 깊은 병원장의 고객만족 서약문의 경우도 좋은 예가 된다. 그 외에도 테이블 텐트, 신문에 고객만족 사례투고, 환자를 위한 핫라인 전화서비스 등을 예로 들 수 있다.

- 의료기관의 환자만족 자료를 모으기 위한 체계 및 운영방법을 검토한다.

- 공식/비공식적으로 고객의 피드백을 모으기 위해서는 단순히 우편설문 조사에 의존하기 보다는 가능한 한 많은 방법을 동원하여 충분한 정보를 획득하는 것이 중요하다.

- 환자만족도 개선을 위한 의료기관의 조직체계 방식이 신속하게 처리, 실행 가능한지를 평가한다.

- 의료기관의 주요문제에 대한 관리자나 직원들의 인지정도를 평가한다.

- 조직에서의 주요 문제는 동기부여와 변화를 위해 필요한 존재이다. 병원장은 주요문제를 인지하고 더 나은 조직으로 발전해 나가기 위해 조직원과 의사소통함으로서 동기부여와 변화를 위한 힘을 실어준다.

- 환자만족도 등급을 평가한다.

- 의료기관에 대한 환자의 충성도는 얼마나 많은 고객들이 등급의 만족감을 보이느냐와 밀접하게 관련 있다. 그러므로 더 많은 충성도를 얻기 위해서는 환자 만족도의 등급을 높여야 한다. 그러기 위해 가장 먼저 집중해야 할 고객층은 평균 이상의 만족도를 보이는 고객이다. 그들은 그들의 불만족 사항을 얘기해 줄 수 있는 의지가 있는 고객층이기 때문에 쉽게 그들의 만족도를 높은 등급으로 끌어 올릴 수 있다.

- 관리자와 직원들에게 고객을 위한 듣기 기술과 긴장완화 훈련을 제공한다.

- 환자만족을 선도하기 위해 의료기관 내에서 보상, 인지, 강화(reward, recognition, reinforcement)가

잘 이루어지고 있는지 평가한다.

- 조직의 리더가 서비스요소들에 대해 균형 잡힌 인식을 갖고 있는지 확인한다.
- 환자만족을 위한 일관된 서비스 행동양식의 기준을 확인한다.
- 의료기관의 직원들과 환자/보호자 사이의 상호작용에 대한 행동양식 수준의 기준화한다.

② 환자의 만족도를 증가시키기 위한 전략

❶ 환자와 신뢰를 구축한다.

환자와의 처음 대면에서부터 신뢰를 구축하는 것은 매우 중요하다. 만약 환자가 처음 대면 시 신체적, 정신적으로 안전하지 않다고 생각하는 경우 그 후에 의료진이 어떠한 정보를 제공하더라도 환자는 제공된 정보를 습득하지 않는다. 따라서 환자와의 성공적인 신뢰관계를 구축하기 위해서 의료진은 환자가 정신적으로 두려움을 느끼지 않도록 하는 기술을 지녀야 하며 환자의 말에 귀 기울이고 환자의 작은 행동이라도 주의를 기울여 관찰하는 태도를 가져야 한다.

❷ 환자의 실제적인 요구를 확인한다.

많은 환자들이 입원 시 그들이 필요로 하는 요구를 의료진이 적절히 사정하지 못하는 것에 대해 불만족이 발생하며 환자의 알려지지 않은 요구를 발견하는 것은 환자의 만족도를 증가시키기 위한 매우 중요한 부분 중 하나이다. 이러한 요구를 발견하기 위한 방법으로 간단하게는 개방형 질문을 통하여 환자에게 무엇을 필요로 하는 지 직접적으로 물어보는 것이 있다. 또한 환자와의 면담에서 적절한 시간을 소요함으로써 환자와의 깊이 있는 대화를 유도할 수 있고 이는 환자와의 신뢰도 형성에 도움을 줄 수 있고 장기적인 의료진과 환자간의 관계형성의 기초가 될 수 있다. 그리고 환자의 목표를 확인하여 의료진이 어떻게 도와줄 수 있는가를 표현하게 하는 것도 좋은 방법이라 할 수 있다.

❸ 상호간의 교류가 있는 대화법을 사용한다.

대부분의 의료진은 환자에게 정보를 전달하는 방식의 일방적인 대화방법을 사용한다. 이러한 대화법으로는 환자와의 신뢰를 구축하기란 어렵고 환자가 원하는 정보보다는 의료진이 전달하고자 하는 정보만 제공하게 된다. 의료진은 모든 환자와 관계형성에 노력하고 단지 환자의 불만을 듣기보다는 즉각적인 해결방안을 모색하도록 한다. 또한 환자들이 가지고 있는 문제점이나 잠재적 문제점이 환자의 일상생활에 어떻게 영향을 미치고 어떠한 결과를 초래하는지를 확인하며 환자 자신의 질환, 치료 등과 관련된 정보를 제공한다.

❹ 환자에게 강요하지 않는다.

환자에게 치료나 간호를 강요하지 말고 그들의 의견, 문화적 배경, 종교, 신념 등을 고려하여 환자가 의료진에 의해 권고된 치료나 간호를 수행 할 준비가 될 수 있도록 돕는다.

❺ 항상 사후관리를 한다.

의료진과 의료기관은 그들이 제공한 의료서비스가 기대하는 결과를 가져왔는지 그리고 환자가 만족하는지에 대해 사후관리를 해야한다. 사후관리 방법으로는 이메일이나 전화 면담이 있다.

③ Service Recovery

의료기관은 의료기관을 이용하는 고객들(환자, 보호자, 방문객 등)의 불만과 고충을 접수, 분석, 해결을 체계적으로 수행 할 수 있는 시스템을 구축하도록 한다. 의료기관을 이용하는 고객들로부터 불만이나 고충이 접수되었을 경우 의료기관은 환자의 서비스 만족도를 회복하기 위해 최선의 노력을 해야 한다. 다음은 환자의 의료기관 서비스 만족도 회복을 위해 고려해야할 사항이다.

- 불만족에 대한 비언어적인 실마리를 찾는다.
- 고객의 목소리 톤이나 신체언어(body language) 등을 통해 고객이 함축적으로 보내는 불만의 신호를 읽을 수 있어야 한다.
- 고객의 개인적인 성격이나 성향이 아닌 고객의 불평에만 집중한다.
- 고객이 옳을 수도 있다는 것을 인지한다.
- 먼저 고객의 이야기를 중단 없이 끝까지 듣는다.
- 공감을 표현한다.
- 적절하지 못한 태도나 어떠한 공감 없이 문제가 시정 되었을 경우 문제는 해결되지만 고객관리에 실패하는 것이다.
- 고객의 불만에 동의하는 부분을 찾는다.
- 사과를 하는 것만이 해결책이 될 수 없다. 논리적 혹은 사실적으로 고객이 맞는 부분에는 동의를 하는 것이 좋다.

- 서비스 회복의 의지를 보여준다.

- 해결할 수 없는 문제에 대한 해결 약속은 안 된다. 하지만 최소한의 어떤 행동이라도 보여서 고객의 신뢰를 얻고 안심시키는 것이 필요하다.

- 서비스 회복절차에 대해서 명확히 설명한다.

- '누가, 언제, 어디서, 무엇을, 왜 그리고 어떻게'의 육하원칙에 의거한다.

- 고객과의 관계 유지에 대한 의지를 표현하고 고객을 안심시킨다.

④ 환자만족도 조사

환자/보호자들의 병원 이용 경험을 파악하여 이를 서비스 향상을 위한 전략 수립에 활용한다. 환자만족도조사는 설문지〈서식 14〉, 개별면담, 전화면담 등을 통해 가능하다.

실례로 미국 병원들은 환자 퇴원 후 환자만족도 설문지를 통해 조사하고 추가적으로 전화 인터뷰를 통해 병원 이용기간 중 불편함 점이나 불만스러운 일이 있었는지, 퇴원 후 불편한 점이나 문제점이 있는지, 퇴원 후 필요한 지속적인 간호는 제공되는지, 필요한 치료는 올바르게 수행하는지 여부를 확인한다.

외국인환자의 경우 문제 발생 시 이를 상담 할 경로가 매우 제한적이므로 의료기관은 보다 적극적으로 환자나 보호자의 의료기관 이용에 대한 경험을 조사하고 의료서비스의 질 향상 활동에 적용해야 한다. 환자 만족도 조사의 가장 기본적인 목적은 다음과 같다.

- 고객의 기대와 요구에 대해 이해한다.
- 기업과 경쟁사들이 이러한 고객의 기대와 요구를 얼마나 잘 만족시키는지 측정한다.
- 서비스 혹은 상품의 개발 기준은 기업의 조사 연구에 기초한다.
- 이러한 목표에 얼마나 달성했는지 판단하는 순서와 목표 그리고 기준을 세운다.

⑤ 사후관리(Follow Up Call)

환자가 퇴원 후 환자의 상태와 제공된 퇴원지시사항에 대한 수행정도를 확인하기 위해 미국을 비롯한 많은 국가의 의료기관에서는 사후관리전화(follow up call)를 시행하고 있다. 현재 국내의료기관에서도 국내 환자를 대상으로 follow up call 또는 happy call 서비스 제도를 도입하여 사용하고 있다.

이러한 서비스는 환자의 만족도를 향상시키는 한편 환자의 퇴원지시사항 수행여부를 확인하여 퇴원 시 제공된 교육 및 정보 중 불충분하였거나 환자와 보호자가 이해하지 못했던 내용에 대하여 추가적인 교육 및 정보를 제공할 수 있는 기회를 마련하고 환자로 하여금 퇴원지시사항 수행의 중요성을 재확인시켜 이를 성실히 지킬 수 있도록 동기를 부여하여 재입원이나 환자 상태의 악화를 예방한다. 또한, 환자의 상태를 점검함으로써 입원 기간 중 환자에게 제공된 치료/간호의 결과를 확인할 수 있는 기회를 제공한다.

미국 의료기관에서는 환자 퇴원 후 3일 이내에 첫 번 째 follow up call 또는 이메일을 보내며 2주 이내 또는 외래내원 일 전 2차 follow up call 또는 이메일을 보낸다. 국내 서울대학병원의 경우 퇴원 후 7일 이내 또는 외래 예약일 전에 1회의 follow up call을 시행한다. follow up call에는 퇴원 후 환자의 상태, 투약 및 자가 간호 수행여부, 외래방문일정/검사일정/외래검사 시 준비사항에 대한 숙지 여부, 기타 문의사항이나 상담내용을 포함한다.

follow up call에 포함되어야 할 구체적인 내용은 다음과 같다.

✔ **환자의 상태**
- 증상호전
- 통증
- 기간 내 예정된 외래 방문이외에 응급실이나 외래 방문 여부
- 식이
- 운동 및 일상생활 활동 범위
- 운동
- 건강증진활동(금주, 금연 등)

✔ **투약 및 자가 간호 수행**
- **투약** : 투약이행정도, 투약 시 문제점, 부작용 발생 여부, 처방된 퇴원약물 중 투약을 중지하거나 추가된 약물 유무와 이유
- 자가 간호(상처간호, 배액관 관리 등) : 자가간호 이행, 자가 간호 시 문제점

✔ **외래 방문 및 검사 일정, 외래 검사 시 주비사항 숙지 여부**

✔ **기타 문의사항 및 상담에 관한 확인**

⑥ 차별화된 서비스 제공

✔ **외국인 환자 배려를 위한 특별 서비스 제공**

- 국제진료센터 또는 외국인환자 전용 데스크 배치
- 변기 등 소독 확인 서비스
- 실내화 소독 확인 서비스
- 국가별 식단 제공
- 국가별 통역서비스 제공
- 자국 방송 제공
- 의료기관의 외국인환자 숙박시설

✔ **환자만족도 향상을 위한 서비스**

- **Human interaction**
    » 직원들의 친절함
    » 친절 직원에 대한 포상제도 운영

- **환자와 가족교육 중시**
    » 자료실 운영 : 의료관련 도서, 건강관련 강좌 제공, 도서 및 용품 판매

- **입원 시 교육자료 제공**
    » 병원시설, 치료일정, 치료내용 등을 포함한 정보 제공

- **식이**
    » 메뉴를 환자가 선택할 수 있도록 함
    » 국가별 식단 제공

- **영적 간호 서비스 제공**
    » 환자의 종교에 대한 배려(병원 내에 종교시설 구비 등)

- **대체요법 활용**
    » 환자의 긴장을 풀어주는 마사지 제공
    » 음악, 미술, 웃음치료 등 제공

- **동서의학 접목한 치유환경 조성**
    » 환자체험의 요소를 고려하여 병원의 시설 환경을 디자인
    » 환자의 집과 같은 분위기 연출

(8) Clinical Risk 예방을 위한 전략

① 의료인 측면

❶ 설명의무

의료분쟁 발생 시 의료진에게 그 손해에 대한 배상책임이 있는지 여부는 의료진의 과실 유무에 의해 판단한다. 의료진의 과실 유무를 판단하는 첫 번째 기준은 의료진의 '주의의 무'와 '설명의무'이다.

외국인환자를 진료할 때에도 이 기준은 똑같이 적용되며 외국인환자에 대한 설명의 의 무는 한국어가 아닌 영어를 비롯한 외국어를 통하여 이루어진다. 의료진과 환자사이에 외 국어로 원활한 대화가 이루어 질 수 없는 상황에서는 의료진과 환자 모두에게 진료에 대한 불안함과 상호신뢰감이 떨어질 수 있다. 이를 해결하기 위해 외국어가 유창한 다른 의료진 이나 통역사를 활용해야 하며 외국인환자에게서 국내환자보다 설명의무의 기준이 훨씬 더 강화되어 적용되어야 한다. 또한 외국인환자와 보호자에게 설명한 후에는 이들이 의료진 의 설명을 충분히 이해하였는지 반드시 재확인하도록 한다.

외국인환자나 보호자에게 설명을 할 때 의료진이 고려해야 할 점은 다음과 같다.

- 환자의 상태에 대한 정확한 이해와 치료/시술/간호 행위에 대한 충분한 의학용어로 설명할 수 있는 의학이나 간호학을 전공한 자들이 국제진료 코디네이터나 통역사로 외국인환자 진료에 참여하도록 한다.

- 의학이나 간호학을 전공하지 않은 통역사를 사용 시 통역사가 의료인의 설명을 충분히 이해하고 정확하게 환자와 보호자에게 설명할 수 있는 자격과 능력을 갖춘 자인지를 확인한다.

- 의료인이 진료 및 시술 등과 관련된 설명을 할 때 음성녹음을 할 경우 반드시 사전에 환자와 보호자의 동의를 구한다. 음성녹음을 할 경우 의료분쟁 시 증거로 활용가능하거나 환자의 의 료정보가 유출될 수 있는 여지가 충분히 있으므로 환자의 개인정보보호에 대한 충분한 대책 과 새로운 시스템에 대한 의료소비자의 긍정적인 반응 유도가 선행되어야 한다.

- 환자의 사진 촬영 시에도 사전에 반드시 환자와 보호자에게 사진촬영의 목적과 활용에 대한 충분한 설명을 제공하도 동의를 구한 뒤 사용하도록 한다.

❷ 주의의무

의료인의 주의의무란 행위자가 사전에 주의력을 집중하여 구체적인 의료행위로부터 발생할 수 있는 보호법익에 대한 위험을 인식하고 결과발생을 방지하기 위하여 적절한 방어조치를 취할 의무를 말한다.

외국인환자에 대한 의료인의 주의의무는 우리나라보다 선진국 나라 예를 들면 미국이나 유럽 등의 환자를 진료할 때에는 우리나라의 의학수준보다 더 높은 수준의 의학실력이 요구되어 질 수 있다. 이미 선진국에서는 일반화된 의학적 시술 또는 치료법이지만 아직 우리나라 의료기관에서 낯선 것이라면 시술방법이나 치료를 선택할 시 그 부분에 대하여 환자와 보호자에게 충분히 설명을 제공한 후 양해를 구하고 우리가 할 수 있는 최선의 방법으로 진료를 해야 한다.

- **주의의무의 판단기준**

  » **일반적, 객관적 기준**

    - **의학수준** : 의료진은 진료 당시의 의학수준에 적합한 행위를 할 주의의무가 있다. 의료진은 다른 의료진에게 이미 보편화된 새로운 의학지식이나 의료기술에 대한 무지로 그 당시의 임상의학 수준이하의 의료행위를 환자에게 제공하면 주의의무를 위반하는 것이다. 따라서 의료진은 과거에 배운 의학지식이나 의료기술에 만족해서는 안되고 환자에게 최선의 의료서비스를 제공하기 위하여 끊임없이 발전하는 새로운 의학지식과 의료기술을 전문서적, 의학 잡지, 학회지 등 문헌이나 임상보고사례, 각종 논문 및 보고서와 같은 자료를 통하여 습득하고 진료에 임해야 한다.

    - 의료기관은 최신 근거중심의 의료행위, 간호행위를 위한 지침을 갖추고 매년 수정 및 보완을 하며 의사와 간호사는 의료기관의 지침을 숙지하여 이를 바탕으로 진료/치료/간호를 환자에게 제공한다. 또한 의료기관은 직원들에게 이러한 지침에 대한 교육을 정기적으로 제공하고 임상실무에 활용할 것을 격려한다.

    - **의료행위의 재량성** : 일반적으로 인정된 치료방법이 여러 가지 있는 경우에는 방법의 선택은 의사의 재량사항이다. 전문의의 독자적인 판단에 따라 그 중에서 가장 적절하다고 생각되는 치료방법을 선택할 수 있다. 구체적인 사정결과에 따라 가장 위험이 적은 방법을 선택, 유일한 치료방법이 존재하고 그 방법을 취했을 때 위험이 예견되는 경우는 치료로 인한 이익과 위험이라는 손해를 비교하여 치료이익이 더 큰 범위 내에서 선택할 수 있다. 의사는 진료를 행함에 있어 환자의 상태와 당시의 의료수준 그리고 자기의 지식과 경험에 따라 적절하다고 판단되는 진료방법을 선택할 상담한 범위의 재량을 가진다.

- **개별적 구체적 기준: 지역성, 전문성, 응급성**
  - » **만약 환자의 상태가 해당 의료기관이나 의료진의 치료 범위에서 벗어난 경우 적기에 환자를 이송하여 전문의의 진료를 적시에 받도록 해야 한다.**
    - 전문성 해당의사의 전문 영역 외에 해당하거나 임상 경험이 없는 경우
    - 환자의 질병 치료에 필요한 의료시설과 설비를 구비하지 않은 경우
    - 환자의 상태가 전원을 할 수 있는 상태인 경우
    - 지리적으로 환자의 질병과 관련하여 적절한 의료시설과 전문의를 갖춘 의료기관이 있는 경우
    - 전원에 의하여 환자의 질병치유가 예측되는 경우
  - » **의사가 환자를 전원하지 않고 자신의 능력의 한계를 넘는 의료행위를 하다가 환자에게 위험 내지는 손해를 발생하게 한 경우에는 손해배상책임을 부담한다.**
  - » 의료인이 응급환자에게 발생된 생명의 위험, 심신상의 중대한 위해 또는 증상의 현저한 악화를 방지하기 위하여 긴급히 제공하는 응급의료로 인하여 응급환자가 사상에 이른 경우 그 응급행위가 불가피하고 응급의료행위자에 중대한 과실이 없을 때에는 그 정상을 참작하여 형법 제 268조의 업무상과실치사상죄의 형을 경감하거나 면제(응급의료에 관한 법률 제 58조). 이와 같이 의료행위의 긴급성에 따라 의사의 주의의무를 상대적으로 경감시킬 뿐만 아니라 의사의 설명, 동의의무의 범위에 제한되거나 면제되게 된다.

❸ 결과예견의무

결과예견의무란 행위 시의 악결과를 예견해야 하는 의무를 말한다. 의료행위 시 의료진은 환자의 생명과 신체에 대한 위해 결과를 발생할 수 있다는 것을 인식하고 예견할 의무가 있다. 결과가 확실히 발생한다고 인식할 정도일 필요는 없고 임상의학적으로 검증되고 공개된 것으로 판단하여 위험 발생이 사정에 따라 있을 수 있다고 예견하면 충분하다. 개별 의료행위시 의료진은 의료행위에 따른 고유한 위험발생의 가능성이 있는지를 판단하고 그 위험을 예방하기 위하여 임상적, 병리적, 진단의 가능성과 예비테스트, 기타 검사법의 유무를 확인해야 한다.

❹ 결과회피의무

의료진은 의료 행위 시 환자의 생명과 신체에 위해한 위험성을 예견하였다면 이 위험성을 예방하는데 필요한 행위의무를 가진다. 질병과 그 치료에 따르는 위험을 예방하기 위하여 각종 검사를 확인하고 적절한 치료방법을 선택해야 한다. 여러 가지 결과회피수단 중에서 가장 확실도가 높은 수단을 취하는 것이 바람직하지만, 법적으로 항상 그것을 요구할 수는 없다. 의료진이 결과회피의무를 다하였는가는 예상되는 위험의 개연성, 위험의 원인

이 되는 행위의 목적, 성질, 다른 위험방지조치의 유효성, 환자 측의 피해방지 능력 등 제반사정을 고려하여 판단하여야 한다.

❺ 신뢰형성

의료행위는 전문적인 의학지식과 임상경험을 전제로 하고 있고 또 거기에 필요한 인원과 도구는 전적으로 의료진 측의 독점적 지배하에 있다. 따라서 의료진은 환자의 보호자적 위치에 있을 뿐 아니라 법적으로 요양지도할 의무가 주어져 있으며 환자 역시 치료조치의 적합성, 목적성과 그 위험성을 판단할 수 있지 않기 때문에 의료진의 지시와 처방에 협조해야 할 의무가 있다. 의료진은 전문적 지식이 없는 환자의 대답이나 협조를 전적으로 신뢰해서는 안 된다.

② 병원측면

❶ 외국인환자를 위한 양식의 마련

✓ 동의서

각종 동의서를 자세히 구체적으로 해당 국가의 언어로 마련하도록 한다. 의료인의 충분한 설명 이후 환자로부터 직접 서명 받은 동의서는 의료분쟁에 대비하여 해당 의료기관과 의료인이 어떻게 외국인을 care 했는지를 전적으로 보여주는 중요한 자료이기 때문이다.

✓ 입원동의서

입원동의서에는 입원에 따른 환자와 보호자의 책임 및 의료분쟁 발생 시 어떠한 절차로 어떠한 법에 의하여 어떻게 해결할 것인지에 대한 정확한 정보가 명확히 기술되어야 한다. 먼저 환자와 보호자에게 이러한 내용을 명확히 설명하고 규정을 따르겠다는 동의를 받은 후 입원동의서에 직접 서명을 받는다.

❷ 내원에서부터 퇴원까지 과정 확인목록 활용

외국인환자를 처음 예약할 때부터 외원 후 사후 관리까지 모든 과정을 목록화하고 각각의 단계에서 어떠한 사항을 주의하며 care해야 하는지를 확인한다. 이는 업무의 효율성과 정확성을 높여주며 어떠한 환자나 의료진에 상관없이 높은 수준의 의료서비스를 일관되게 제공할 수 있고 의료분쟁에 대비하여 증거자료로 활용 가능하게 한다.

❸ 환자 및 외국인환자 유치업체와의 관계 유지

외국인환자와 보호자는 오랜 기간 동안 비행을 하고 방문한 타 국가에서 따뜻하고 친숙한 의료 환경과 관계를 느끼고 자국에서 치료받는 것처럼 편안함 그 이상을 느낄 수 있다면 치료의 효과를 높일 수 있을뿐더러 발생할 수 있는 갈등상황에서도 서로를 더 많이 이해하고 양보할 수 있는 여건을 마련 해 줄 수 있을 것이다. 또한 외국인환자 유치업체와도 좋은 관계를 유지하여 의료분쟁 발생 시 외국인환자 유치업체가 병원 측의 의견에 존중하고 따를 수 있도록 하고 갈등 해결의 중간 매개자로서의 역할을 충분히 합리적으로 할 수 있도록 만들어야 한다.

❹ 24시간 콜 센터 운영

입원을 하지 않고 치료를 받는 환자나 입원치료를 받고 국내 체류 중인 환자를 위하여 건강관련 문제가 발생하였을 때 어느 때나 의사소통이 가능한 의료진과 직접 연결될 수 있는 콜 센터를 운영하도록 한다. 외국인환자의 경우 건강문제와 더불어 언어 문제, 낯선 환경으로 인해 더욱 위축되고 심리적인 불안감이 더욱 커질 수 있다. 그리고 비영어권 국가의 환자의 경우 보다 주의를 기울일 필요가 있다.

병원자체 내에서 제공되는 경우 모든 환자 입원, 퇴원, 방문 시에 이에 대한 정보(전화번호)를 제공하고, 이러한 서비스 제공이 어려운 경우는 국제진료 코디네이터, 담당 의사, 또는 한국보건산업진흥원 국제의료정보실의 medical call center (1577-7129), 이메일(callmcc@khidi.or.kr) 및 담당자 정보를 제공하도록 한다.

③ 외국인환자 리스크 예방 확인목록

리스크 관리는 국내외 모든 환자를 대상으로 하므로 외국인환자에게도 기본적인 내용을 적용한다. 다만 외국인환자의 경우 입국부터 각종 예기치 못한 위험적 상황에 노출되어 있는 만큼 진행사항에 따라 확인사항을 마련한 후 이를 준수하도록 한다. 다음은 현재 청심국제병원에서 진행하고 있는 외국인환자 리스크 예방 확인목록을 바탕으로 진료과정별로 예상 가능한 위험요인 및 이를 예방하기 위한 목록사항을 요약한 것이다.

❶ **최초상담**

✓ **외국인환자 유치업체와 분쟁예방**

외국인환자 유치업체를 통해 환자진료를 요청받게 되는 경우 환자의 국적에 따라 다음의 사항을 사전에 확인한다.

- 환자의 국적, 성별, 나이, 병력, 재정상황 등 확인

- 입국 비자 필요시 비자유형 확인

- 현재 진료현황 자료 확인: 환자 자국 병원의 진단서, 검사결과 등

- 환자 진료계획 범위 확인: 진료 요청기간, 진료범위, 환자질환 여부에 따른 추가 진료사항, 진료기간 재조정 등

- 환자의 보험 가입 여부 및 보험의 배상 범위

- 안전사고 발생 시 책임범위

- 입국에 필요한 준비사항에 대한 설명

- 병원이용승인서 항목과 상호요청사항에 대한 설명

- 예상치 못한 추가 병력, 질환 발견 시 진료기간 연장 및 상호조정 사항

- 의료사고 발생 시 상호 책임 범위 및 분쟁해결 방안에 대한 협의 및 계약서 체결

✓ **환자가 직접 병원으로 전화연락이 온 경우 통역오류로 인한 환자 연결 제한 또는 문제점을 예방**
- 환자 국적별 통역 가능한 코디네이터 준비
- 환자에게 녹음에 대한 안내방송 후 상담내용을 녹음
- 코디네이터의 통역 및 상담내용은 상담일지에 기록
- 코디네이터의 통역 및 상담내용은 상담일지에 기록
- 환자에게 코디네이터의 연락처 제공
- 연락처 변경 시 올바르게 수정 후 변경사항 교류
- 혼자 상담 시 언어권 별 안내 매뉴얼 구비
- 필요한 환자의 모든 개인정보 수집

❷ **상담내용 분석 및 치료비용 산출**

✓ **상담내용 분석오류 예방**
- 상담내용에 대한 해당 진료부서, 원무, 보험심사 등 관련 부서와 함께 논의 후 진료 과정 및 Care plan 설계

- 환자의 특이사항 확인: 알러지 유무, 식사 주의사항 등

- 진료와 관련된 환자의 의료 정보: 현 병력, 과거병력, 현재 복용중인 약물 등

✓ **치료비용 산출오류 예방**

- 세부 진료내용별, 치료, 시술별, 검사항목, 투약(양약/한약), 옵션사항 등 환자의 요청사항을 올바르게 반영하여 전체 치료비용을 산출

- 예상 치료비용을 외국인환자 유치업체와 환자에게 미리 설명

- 환자의 상태나 치료범위 변경에 따른 추가비용 발생여부 설명

- 보험 배상범위 내에서 환자개인부담 항목에 대한 설명

✓ **체류기간 및 비자기간 확인오류 예방**

- 비자가 필요한 국적을 가진 환자의 경우 비자 발급 및 기간 확인
- 만료 7일 전일 경우 담당의사의 소견서와 체류연장신고서 제출
- 체류 자격에 따른 조치 계획

❸ **예약**

✓ **진료 및 care plan 설계 오류예방**

- 진료 및 care plan 과정을 설계할 때는 진료 범위, 절차, 기간, 비용 산정을 포함
- 진료 및 care plan 설계 완료 후 예약확인서 발급

✓ **대사관과의 분쟁예방**

- 입국비자를 위해 대사관에 제출할 사전서류 확인 : 현지 의사진단서, 병원예약확인서, 지불능력 확인서(재직증명서, 은행잔고 확인서, 기타재산증명원)

❹ **입국**

✓ **입국비자 거부 또는 체류기간 만료로 인하여 진료 불가 예방**

- 입국비자를 위해 대사관에 제출할 사전서류 확인 : 현지 의사진단서, 병원예약확인서, 지불능력 확인서(재직증명서, 은행잔고 확인서, 기타재산증명원)

- 입국비자 종류 확인

- 치료연장이 필요한 경우 주치의 소견서를 발급하여 체류연장 신청

- 만료 7일전 경우 담당의사 소견서와 체류신고서 작성

❺ 교통편의 제공

✓ 안전사고 발생예방

- 환자 입국, 출국 시 교통편의 제공
- 공항 픽업 배정(업체 위탁 여부 결정)
- 업체에 위탁할 경우 적절한 계약체결
- 안전사고 예방을 위한 주의사항을 충분히 설명하고 계약체결 시 반영
- 사고보험의 외국인 보장 여부 확인
- 사고 발생 시 책임범위 및 책임자 확인
- 사고 발생 시 보고체계와 대응조치 수립

❻ 도착 및 접수

✓ 진행오류에 따른 만족도 하락 예방

- 환자 국적과 언어에 적합한 코디네이터 배정
- 예약된 진료설계 및 care plan에 따라 진행
- 예약된 담당주치의가 진료를 할 수 없는 상황이 발생한 경우 조치계획 수립
- 변경사항에 대해 환자와 보호자에게 충분한 설명 제공 및 동의 수령
- 변경사항 및 환자/보호자 설명제공에 대하여 코디네이터 상담일지나 진료/간호기록에 기록

❼ 진료, 입원, 검사

✓ 통역오류에 따른 진료 및 간호 오류 예방

- 환자 진료상황 및 환자 국적과 언어에 적합한 담당주치의 배정

- 진료 및 간호 행위 설명 시 코디네이터가 항상 배정되어 올바르게 통역되는지 확인

- 진료 전 환자의 의료정보에 대한 모든 자료 수집

- 검사, 시술, 수술 및 투약 전·중·후와 관련된 주의사항에 대하여 환자와 보호자에게 충분히 설명되고 환자와 보호자가 정확히 이해하였는지 여부 확인

- 필요한 검사, 시술 및 수술동의서에 대해 적합한 의료인이 환자와 보호자에게 충분한 설명을 제공하고 환자와 보호자가 관련 내용을 정확히 이해 한 후 직접 서명을 받았는지 여부 확인

- 환자와 보호자에게 모든 치료/간호에 대해 충분히 설명하였으며 환자와 보호자가 이를 정확히 이해하고 있는지 여부 확인

- 진료/치료/관호 과정 상 예상 가능한 위험요인에 대해 환자와 보호자가 정확하게 이해할 수 있도록 설명 제공

- 입원동의서는 정확하고 명확하게 통역된 후 환자의 이해 하에서 서명을 받았는지 여부 확인

- 병원생활안내 및 주의사항에 대해 충분히 설명을 하였으며 환자와 보호자가 이를 올바르게 이해하고 있는지 여부 확인

✓ 치료비용 정산 오류 예방

- 병원규정에 따라 중간 진료를 공지하고 중간수납을 하도록 함.

- 진료비 청구서는 환자와 보호자가 이해하기 쉽도록 진료내용별, 제공된 치료/시술별, 제공된 검사항목, 제공된 약물(양약/한약), 옵션사항 등으로 구분하여 제공

- 중간 진료비 청구 시 사전에 환자와 보호자에게 미리 설명하여 수납을 준비하도록 도움

- 환자의 상태나 치료범위 변경에 따른 추가비용 발생 시 이에 대한 설명 제공

- 보험 배상범위 내에서 환자 개인부담 항목에 대해 환자와 보호자에게 사전 설명 제공

❽ 퇴원 및 사후관리

✓ 퇴원서류 발급 지연 예방

- 환자 국적별 퇴원 시 필요서류를 사전에 확인
- 해당 필요서류는 환자 국적별 필요한 언어로 번역
- 진단서 발급 시 필요한 기간 및 비용은 환자에게 사전에 올바르게 공지하고 발급

✓ 퇴원교육 및 주의사항 통역 오류 예방

- 적절한 퇴원교육 제공 및 주의사항 설명 : 퇴원약과 관련된 정보(복용방법, 주의사항, 부작용, 약물 간 상호작용 등), 추후관리 안내(본국에 귀국 후 외래방문일시, 담당 의사, 연락처 등), 퇴원 후 지속간호 정보(가정간호, 재활간호 등), 의사에게 보고해야할 증상과 징후, 응급상황 시 대처방법, 식이, 운동, 일상생활활동(운전, 목욕 등)

- 퇴원교육과 정보를 제공 후 환자와 보호자가 이를 정확히 이해하였는지 확인하고 퇴원기록지에 서명을 받음

- 최초 진료계획과는 달리 추가적인 시술/수술을 한 경우 변동된 진료내용이 담긴 서류(진단서) 제공

- 외국인환자 유치업체와 보험사에 변경사항 전달 및 요청서류 제출

④ 의료분쟁 예방을 위한 의료진의 노력

❶ 의료과실의 최소화

- 의료인의 법률적 의무에 대해 이해한다.

- 정확한 임상적 판단과 최적의 치료법 선택을 위하여 최신의 지식 습득 및 의학적 자질을 지속적
  으로 향상시킨다.

- 최신의 근거중심의 진료/간호 지침을 숙지하여 이를 바탕으로 진료/간호 행위를 수행한다.

- 행정업무부서와의 협조를 통하여 효율적인 의료전달체계 및 환자관리체계 수립한다.

- 병원 규정과 지침에 따라 정기적으로 의료장비를 정비한다.

❷ 환자와 신뢰관계 형성

- 환자와 보호자에게 설명과 동의에 대한 법률적 의무를 이해하고 충실히 수행한다.
- 의료기관의 모든 직원은 서비스 정신을 함양하도록 노력한다.

❸ 병원규정에 따라 환자의무기록을 정해진 기간 내에 정확한 기재 및 보존

- 환자에게 제공된 모든 진료 및 간호 행위 및 이에 따른 결과는 환자의무기록에 병원 규정상 정해
  진 기간 내에 정확히 기록하여 보존한다.

- 병원규정에 따라 적절한 동의서 및 양식을 정확하게 사용한다.

- 환자의 의무기록에 기록되지 않으면 수행한 것으로 볼 수 없다는 사실을 인지한다.

❹ 행정업무부서와의 원활한 의사소통

- 신속하게 외국인 환자 현황을 공유한다.
- 행정업무부서와의 원만한 협조체계 구축 및 유지를 위하여 노력한다.

2. 의료통역 매뉴얼

(1) 부위별 증상에 따른 병원에서의 표현 | 身体部位的症状

① 머리 | 头

我发烧。 Wǒfāshāo	열이 나요.
我有严重的偏头痛。 Wǒ yǒu yánzhòng de piāntóutòng	편두통이 심해요.
我好像要吐。 Wo hǎoxiàng yāo tù	구토가 나요.
我失去了方向感。 Wǒ shīqùle fāngxiànggǎn	방향감각이 없어요.
我的脸麻木了。 Wǒ de liǎn mámùle.	얼굴이 마비되었어요.
我的脸经常发红。 Wǒ de liǎn jīngcháng fāhóng.	얼굴이 자주 붉어져요.
我头皮干燥。 Wǒ tóupí gānzào	두피가 건조해요.
我的头皮都撕裂了。 Wǒ de tóupí dōu sī lièle	두피가 찢어졌어요.

② 눈 | 眼睛

我的眼睛很刺痛。 Wǒ de yǎnjīng hěn cì tòng.	눈이 따가워요.
我的眼睛很痒。 Wǒ de yǎnjīng hěn yǎng	눈이 간지러워요.
当我累的时候，我的眼睛就会变得僵硬。 Dāng wǒ lèi de shíhòu, wǒ de yǎnjīng jiù huì biàn dé jiāngyìng.	피곤하면 눈이 뻑뻑해져요.
我的眼睛发炎了。 Wǒ de yǎnjīng fāyánle.	눈에 염증이 났어요.
我的眼睛很干。 Wǒ de yǎnjīng hěn gàn.	눈이 건조해요.
当我闭上眼睛时它会闪烁。 Dāng wǒ bì shàng yǎnjīng shí tā huì shǎnshuò	눈을 감을 때 번쩍거려요.

● 我看不清附近的字母。 Wǒ kàn bù qīng fùjìn de zìmǔ.	가까운 글자가 잘 안보여요.
● 我晚上看东西不太清楚。 Wǒ wǎnshàng kàn dōngxī bù tài qīngchǔ.	밤에 잘 안보여요.
● 我的视力模糊。 Wǒ de shìlì móhú	시야가 흐려요.
● 我看到阳光时, 我的眼睛就会湿润。 Dāng wǒ kàn dào yángguāng shí, wǒ de yǎnjīng jiù huì shīrùn	햇빛을 보면 눈물이 나요.
● 我的眼睛里有很多眼眵。 Wǒ de yǎnjīng li yǒu hěnduō yǎnchī	눈곱이 많이 껴요.
● 我眨眼太多了。 Wǒ zhǎyǎn tài duōle	눈을 심하게 깜박여요.

③ 귀, 코 | 耳、鼻

● 我的鼻子不通气。 Wǒ de bízi bù tōngqì.	코가 막혔어요.
● 我鼻子在流鼻涕。 Wǒ bízi zài liú bítì	콧물이 나와요.
● 我睡觉时打鼾很多。 Wǒ shuìjiào shí dǎhān hěnduō.	수면 시 코를 심하게 골아요.
● 我的鼻子很干。 Wǒ de bízi hěn gàn.	코가 건조해요.
● 我的耳朵在流血。 Wǒ de ěrduǒ zài liúxuè.	귀에서 피가 나요.
● 我的耳边有一种奇怪的声音。 Wǒ de ěr biān yǒuyī zhǒng qíguài de shēngyīn.	귀에서 이상한 소리가 나요.
● 我的耳朵很痒。 Wǒ de ěrduǒ hěn yǎng	귀가 간지러워요.
● 我听不到。 Wǒ tīng bù dào.	귀가 안 들려요.
● 我感觉我的耳朵被堵住了。 Wǒ gǎnjué wǒ de ěrduǒ bèi dǔ zhùle.	귀가 막힌 느낌이 들어요.
● 我的耳朵很臭。 Wǒ de ěrduǒ hěn chòu	귀에서 냄새가 나요.

④ 입(치아) | 口腔(牙科)

✅ 我的牙齿很痛。 Wǒ de yáchǐ hěn tòng.	이가 시려요.
✅ 我的牙齿松动了。 Wǒ de yáchǐ sōngdòngle	이가 흔들려요.
✅ 我的牙齿断了。 Wǒ de yáchǐ duànle	이가 부러졌어요.
✅ 我想拔掉我的智齿。 Wǒ xiǎng bá diào wǒ de zhìchǐ.	사랑니를 뽑고 싶어요.
✅ 我的牙龈疼。 Wǒ de yáyín téng	잇몸이 아파요.
✅ 我的牙龈在流血。 Wǒ de yáyín zài liúxuè	잇몸에서 피가 나요.
✅ 我牙龈痛。 Wǒ yáyín tòng	잇몸이 헐었어요.
✅ 我的呼吸很臭。 Wǒ de hūxī hěn chòu.	입냄새가 심하게 나요.
✅ 磨牙。 Móyá.	이를 갈아요.
✅ 我的发音不清楚。 Wǒ de fā yīn bù qīngchǔ	발음이 부정확해요.
✅ 我不能很好地咀嚼食物。 Wǒ bùnéng hěn hǎo de jǔjué shíwù.	잘 씹을 수가 없어요.
✅ 我想矫正牙齿。 Wǒ xiǎng jiǎozhèng yáchǐ	교정하고 싶어요.

⑤ 목 | 喉

✅ 我感觉喉咙里有一个肿块。 Wǒ gǎnjué hóulóng li yǒu yīgè zhǒngkuài	목구멍에서 덩어리가 만져져요.
✅ 我感觉有东西卡在我的喉咙里。 Wǒ gǎnjué yǒu dōngxī kǎ zài wǒ de hóulóng lǐ	목 부위에 이물감이 나요.
✅ 我吞咽食物有困难。 Wǒ tūnyàn shíwù yǒu kùnnán.	음식을 삼키기 힘들어요.
✅ 我扁桃体肿胀。 Wǒ biǎntáotǐ zhǒngzhàng	편도선이 부었어요.

● 我的喉咙沙哑了。 Wǒ de hóulóng shāyǎle.	목이 쉬었어요.
● 我经常有咳痰。 Wǒ jīngcháng yǒu kétán.	가래가 잦아요.
● 我咳嗽。 Wǒ késòu	기침이 나요.
● 我感觉脖子僵硬。 Wǒ gǎnjué bózi jiāngyìng	목이 뻐근해요.
● 我无法转动脖子。 Wǒ wúfǎ zhuǎndòng bózi	목을 잘 못 움직이겠어요.

⑥ 가슴, 겨드랑이, 어깨, 등 │胸部、腋下、肩部、背部

● 我出不来气 Wǒ chūbuláiqì	가슴이 답답해요.
● 我的心跳得太厉害了。 Wǒ de xīntiào dé tài lìhàile	가슴이 두근거려요.
● 我的脉搏快/慢。 Wǒ de màibó kuài/màn	맥박이 빨라요/느려요.
● 我感觉乳房有肿块。 Wǒ gǎnjué rǔfáng yǒu zhǒngkuài	가슴에서 몽우리가 느껴져요.
● 我感到乳房疼痛。 Wǒ gǎndào rǔfáng téngtòng	유방에 통증이 있어요.
● 我感觉腋下有一个肿块。 Wǒ gǎnjué yè xià yǒu yīgè zhǒngkuài	겨드랑이에서 몽우리가 느껴져요.
● 我的腋窝很臭。 Wǒ de yèwō hěn chòu	겨드랑이에서 악취가 나요.
● 我感觉肩膀僵硬。 Wǒ gǎnjué jiānbǎng jiāngyìng	어깨가 뻐근해요.
● 我感到肩膀疼痛。 Wǒ gǎndào jiānbǎng téngtòng	어깨에 근육통이 있어요.

⑦ 허리, 배 | 腰部, 腹部

我的胃不舒服。 Wǒ de wèi bú shūfú	배탈이 났어요.
我有腹泻。 Wǒ yǒu fùxiè	설사를 해요.
我消化食物有困难。 Wǒ xiāohuà shíwù yǒu kùnnán	소화가 잘 안돼요.
吃完饭后我感觉不舒服。 Chī wán fàn hòu wǒ gǎnjué bú shūfú	먹고 나면 속이 쓰려요.
我感到恶心。 Wǒ gǎndào ěxīn	메스꺼워요.
我失去了胃口。 Wǒ shīqùle wèikǒu	식욕이 없어요.
我一直在呕吐，但现在已经停止了。 Wǒ yīzhí zài ǒutù, dàn xiànzài yǐjīng tíngzhǐle.	구토가 계속 나왔는데, 지금은 멎었어요.
我有便秘。 Wǒ yǒu biànmì.	변비가 있어요.
我正在吃肠炎药。 Wǒ zhèngzài chī chángyán yào.	장염약을 먹고 있어요.
我的下腹部酸痛。 Wǒ de xià fùbù suāntòng.	아랫배가 쑤셔요.

⑧ 생식기 | 生殖器

我无法控制漏尿。 Wǒ wúfǎ kòngzhì lòu niào.	소변 누는게 조절이 안 돼요.
我的阴道流血了。 Wǒ de yīndào liúxuèle.	하혈을 해요.
我的阴道分泌物有恶臭。 Wǒ de yīndào fēnmì wù yǒu èchòu.	냄새가 심한 질 분비물이 있어요.
我月经量多并且腹痛。 Wǒ yuèjīng liàng duō bìngqiě fùtòng.	생리 양이 많고 복통이 있어요.
我无法勃起。 Wǒ wúfǎ bóqǐ.	발기 자체가 안 돼요.
我无法维持勃起。 Wǒ wúfǎ wéichí bóqǐ.	발기가 유지되지 않아요.

(2) 진료 시 공통적으로 하는 대화 | 就医时的常用对话

① 건강 문진표 | 健康问卷

Q1	● 현재 치료 중인 질환이나 복용 중인 약이 있습니까?
	您目前有任何疾病或正在服用药物吗?
	Nín mùqián yǒu rènhé jíbìng huò zhèngzài fúyòng yàowù ma?
Q2	● (가족 또는 친척 중에) 다음과 같은 병력이 있습니까? 고혈압, 당뇨, 결핵, 심장병, 뇌졸중, 신장질환, 간기능 이상, 암, 그 외
	您的家人或亲戚是否患有高血压、糖尿病、肺结核、哮喘、心脏病、中风、肾炎、肝功能障碍、癌症等疾病?
	Nín de jiārén huò qīnqī shìfǒu huàn yǒu gāoxiěyā, tángniàobìng, fèijiéhé, xiāochuǎn, xīnzàngbìng, zhòngfēng, shènyán, gāngōngnéngzhàng'ài, áizhèng děng jíbìng?
Q3	● 과거에 수술을 받은 적이 있습니까?
	您以前做过手术吗?
	Nín yǐqián zuòguò shǒushù ma?
Q4	● 최근 6개월간 체중 증가나 감소가 있었습니까?
	过去 6 个月内您的体重有增加或减轻吗?
	Guòqù 6gèyuè nèi nín de tǐzhòng yǒu zēngjiā huò jiǎnqīng ma?
Q5	● 흡연을 합니까? □ 흡연을 하지 않는다. / 1일 흡연 량 :
	你抽烟吗?　□ 非吸烟者 / 每天吸烟量
	Nǐ chōuyān ma? Fēi xīyān zhě / Měitiān xīyān liàng:
Q6	● 평소 규칙적으로 운동을 합니까?
	你平时锻炼身体吗?
	Nǐ píngshí duànliàn shēntǐ ma?
Q7	● B형 간염 상태 □ 면역 □ B형 간염 보균자 □ 현재 진행형 □ 과거 완치형	● 乙型肝炎状况 Yǐ xíng gānyán zhuàngkuàng □ 免疫 Miǎnyì □ 乙型肝炎持有者 Yǐ xíng gānyán chí yǒu zhě □ 目前正在受苦 Mùqián zhèngzài shòukǔ □ 过去曾受过 Guòqù céng shòuguò

Q8	● 평소 어느 것을 즐겨 먹습니까?　□ 채식　□ 채식·육식　□ 육식
	你的饮食习惯是什么？Nǐ de yǐnshí xíguàn shì shénme? □ 以蔬菜为主 Yǐ shūcài wéi zhǔ　□ 蔬菜和肉类 Shūcài hé ròu lèi □ 主要是肉类 Zhǔyào shi ròu lèi
Q9	● 하루 배변 횟수는 몇 번 인가요?
	您每天排便几次？ Nín měitiān páibiàn jǐ cì?
Q10	● 쉽게 피로를 느끼는 편 인가요?
	你容易疲劳吗？ Nǐ róngyì píláo ma?
Q11	● 약이나 음식에 알레르기가 있나요?
	您是否对任何药物或食物过敏？ Nín shìfǒu duì rènhé yàowù huò shíwù guòmǐn?
Q12	● 불안하거나 우울한 증상이 있습니까?
	您有焦虑或抑郁的症状吗？ Nín yǒu jiāolǜ huò yìyù de zhèngzhuàng ma?
Q13	● 출산을 하신 적이 있나요?
	你生过孩子吗？ Nǐ shēngguò háizi ma?
Q14	● 현재 임신을 했거나 임신가능성이 있나요?
	您目前是否怀孕或疑似怀孕？ Nín mùqián shìfǒu huáiyùn huò yísì huáiyùn?
Q15	● 그 밖에 불편한 점을 적어주세요.
	请说明任何其他困扰您的事情。 Qǐng shuōmíng rènhé qítā kùnrǎo nín de shìqíng.

② 통증의 기간/정도에 대한 표현 ｜ 关于疼痛持续时间/程度的表达

의사 & 병원 직원 医生和医院员工	환자 患者
● 어디가 아픈가요?	（　）가 아파요.
您有什么问题？ ｜ Nín yǒu shén me wèntí?	我的（　）疼。

⊙ 얼마나 통증이 있었나요?	
疼痛是从什么时候开始的？ Téngtòng shì cóng shénme shíhòu kāishǐ de?	( )일 / 주 / 달 정도 되었습니다. 已经 ( ) 天/周/月了。 Yǐjīng ( ) tiān/zhōu/yuèle.
⊙ 통증이 심한가요?	
疼痛严重吗？ | Téngtòng yánzhòng ma?	

Minor Pain			Moderate Pain			Severe Pain			
1	2	3	4	5	6	7	8	9	10
非常温和 Fēicháng wēnhé	不舒服 bú shūfú	可以忍受 Kěyǐ rěnshòu	苦恼 kǔnǎo	非常痛苦 Fēicháng tòngkǔ	激烈 Jīliè e	非常强烈 Fēicháng qiángliè	非常可怕 Fēicháng kěpà	难以忍 受的 Nányǐ rěnshòu de	无法形容 Wúfǎ xíngróng
아주 약한 통증	불편한 통증	참을 만한 정도의 통증	불쾌한 느낌의 통증	아주 불쾌한 느낌의 통증	강한 통증	아주 강한 통증	끔찍한 통증	극심한, 참을 수 없는 통증	상상할 수 없는, 말할 수 없는 통증

⌂ 疼痛测量，数字评定量表 (NRS) | 통증 평가 척도 (NRS)

---

③ 수면/식사/소화 관련 표현 | **睡觉/吃饭/消化**

③-1 睡眠

의사 & 병원 직원 医生和医院员工	환자 患者
평소에 잠은 일정한 시간에 주무시나요? 你每天都在同一时间上床睡觉吗？ Nǐ měitiān dōu zài tóngyī shíjiān shàngchuáng shuìjiào ma?	네. 잠은 일정한 시간에 잘 자는 편입니다. 是的，我每天都在同一时间上床睡觉。 Shì de, wǒ měitiān dū zài tóngyī shíjiān shàngchuáng shuìjiào 아니오. 일정하게 잠을 잘 수 없습니다. 不，我每天在不同的时间睡觉。 Bù, wǒ měitiān zài bùtóng de shíjiān shuìjiào
평소에 몇 시간 정도 주무시나요? 您平均睡眠多少小时？ Nín píngjūn shuìmián duōshǎo xiǎoshí	( ) 시간 정도 잡니다. 我每天睡大约 ( ) 小时。 Wǒ měitiān shuì dàyuē ( ) xiǎoshí

통증으로 인해 잠에 들지 못하나요?	네. 아파서 잠을 잘 수 없습니다. / 아니요. 잠은 잘 잡니다.
疼痛会影响您入睡吗?	是的, 这让我很烦恼
Téngtòng huì yǐngxiǎng nín rùshuì ma	Shì de, zhè ràng wǒ hěn fánnǎo/ 不, 这根本 不困扰我。
	Bù, zhè gēnběn bù kùnrǎo wǒ

③-2 用餐

의사 & 병원 직원 医生和医院员工	환자 患者
식사는 규칙적으로 하시나요? 你经常吃饭吗? Nǐ jīngcháng chīfàn ma	네. 식사를 규칙적으로 하는 편입니다. 是的, 我按时吃饭。 Shì de, wǒ ànshí chīfàn
	아니오. 식사가 규칙적이지 않습니다. 不, 我饮食不规律。 Bù, wǒ yǐnshí bù guīlǜ
어제 어떤 음식을 드셨나요? 你昨天吃了什么? Nǐ zuótiān chīle shénme	(　)을 먹었어요. 我吃了 (　) 。 | Wǒ chīle (　).
통증으로 인해 음식 섭취에 문제가 있나요? 疼痛会影响您进食吗? Téngtòng huì yǐngxiǎng nín jìnshí ma	네. 아파서 잘 먹을 수 없습니다. 是的, 这让我很烦恼。 Shì de, zhè ràng wǒ hěn fánnǎo
	아니요. 잘 먹습니다. 不。我没事。 Bù。 wǒ méishì

③-3 消化

의사 & 병원 직원 医生和医院员工	환자 患者
평소에 배변 활동이 활발한가요? 您平时排便正常吗? Nín píngshí páibiàn zhèngcháng ma?	네. 활발합니다. 是的。 | Shì de
	아니요. 변이 잘 나오지 않습니다. 不。 我的大便不容易出来。 Bù. Wǒ de dàbiàn bù róngyì chūlái
하루에 한번 배변을 보시나요? 您每天排便几次? Nín měitiān páibiàn jǐ cì	(　) 번 정도 봅니다. 约(　)次。 | Yuē (　) cì

변이 마려울 때 복통이 따르나요?	네. 배가 아픕니다.
当您感觉要排便时，您是否感到疼痛？	是的，我疼痛。
Dāng nín gǎnjué yào páibiàn shí, nín shìfǒu gǎndào téngtòng	Shì de, wǒ téngtòng
	아니요. 배는 아프지 않습니다.
	我不疼痛。
	Wǒ bù téngtòng

(3) 진료예약 | 预约

① 병원 진료 예약하기 | 医院预约

의사 & 병원 직원 医生和医院员工	환자 患者
네, ( ) 병원입니다. 您好，( )医院。 | Nín hǎo,( ) yīyuàn	예약을 하고 싶습니다. 我想预约。 | Wǒ xiǎng yùyuē
저희 병원 내원하신 적 있으세요? 这是您第一次来我们医院吗？ Zhè shì nín dì yī cì lái wǒmen yīyuàn ma	네. 있습니다. 是。有来过的。 | Shì. Yǒu láiguò de
	아니요. 없습니다. 不是。第一次的。 | Bùshì. Dì yī cì de
성함이 어떻게 되세요? 可以告诉我你的名字吗？ Kěyǐ gàosù wǒ nǐ de míngzì ma?	제 이름은 ( )입니다. 我的名字是 ( )。 Wǒ de míngzì shì ( )
성함, 연락처, 생년월일을 알려주세요. 可以告诉我您的姓名、电话号码和出生日期吗？ Kěyǐ gàosù wǒ nín de xìngmíng, diànhuà hàomǎ hé chūshēng rìqí ma	
예약 원하시는 진료 과는 어디인가요? 您想在哪个医疗科室接受治疗？ Nín xiǎng zài nǎge yīliáo kēshì jiēshòu zhìliáo	( )과 진료를 받고 싶습니다. 我想预约( )。 Wǒ xiǎng yùyuē ( )
예약 원하시는 날짜와 시간 말씀해주시면 확인해보겠습니다. 您有偏好的时间和日期吗？我们可以检查它是否打开。 Nín yǒu piānhào de shíjiān hé rìqí ma? Wǒmen kěyǐ jiǎnchá tā shìfǒu dǎkāi	( )월 ( )일 ( )시로 예약하고 싶습니다. （时间和日期）最适合我。 (Shíjiān hé rìqí) zuì shìhé wǒ
( )월 ( )일 ( )시로 예약이 되었습니다. 我们将于（时间和日期）与您见面。 Wǒmen jiāng yú (shíjiān hé rìqí) yǔ nín jiànmiàn	감사합니다. 谢谢。 | Xièxiè

	좋습니다.
죄송하지만 말씀하신 시간은 예약이 불가합니다. ( )월 ( )일 ( )시는 어떠세요? 抱歉，预订已满。(日期) 怎么样？ Bàoqiàn, Yùdìngyǐmǎn. (Rìqí) zěnme yàng	这对我有好。｜ Zhè duì wǒ yǒu hǎo
	다른 날짜는 언제가 가능한가요?
	还有其他日子吗？ Hái yǒu qítā rìzi ma

* 동성의사에게 진료 받고 싶은 경우
  如果您想要特定性别的医生 (Rúguǒ nín xiǎng yào tèdìng xìngbié de yīshēng)

· 여자 : 여자 선생님께서 수술 해 주셨으면 좋겠습니다.
· 남자 : 남자 선생님께서 수술 해 주셨으면 좋겠습니다.
· 동성 의사 선생님께 수술 받고 싶습니다.
· 女性 (Nǚxìng) : 我想要一位女医生给我做手术。
  Wǒ xiǎng yào yī wèi nǚ yīshēng gěi wǒ zuò shǒushù
· 男性 (Nánxìng) : 可以找男医生做手术吗？
  Kěyǐ zhǎo nán yīshēng zuò shǒushù ma
· 我希望有一位同性的医生为我进行手术。
  Wǒ xīwàng yǒuyī wèi tóngxìng de yīshēng wèi wǒ jìnxíng shǒushù

(4) 수납 및 다음 진료 안내, 입원 및 퇴원, 약 처방과 복용 관련 표현 ｜ 缴费、预约、入院、出院、处方、用药

① 수납 및 다음 진료 안내 관련 표현 ｜ E关于付款和预约诊疗的表达

①-1 付款

의사 & 병원 직원 医生和医院员工	환자 患者
○○님, 금액은 ○○입니다. ○○先生/女士, 是○○元。 ○○Xiānshēng/nǔshì, shì ○○yuán	지불방법은 무엇이 있죠? 有哪些付款方式？ Yǒu nǎxiē fùkuǎn fāngshì
신용카드와 원화 현금 결제가 있습니다. 可以通过现金或信用卡付款。 Kěyǐ tōngguò xiànjīn huò xìnyòngkǎ fùkuǎn	

①-2 进行预约诊疗

의사 & 병원 직원 医生和医院员工	환자 患者
다음 진료는 언제로 하시겠습니까? 您希望下次诊疗是什么时候？ Nín xīwàng xià cì Zhěnliáo shì shénme shíhòu	○월 ○일 ○시로 하고 싶습니다. (时间和日期) 可以吗？ (Shíjiān hé rìqí) kěyǐ ma
네. 그때로 예약 해 드리겠습니다. 是的, 它是可预约的。 Shì de, tā shì kěyùyuēde	○월 ○일 ○시로 예약 하겠습니다. 我会预约○月○日○时。 Wǒ huìyùyuē ○yuè ○rì ○shí.
죄송하지만 그때는 예약이 안 됩니다. ○월 ○일은 어떤가요? 抱歉, 目前无法预订。 ○月○日呢？ Bàoqiàn, mùqián wúfǎ yùdìng ○Yuè ○rì ne	

② 입원 및 퇴원 관련 표현 │ 住院和出院相关的表达

②-1 住院

의사 & 병원 직원 医生和医院员工	환자 患者
몇 인실을 원하십니까? 您想要哪种类型的房间？ Nín xiǎng yào nǎ zhǒng lèixíng de fángjiān	○인 실을 원합니다. 我想要一个 (单人间)。 Wǒ xiǎng yào yīgè (dān rénjiān)
입원 중 비용 확인을 원하시면 원무과나 병동 간호사에게 문의하시면 됩니다. 如果住院期间想查询费用, 可以询问入院科室或病房护士。 Rúguǒ zhùyuàn qíjiān xiǎng cháxún fèiyòng, kěyǐ xúnwèn rùyuàn kēshì huò bìngfáng hùshì	네 알겠습니다. 好的。 Hǎo de
병원에서 필요한 서류가 있으면 퇴원 1~2일 전에 알려주시기 바랍니다. 如果您需要医院提供的任何文件, 请在出院前 1-2 天告知我们。 Rúguǒ nín xūyào yīyuàn tígōng de rènhé wénjiàn, qǐng zài chūyuàn qián 1-2 tiān gàozhī wǒmen.	

②-2 收款

의사 & 병원 직원 医生和医院员工	환자 患者
수납 창구로 가셔서 수납하시면 됩니다. 您可以在收款窗口付款。 Nín kěyǐ zài shōu kuǎn chuāngkǒu fùkuǎn	○○가 필요합니다. 请问可以给我○○吗？ Qǐngwèn kěyǐ gěi wǒ ○○ma
필요하신 서류가 있나요? 您需要什么文件吗？ Nín xūyào shénme wénjiàn ma	

* 관련 단어 | 相关词汇(Xiāngguān cíhuì)

진단서, 입원증명서, 수술증명서, 검사결과지(영상, 혈액 등)
医疗证明、住院证明、手术书面确认、检测结果 (视频、血液等)
Yīliáo zhèngmíng, zhùyuàn zhèngmíng, shǒushù shūmiàn quèrèn, jiǎncè jiéguǒ (shìpín, xiěyè děng)

③ 약 처방과 복용 관련 표현 │ 处方和服药相关的表达

환자 患者	의사 & 병원 직원 医生和医院员工
처방전을 어디서 받나요? 我在哪里收处方？ Wǒ zài nǎlǐ shōu chǔfāng	처방전은 원무과에서 받으시면 됩니다. 您在医院行政部收到处方。 Nín zài yīyuàn xíngzhèng bù shōudào chǔfāng
처방약은 어떻게 받나요? 我在哪里收处方药？ Wǒ zài nǎlǐ shōu chǔfāngyào	처방전을 들고 원내/원외약국에 가서 처방전을 주면 됩니다. 您可以去院内/院外药房给他们开处方。 Nín kěyǐ qù yuànnèi/yuànwài yàofáng gěi tāmen kāi chǔfāng
약을 언제 먹어야 하나요? 我应该什么时候服药？ Wǒ yīnggāi shénme shíhòu fúyào	약은 (식전/식후 바로/식후 30분/ 자기 전)에 먹어야 합니다. 应服药 (饭前/饭后立即/饭后30分钟/睡前)。 Yīng fúyào (fàn qián/fàn hòu lìjí/fàn hòu 30 fēnzhōng/ shuì qián)
부작용/알레르기가 있나요? 是否有任何副作用/过敏？ Shìfǒu yǒu rènhé fùzuòyòng/guòmǐn	증상이 사라져도 처방약은 다 드시길 권장합니다. 即使您的症状消失，也建议您服用所有处方药。 Jíshǐ nín de zhèngzhuàng xiāoshī, yě jiànyì nín fúyòng suǒyǒu chǔfāngyào
	없습니다. / ○○약과 함께 드시지 마십시오. 不存在。/ 请勿与○○药一起服用。 Bù cúnzài. / Qǐng wù yǔ ○○yào yīqǐ fúyòng

(5) 검사, 수술 관련 표현 | 检查和手术相关的表达

① 검사 관련 표현 | 检查

★ 주요 검사 종류 | 主要检查

- **내시경** | 内窥镜检查 (Nèikuījìng jiǎnchá)

- **영상검사** | 影像检查 (Yǐngxiàng jiǎnchá)
    » 초음파검사 | 超声检查 (Chāoshēng jiǎnchá)
    » X-ray | X射线 (X-shèxiàn)
    » CT | 计算机断层扫描 (Jìsuànjī duàncéng sǎomiáo)
    » MRI | 磁共振成像 (Cí gòngzhèn chéngxiàng)

- **심전도 검사** | 心电图 (Xīndiàntú)

- **혈압 검사** | 血压检查 (Xiěyā jiǎnchá)

- **혈액 검사** | 皮肤过敏反应 (Pífū guòmǐn fǎnyìng)

- **알레르기피부반응** | 眼科检查 (Yǎnkē jiǎnchá)

- **안과 검사** | 眼科检查 (Yǎnkē jiǎnchá)

- **청력 검사** | 听力检查 (Tīnglì jiǎnchá)

- **골다공증 검사** | 骨质疏松检查 (Gǔ zhí shūsōng jiǎnchá)

- **폐 기능 검사** | 肺功能检查 (Fèi gōngnéng jiǎnchá)

①-1 사용되는 표현 | 表达

● 检查时间约为○。 Jiǎnchá shíjiān yuē wèi ○	검사시간은 약 ○정도 소요됩니다.
● 抽血。Chōu xiě	혈액을 채취하다.
● 测量血糖。Cèliáng xiětáng	혈당을 측정하다.
● 换上病人的衣服。 Huàn shàng bìngrén de yīfú	가운으로 갈아입다.
● 躺平 Tǎng píng	똑바로 눕다.
● 侧躺 Cè tǎng	옆으로 눕다.
● 屏住呼吸 Píng zhù hūxī	숨을 참다.
● 打输液 dǎshūyè	수액을 맞다.

● 检测血压 Jiǎncè xiěyā	혈압을 재다.
● 站直并向前看 Zhàn zhí bìng xiàng qián kàn	똑바로 서서 정면을 바라보다.
● 稍等 Shāo děng	잠시 기다리다.
● 如果您感到恶心，请告诉我。 Rúguǒ nín gǎndào ěxīn, qǐng gàosù wǒ	토할 것 같으면 알려주세요.

①-2 검사 전 안내 표현 | 检查前指导

환자 患者	의사 & 병원 직원 医生和医院员工
검사 시간은 어느 정도 걸립니까? 检查需要多长时间？ Jiǎnchá xūyào duō cháng shíjiān	○ 시간 정도 걸립니다. I大约需要○小时。 Dàyuē xūyào ○xiǎoshí
검사 비용은 얼마 입니까? 检查费用是多少？ Jiǎnchá fèiyòng shì duōshǎo	○○검사는 한화로 ○○입니다. ○○检查是○○韩华的。 ○○Jiǎnchá shì ○○hánhuáde
여자 : 여자 선생님께서 검사 해 주셨으면 좋겠습니다. 女：我想要一位女老师来检查我。 Nǚ: Wǒ xiǎng yào yī wèi nǚ lǎoshī lái jiǎnchá wǒ	네. 여자/남자 선생님이 검사해드리겠습니다. 是的。 一位女/男老师将对您进行检查。 Shì de. Yī wèi nǚ/nán lǎoshī jiāng duì nín jìnxíng jiǎnchá
남자 : 남자 선생님께서 검사 해 주셨으면 좋겠습니다. 男：请男老师检查一下。 Nán: Qǐng nán lǎoshī jiǎnchá yīxià	
▲ 검사 관련 주의사항	检查 注意事项	
● 검사 동의서가 필요한 검사입니다.	这是一项需要检查同意书。 Zhè shì yī xiàng xūyào jiǎnchá tóngyì shū
● 검사 동의서에 서명해주세요.	请在检查同意书上签字。 Qǐng zài jiǎnchá tóngyì shū shàng qiānzì
● ○○시간 금식이 필요합니다.	您需要禁食○○小时。 Nín xūyào jìn shí ○○xiǎoshí
● 물은 마실 수 있습니다.	你可以喝水。 Nǐ kěyǐ hē shuǐ
● 물도 마시면 안 됩니다.	你不应该喝水。 Nǐ bù yìng gāi hē shuǐ

①-3 일반적인 검사 안내 표현 ｜ 检查指导表达

의사 & 병원 직원 ｜ 医生和医院员工

● 탈의실에서 금속 제품을 모두 빼 주세요.	请去除所有金属物品在更衣室。 Qǐng qùchú suǒyǒu jīnshǔ wùpǐn zàigēngyīshì
● (검사 촬영 단어)를 찍겠습니다.	我会拍 (检查项目词)。 Wǒ huì pāi (jiǎnchá xiàngmùcí)
● 침대 위로 올라가주세요.	请躺在床上。 Qǐng tǎng zài chuángshàng
● 숨을 멈춰 주세요.	请屏住呼吸。 Qǐng píng zhù hūxī
● 숨을 쉬세요.	请深吸一口气。 Qǐng shēn xī yī kǒuqì
● 움직이지 마세요.	请不要动。 Qǐng bùyào dòng
● 몸에 힘을 빼주세요.	请放松。 Qǐng fàngsōng

①-4 검사 후 안내 표현 ｜ 检查后指导表述

환자 患者	의사 & 병원 직원 医生和医院员工
결과는 언제 나오나요? 结果什么时候出来? Jiéguǒ shénme shíhòu chūlái	결과는 ○일/주 후 나옵니다. 结果在 ○天/周之后 会出来。 jiéguǒ　zài○tiān/zhōu zhīhòu huì chūlái
	잠시 기다리시면 됩니다. 结果一会儿就出来了。 Jiéguǒ yīhuǐ'er jiù chūláile

② 수술 관련 표현 ｜ 手术相关表达

환자 患者	의사 & 병원 직원 医生和医院员工
수술 일정을 알려주세요. 请告诉我手术时间 Qǐng gàosù wǒ shǒushù shíjiān	수술 날짜는 ○월 ○일은 어떤가요? (时间和日期) 可以做吗? (Shíjiān hé rìqí) kěyǐ zuò ma?
비용은 얼마 입니까? 手术费用是多少? Shǒushù fèiyòng shì duōshǎo	원화로 ○○입니다. 韩元是○○。 Hányuán shì ○○

수술은 몇 시간 정도 걸립니까?	○○시간 정도 걸립니다.
手术需要几个小时？	大约需要○小时。
Shǒushù xūyào jǐ gè xiǎoshí	Dàyuē xūyào○xiǎoshí

⚠ 검사 관련 주의사항 | 检查注意事项	
● 수술 ○○시간 전 부터는 아무것도 먹으면 안 됩니다.	手术前○小时内不得吃任何东西。 Shǒushù qián ○xiǎoshí nèi bùdé chī rènhé dōngxī
● 이 수술은 리스크를 동반합니다.	这项手术存在风险。 Zhè xiàng shǒushù cúnzài fēngxiǎn
● 수술 동의서를 ○○시에 받겠습니다. 그 때까지 보호자와 함께 병실에 있으세요.	我会在（时间）来领取手术同意书。 在此之前，请与您的监护人待在一起。 Wǒ huì zài (shíjiān) lái lǐngqǔ shǒushù tóngyì shū. Zài cǐ zhīqián, qǐng yǔ nín de jiānhùrén dài zài yīqǐ

(6) 병원 입원 생활 관련 표현 ｜ 住院期间

① 식사 관련 표현 ｜ 用餐

환자 患者	의사 & 병원 직원 医生和医院员工
식사는 할랄 음식으로 하고 싶습니다. 我想吃清真餐。 Wǒ xiǎng chī qīngzhēn cān	저희 병원은 할랄식이 가능합니다. 我们提供清真餐。 Wǒmen tígōng qīngzhēn cān
	저희 병원은 할랄식 제공이 안 됩니다. 我们不提供清真餐。 Wǒmen bù tígōng qīngzhēn cān
식사는 하루에 몇 번, 언제 나옵니까? 一天有多少次以及何时提供膳食？ Yītiān yǒu duōshǎo cì yǐjí hé shí tígōng shànshí?	하루 ○번, 아침 ○시, 점심○시, 저녁○시입니다. 每天○次，早餐○点，午餐○点，晚餐○点。 Měitiān ○cì, zǎocān ○diǎn, wǔcān ○diǎn, wǎncān ○diǎn
수술/검사가 예정되어 있는 경우 | 当安排检查/手术时。	
● 의사 선생님과 상의 없이 외부 음식물을 드시면 안 됩니다.	在没有咨询医生的情况下，不要吃外面的食物。 Zài méiyǒu zīxún yīshēng de qíngkuàng xià, bùyào chī wàimiàn de shíwù.

- 환자분은 내일 수술이 있어서 오늘 ○○시 이후로 금식입니다.

病人明天要做手术，所以今天○点开始禁食。
Bìngrén míngtiān yào zuò shǒushù, suǒyǐ jīntiān ○diǎn kāishǐ jìn shí.

② 시설의 위치와 정보 물어보기 | 询问设施位置和信息

②-1 기본시설 | 基本设施

편의시설	设施					
식당	카페	편의점	공원(산책시설)	기도실	은행	세탁실
餐厅	咖啡店	便利店	公园(步行设施)	祈祷室	银行	洗衣房
우체국	화원	문구점	화장실	공중전화	정수기	비상구
邮局	花园	文具店	卫生间	电话亭	净水器	紧急出口

의료 센터/기타시설	MEDICAL/OTHERS			
응급의료센터	암센터	물리치료실	영상의학실	약제실
紧急医疗中心	癌症中心	物理治疗诊所	放射科诊所	药店
중환자실	장례식장	원무과	수납 및 접수	건강증진센터
重症监护室	殡仪馆	行政办公室	接待台	健康中心

환자 患者	의사 & 병원 직원 医生和医院员工
○○이 어디입니까? ○○在哪里？ ○○Zài nǎlǐ	직진하면 됩니다. 一直往前走就可以了。 Yīzhí wǎng qián zǒu jiù kěyǐle
병원 지도가 준비되어 있습니까? 有医院地图吗？ Yǒu yīyuàn dìtú ma	○층에 있습니다. 位于○层。 Wèiyú ○ céng

②-2 기도실과 관련한 표현 │ 与祈祷室相关的词语

환자 患者	의사 & 병원 직원 医生和医院员工
기도실이 어디입니까? 祈祷室在哪里？ Qídǎo shì zài nǎlǐ	네. 기도실에 준비되어 있습니다. 是。在祈祷室准备的。 shì. zàiqídǎo shì zhǔnbèi de
기도실에 기도를 위한 카펫이 준비되어 있나요? 祈祷室里有祈祷用的地毯吗？ Qídǎo shì li yǒu qídǎo yòng dì dìtǎn ma?	
나침반을 빌릴 수 있나요? 我可以借用指南针吗？ Wǒ kěyǐ jièyòng zhǐnánzhēn ma	네. 빌려드릴 수 있습니다. 是的。 我可以借给你。 Shì de. Wǒ kěyǐ jiè gěi nǐ
코란이 있나요? 你有古兰经吗？ Nǐ yǒu gǔlánjīng ma	아니요. 따로 준비하셔야 합니다. 对不起。 你应该带上自己的。 Duìbùqǐ. Nǐ yīnggāi dài shàng zìjǐ de

③ 기타사항 요구하기 │ 其他

환자 患者	의사 & 병원 직원 医生和医院员工
환자복을 갈아입고 싶습니다. 我想换一下病号服。 Wǒ xiǎng huàn yīxià bìng hào fú	가져다 드리겠습니다. 我给你带一个。 Wǒ gěi nǐ dài yīgè
이불/베개를 교체 해 주세요.(더 주세요.) 可以帮我换一下枕头/毯子吗？(请给我更多。) Kěyǐ bāng wǒ huàn yīxià zhěntou/tǎnzi ma (Qǐng gěi wǒ gèng duō.)	죄송합니다. 여분이 없어서 기다려주세요. 抱歉，您可能需要等待，因为我们暂时没有剩余的。 Bàoqiàn, nín kěnéng xūyào děngdài, yīnwèi wǒmen zhànshí méiyǒu shèngyú de

외출을 하고 싶습니다. 我想出去。 Wǒ xiǎng chūqù	외출 하셔도 됩니다. 当然。你可以出去一会儿。 Dāngrán. Nǐ kěyǐ chūqù yīhuǐ'er 외출하시면 안됩니다. 안정을 취하셔야 합니다. 抱歉，你不能出去，你需要休息。 Bàoqiàn, nǐ bùnéng chūqù, nǐ xūyào xiūxí
병실을 옮기고 싶습니다. 我想换病房。 Wǒ xiǎng huàn bìngfáng.	몇 인실로 옮기고 싶으십니까? 您想换到哪个房间？私人房间？还是双人 间？ Nín xiǎng huàn dào nǎge fángjiān? Sīrén fángjiān? Háishì shuāng rénjiān 남은 병실이 있는지 확인 해 드리겠습니다. 我会检查是否还有空房。 Wǒ huì jiǎnchá shìfǒu hái yǒu kòng fáng

(7) 병원 진료 형태·진료과 별 안내 | 医院治疗类型和科室指南

① 응급실 | 急诊室

환자	患者
● 교통사고가 났어요.	我出了车祸。 Wǒ chūle chēhuò
● 화상을 입었어요.	我被烧伤了。 Wǒ bèi shāoshāngle
● 경련이 나듯 통증이 있어요.	就像抽筋一样疼。 Jiù xiàng chōujīn yīyàng téng.
● 열이 나고 구토 증세가 있어요.	我发烧并呕吐。 Wǒ fāshāo bìng ǒutù
● 마비가 왔어요.	我有麻木感。 Wǒ yǒu mámù gǎn
● 복통이 심해요.	我胃痛得厉害。 Wǒ wèitòng dé lìhài
**의사 & 병원 직원	医生和医院员工**	
● 환자분 제 목소리가 들리시면 눈을 깜빡이세요.	如果你听得到我的声音，请眨眼。 Rúguǒ nǐ tīng dé dào wǒ de shēngyīn, qǐng zhǎyǎn

● 엑스레이 촬영을 하겠습니다.	我们将进行 X-光检查。 Wǒmen jiāng jìnxíng X-guāng jiǎnchá
● 환자분 이름이 무엇입니까?	可以告诉我你的名字吗？ Kěyǐ gàosù wǒ nǐ de míngzì ma
● 수술실로 이동하겠습니다.	我们去手术室。 Wǒmen qù shǒushù shì
● 혹시 임신 중이신가요?	你怀孕了吗？ Nǐ huáiyùnle ma

② 피부과 ｜ 皮肤科

환자 ｜ 患者	
● 피부가 건조한 타입입니다.	我是干性皮肤。 Wǒ shì gān xìng pífū.
● 흉터가 남나요?	会留下疤痕吗？ Huì liú xià bāhén ma
● 피부가 가려워요.	皮肤很痒。 Pífū hěn yǎng
● 레이저 시술 후 주의사항에는 어떤 것이 있나요?	激光治疗后有什么需要注意的吗？ Jīguāng zhìliáo hòu yǒu shé me xūyào zhùyì de ma
● 레이저 시술을 받고 싶어요.	我想做激光治疗。 Wǒ xiǎng zuò jīguāng zhìliáo
● 화상 흉터를 없애고 싶습니다.	我想去除烧伤疤痕。 Wǒ xiǎng qùchú shāoshāng bāhén
● 어떻게 하면 이 두드러기를 없앨 수 있나요?	我怎样才能摆脱这些荨麻疹？ Wǒ zěnyàng cáinéng bǎituō zhèxiē xún mázhěn？

의사 & 병원 직원 ｜ 医生和医院员工	
● 레이저 시술 후 집에 있을 때도 자외선 차단제를 발라주세요.	激光治疗后，即使您在家，也要涂抹防晒霜。 Jīguāng zhìliáo hòu, jíshǐ nín zàijiā, yě yào túmǒ fángshài shuāng
● 시술 후 붉은 기가 ○일 정도 지속됩니다.	手术后，发红持续约○天。 Shǒushù hòu, fà hóng chíxù yuē ○tiān
● 땀을 흘릴 정도의 과격한 활동은 삼가주세요.	请避免剧烈出汗的活动。 Qǐng bìmiǎn jùliè chū hàn de huódòng

③ 정형외과 | 骨科

환자	患者
◉ 춥고 습한 날에 더 아파요.	在寒冷和潮湿的日子里会更痛。 Zài hánlěng hé cháoshī de rìzi lǐ huì gèng tòng
◉ 앉아 있을 때는 괜찮은데 조금만 걸으면 다리가 아파요.	坐着的时候还好, 但是稍微走动就开始疼。 Zuòzhe de shíhòu hái hǎo, dànshì shāowéi zǒudòng jiù kāishǐ téng
◉ 왼쪽 엄지손가락이 저려요.	我的左手大拇指已经麻木了。 Wǒ de zuǒshǒu dà mǔzhǐ yǐjīng mámùle.
◉ 발목을 접질렸어요.	我扭伤了我的脚腕。 Wǒ niǔshāngle wǒ de jiǎo wàn.
◉ 멍이 들고 통증 때문에 걸을 수 없어요.	由于瘀伤和疼痛, 我无法行走。 Yóuyú yū shāng hé téngtòng, wǒ wúfǎ xíngzǒu.
◉ 부기를 어떻게 하면 뺄 수 있나요?	我怎样才能消除肿胀？ Wǒ zěnyàng cáinéng xiāochú zhǒngzhàng?
의사 & 병원 직원	医生和医院员工
◉ 똑바로 누워보세요. 앉아보세요.	请躺直／请坐下。 Qǐng Tǎng zhí. Qǐng zuò xià.
◉ 허리를 숙여보세요.	请弯曲你的背部。 Qǐng wānqū nǐ de bèibù
◉ 계단을 올라가 보세요. / 계단을 내려가 보세요.	尝试爬楼梯。/ 走下楼。 Chángshì pá lóutī. / Zǒu xià lóu.
◉ 언제부터 통증이 있었나요?	你从什么时候开始感到疼痛？ Nǐ cóng shénme shíhòu kāishǐ gǎndào téngtòng
◉ 팔/다리를 올려보세요.	请举起你的手臂/腿。 Qǐng jǔ qǐ nǐ de shǒubì/tuǐ
◉ 깁스를 해야 합니다.	你需要戴石膏。 Nǐ xūyào dài shígāo

135

④ 치과 | 牙科

환자	患者
❖ [疼痛]	
● 이가 시려요.	我牙疼。 Wǒ yá téng
● 잇몸에서 피가 나요.	我的牙龈在流血。 Wǒ de yáyín zài liúxuè
● 이가 흔들려요.	我有一颗牙齿松动。 Wǒ yǒuyī kē yáchǐ sōngdòng
● 교정하고 싶어요.	我想矫正牙齿。 Wǒ xiǎng jiǎozhèng yáchǐ
● 이가 부러졌어요.	我的牙齿断了。 Wǒ de yáchǐ duànle
● 음식물이 치아에 자꾸 껴요.	食物总是卡在我的牙齿里。 Shíwù zǒng shì kǎ zài wǒ de yáchǐ lǐ.
● 치아 때운 게 떨어졌어요.	我的补牙材料掉了。 Wǒ de bǔyá cáiliào diàole.
● 사랑니를 뽑고 싶어요.	我想拔掉我的智齿。 Wǒ xiǎng bá diào wǒ de zhìchǐ.
● 잇몸이 아파요.	我的牙龈疼。 Wǒ de yáyín téng
● 잇몸이 부어올랐어요.	我的牙龈肿胀。 Wǒ de yáyín zhǒngzhàng.
● 스케일링을 받고 싶어요.	我想要洗牙。 Wǒ xiǎng yào xǐyá.
● 수술한 부위의 양치는 어떻게 하나요?	手术后如何刷牙？ Shǒushù hòu rúhé shuāyá
● 수술 후 치통이 지속되면 어떻게 하나요?	如果疼痛不消失我该怎么办？ Rúguǒ téngtòng bù xiāoshī wǒ gāi zěnme bàn
의사 & 병원 직원	医生和医院员工	
● 식사는 지금부터 ○시간 이후부터 가능합니다.	○小时后即可进食。 ○Xiǎoshí hòu jí kě jìnshí

● 충치가 신경까지 진행되어 마취가 필요합니다.	您需要麻木牙龈，因为蛀牙已经到达您的神经。 Nín xūyào mámù yáyín, yīnwèi zhùyá yǐjīng dàodá nín de shénjīng
● 다음 예약 때까지 임시치아를 끼우고 계셔야 합니다.	您必须戴上假牙，直到下一次治疗。 Nín bìxū dài shàng jiǎyá, zhídào xià yīcì zhìliáo
● 입안을 헹구세요.	请用水漱口。 Qǐng yòngshuǐ shù kǒu
● 통증이 계속되시면 다시 내원해주세요.	如果疼痛持续，请再次就诊。 Rúguǒ téngtòng chíxù, qǐng zàicì jiùzhěn
● 입을 좀 더 크게 벌려주세요.	请把嘴张大一点。 Qǐng bǎ zuǐ zhāngdà yīdiǎn
● 수술 부위에 얼음팩으로 찜질해주세요.	用冰袋轻轻按摩手术部位。 Yòng bīngdài qīng qīng ànmó shǒushù bùwèi
● 오늘은 오른쪽/왼쪽으로 씹지 마세요.	当天剩余时间请不要用嘴的右/左咀嚼。 Dàngtiān shèngyú shíjiān qǐng bùyào yòng zuǐ de yòu/zuǒ jǔjué

⑤ 산부인과 ｜ 妇产科

환자 ｜ 患者
❖ [疼痛]

● 가슴/겨드랑이에서 몽우리가 느껴져요.	我感觉乳房有肿块。 Wǒ gǎnjué rǔfáng yǒu zhǒngkuài
● 임신인지 확인하고 싶어요.	我想检查一下是否怀孕了。 Wǒ xiǎng jiǎnchá yīxià shìfǒu huáiyùnle
● 유방에 통증이 있어요.	我感到乳房疼痛。 Wǒ gǎndào rǔfáng téngtòng
● 태아의 건강을 확인하고 싶어요.	我想检查一下胎儿的健康状况。 Wǒ xiǎng jiǎnchá yīxià tāi'ér de jiànkāng zhuàngkuàng
● 하얀/노랑 냉이 많이 나와요.	我的白色/黄色白带过多。 Wǒ de báisè/huángsè báidàiguò duō

● 임신 중 감기약을 복용했어요.	我怀孕期间吃了感冒药。 Wǒ huáiyùn qíjiān chīle gǎnmào yào
● 질에서 심한 냄새가 나요.	阴道有强烈的气味。 Yīndào yǒu qiángliè de qìwèi.
● 임신이 되지 않아요.	I我无法怀孕。 Wǒ wúfǎ huáiyùn
● 소변을 볼 때 따끔거려요.	小便时会刺痛。 Xiǎobiàn shí huì cì tòng
● 생리를 안했어요.	我错过了月经。 Wǒ cuòguòle yuèjīng.
● 소변에 혈이 보여요.	我看到尿液中有血。 Wǒ kàn dào niào yè zhōng yǒu xuè
● 월경 주기가 일정하지 않아요.	月经周期不规律。 Yuèjīng zhōuqí bù guīlǜ
● 질에서 피가 나요.	阴道流血 Yīndào liúxuè
● 월경통이 너무 심해요.	我有严重的经期疼痛。 Wǒ yǒu yánzhòng de jīngqí téngtòng
● 월경 시 양이 너무 많아요.	月经期间的量过多。 Yuèjīng qíjiān de liàngguò duō

★ [日常生活]

● 피임약은 어떻게 먹어야 하나요?	我应该如何服用避孕药？ Wǒ yīnggāi rúhé fúyòng bìyùn yào
● 배에 통증이 계속될 땐 어떻게 해야 하나요?	如果胃部持续疼痛怎么办？ Rúguǒ wèi bù chíxù téngtòng zěnme bàn
● 수술 후 피해야 하는 음식이 있나요?	手术后我应该避免吃什么食物吗？ Shǒushù hòu wǒ yīnggāi bìmiǎn chī shénme shíwù ma
● 출산 예정일은 언제인가요?	你的预产期是什么时候？ Nǐ de yùchǎnqí shì shénme shíhòu

의사 & 병원 직원 | 医生和医院员工

● 골반검사를 해 볼께요.	我们来做一下骨盆检查吧。 Wǒmen lái zuò yīxià gǔpén jiǎnchá ba.
● 옷을 벗고 가운을 입고 누우세요.	穿上病人服并躺下。 Chuān shàng bìngrén fú bìng tǎng xià

● 폐경은 언제 하셨습니까?	您什么时候进入更年期？ Nín shénme shíhòu jìnrù gēngniánqí
● 다리를 벌리고 누우세요.	请躺下，双腿张开。 Qǐng tǎng xià, shuāng tuǐ zhāng kāi
● 언제 마지막 생리를 하셨습니까?	您最后一次月经是什么时候？ Nín zuìhòu yīcì yuèjīng shì shénme shíhòu
● 자가 임신 테스트를 해 보셨습니까?	您在家尝试过妊娠测试吗？ Nín zàijiā chángshìguò rènshēn cèshì ma?
● 생리 주기가 규칙적인가요?	你的月经规律吗？ Nǐ de yuèjīng guīlǜ ma

⑥ 안과 ｜ 眼科

환자 ｜ 患者

● 눈이 따가워요.	我的眼睛很刺痛。 Wǒ de yǎnjīng hěn cì tòng.
● 왼쪽 눈꺼풀이 부은 것 같아요.	我的左眼皮好像肿了。 Wǒ de zuǒ yǎnpí hǎoxiàng zhǒngle.
● 왼쪽 눈 다래끼 때문에 힘들어요.	由于我的左眼有麦粒肿，我的生活很不好过。 Yóuyú wǒ de zuǒ yǎn yǒu màilìzhǒng, wǒ de shēnghuó hěn bù hǎoguò.
● 눈곱이 많이 껴요.	我的眼睛有很多眼屎。 Wǒ de yǎnjīng yǒu hěnduō yǎnshǐ.
● 물체가 두 개로 보여요.	似乎有两个物体。 Sìhū yǒu liǎng gè wùtǐ.
● 라식/라섹 수술 후 시력을 회복하는데 얼마나 걸리나요?	LASIK/LASEK 手术后需要多长时间才能恢复视力？ LASIK/LASEK shǒushù hòu xūyào duō cháng shíjiān cáinéng huīfù shìlì
● 눈이 건조해요.	我有干眼症。 Wǒ yǒu gān yǎn zhèng
● 라식/라섹 수술 시간은 얼마나 소요되나요?	LASIK/LASEK 手术需要多长时间？ LASIK/LASEK shǒushù xūyào duō cháng shíjiān

● 시야가 흐려요.	我的视力很模糊。 Wǒ de shìlì hěn móhú
● 라식과 라섹 수술의 차이는 무엇인가요?	LASIK 和 LASEK 手术有什么区别？ LASIK hé LASEK shǒushù yǒu shé me qūbié
● 햇빛을 보면 눈물이 나요.	当我看到阳光时，我会哭。 Dāng wǒ kàn dào yángguāng shí, wǒ huì kū

의사 & 병원 직원 | 医生和医院员工	
● 시력검사를 하겠습니다.	我们将开始您的视力检查。 Wǒmen jiāng kāishǐ nín de shìlì jiǎnchá
● 바에 턱을 올리시고 이마를 대주세요.	请将下巴放在吧台上，让额头接触设备。 Qǐng jiāng xiàbā fàng zài bātái shàng, ràng étóu jiēchù shèbèi
● 위/아래를 쳐다 보세요.	请向上/向下看。 Qǐng xiàngshàng/xiàng xià kàn
● 안압검사를 시작하겠습니다.	眼压测试开始。 yǎn yā cèshì kāishǐ
● 앞에 보이는 빛/물체를 봐주세요.	请看前面的光/物体。 Qǐng kàn qiánmiàn de guāng/wùtǐ

⑦ 이비인후과 ｜ 耳鼻喉科

환자 | 患者	
● 목이 쉬었어요.	我的喉咙沙哑了。 Wǒ de hóulóng shāyǎle.
● 귀에서 이상한 소리가 나요.	我从耳朵里听到了一些东西。 Wǒ cóng ěrduǒ lǐ tīng dàole yīxiē dōngxī
● 목에 가래가 계속 남아 있어요.	我喉咙里还有痰。 Wǒ hóulóng lǐ hái yǒu tán.
● 소리가 잘 안 들리는 것 같아요.	我听不太清楚。 Wǒ tīng bù tài qīngchǔ
● 기침을 심하게 해요.	我咳嗽得很厉害。 Wǒ késòu dé hěn lìhài
● 귀에서 물이 나오는 것 같아요.	我觉得从我的耳朵里流出来水了。 Wǒ juédé cóng wǒ de ěrduǒ lǐ liú chūlái shuǐ le

● 삼키는게 힘들어요.	很难下咽。 Hěn nán xià yàn.
● 귀가 꽉 막힌 느낌이 들어요.	我的耳朵感觉被堵住了。 Wǒ de ěrduǒ gǎnjué bèi dǔ zhùle.
● 목이 칼칼해요.	我嗓子疼。 Wǒ sǎngzi téng.
● 밤에 코피가 많이 났어요.	我晚上流了很多鼻血。 Wǒ wǎnshàng liúle hěnduō bíxiě.
● 코가 막혔어요. 숨을 쉬기 불편해요.	我的鼻子被堵住了。 呼吸不舒服。 Wǒ de bízi bèi dǔ zhùle. Hūxī bú shūfú
● 재채기를 많이 해요.	我打喷嚏很多。 Wǒ dǎ pēntì hěnduō
● 머리도 아파요.	头疼。 tóuténg
● 콧물이 많이 나요.	我流鼻涕很多。 Wǒliú bítì hěnduō

의사 & 병원 직원 | 医生和医院员工

● 식염수로 코 세척을 꼭 해주세요.	请用生理盐水冲洗鼻子。 Qǐng yòng shēnglǐ yánshuǐ chōngxǐ bízi
● 숨을 잠시 참아주세요.	请屏住呼吸一会儿。 Qǐng píng zhù hūxī yíhuìr
● 귀/코/목 검사를 하겠습니다.	将进行耳/鼻/喉检查。 jiāng jìnxíng ěr/bí/hóu jiǎnchá
● 이쪽에서 간단한 치료를 받으시면 됩니다.	你只需要在这里进行简单的治疗。 Nǐ zhǐ xūyào zài zhèlǐ jìnxíng jiǎndān de zhìliáo
● 입을 벌려 주세요.	请张开嘴。 Qǐng zhāng kāi zuǐ
● 이 자세로 잠시만 계시면 됩니다.	保持这个姿势一会儿。 Bǎochí zhège zīshì yīhuǐ'er

⑧ 성형외과 | 整形外科

환자	患者
● 실밥은 얼마 후에 제거하나요?	什么时候可以拆线？ Shénme shíhòu kěyǐ chāi xiàn
● 상처(흉터) 안남도록 해 주세요.	请不要留下任何伤口（疤痕）。 Qǐng bùyào liú xià rènhé shāngkǒu (bāhén)
● 전신마취를 하는 수술은 피하고 싶습니다.	我想避免需要全身麻醉的手术。 Wǒ xiǎng bìmiǎn xūyào quánshēn mázuì de shǒushù

의사 & 병원 직원	医生和医院员工
● 찜질을 하면 붓기 빼는데 도움이 됩니다.	热敷有助于减轻肿胀。 Rèfū yǒu zhù yú jiǎnqīng zhǒngzhàng
● 최대한 안정을 취해 주세요.	请尽可能多休息。 Qǐng jǐn kěnéng duō xiūxí
● 실밥을 풀기 위해 출국 전 내원해주세요.	出国前请到医院拆线。 Chūguó qián qǐng dào yīyuàn chāi xiàn

⑨ 소아과 | 儿科

환자	患者
● 아이가 잠을 잘 못잡니다.	孩子睡得不好。 Háizi shuì dé bù hǎo
● 기침을 많이 합니다.	咳嗽得很厉害。 késòu dé hěn lìhài
● 아이가 밥을 잘 안 먹습니다.	我的孩子吃得不好。 Wǒ de háizi chī dé bù hǎo
● 아이가 먹으면 토해요.	我的孩子吃完饭后就呕吐。 Wǒ de háizi chī wán fàn hòu jiù ǒutù
● 아이가 열이 많이 납니다.	我的孩子正在发高烧。 Wǒ de háizi zhèngzài fā gāoshāo
● 아이가 예방접종을 하지 않았어요.	我的孩子没有接种疫苗。 Wǒ de háizi méiyǒu jiēzhǒng yìmiáo

의사 & 병원 직원	医生和医院员工
● 아이가 잠은 잘 자나요?	您的孩子睡得好吗？ Nín de háizi shuì dé hǎo ma

● 아이가 먹던 약이 있나요?	他正在服用任何处方药吗？ Tā zhèngzài fúyòng rènhé chǔfāngyào ma
● 아이 몸무게랑 키를 재겠습니다.	我们将测量孩子的体重和身高。 Wǒmen jiāng cèliáng háizi de tǐzhòng hé shēngāo
● 전 날 어떤 음식을 먹었나요?	他昨天吃了什么食物？ Tā zuótiān chīle shénme shíwù
● 아이가 몇 개월 되었나요?	她年纪多大？ Tā niánjì duōdà

3. 관광·일상표현 旅游·日常表达

(1) 기본표현 | 基本表达

① 인사하기 | 问好

①-1 인사하기 | *问好*

- **안녕하십니까?**
  你好？| Nǐ hǎo

- **오랜만입니다.**
  好久不见。| Hǎojiǔ bùjiàn

- **안녕히 주무세요.**
  晚安。| Wǎn'ān

- **안녕히 계세요.**
  再见。| Zàijiàn

- **즐거운 하루 되세요.**
  祝你今天愉快。| Zhù nǐ jīntiān yúkuài

①-2 감사 인사 | *Expression for appreciation*

- **감사합니다.**
  谢谢 | Xièxiè

- **천만에요.**
  不客气。| Bù kèqì

② 대답·질문하기 | 询问/回答

②-1 대답하기 | 回答问题

● 네. 아니오. 동의합니다.
  是的。 不。 我同意。 | Shì de. Bù. Wǒ tóngyì

②-2 질문하기 | 问问题

● 다시 한번 말씀해 주시겠습니까?
  你能再说一遍吗？ | Nǐ néng zàishuō yībiàn ma

● 이것은 무엇입니까? / 무슨 뜻입니까?
  这是什么？ | Zhè shì shénme / 这是什么意思？ | Zhè shì shénme yìsi

● 이것이 맞습니까?
  这是正确的吗？ | Zhè shì zhèngquè de ma

● 철자를 좀 알려주시겠어요?
  你能帮我拼出来吗？ | Nǐ néng bāng wǒ pīn chūlái ma

● ○○는 어디에 있습니까?
  ○○在哪里？ | ○○Zài nǎlǐ

③ 부탁하기 | 要求

● 저 좀 도와주시겠습니까? / 물론이죠.
  你可以帮帮我吗？ | Nǐ kěyǐ bāng bāng wǒ ma / 当然。 | Dāngrán

● 좀 더 천천히 얘기해 주십시오.
  请说得慢一点。 | Qǐng shuō dé màn yīdiǎn

(2) 공항에서 | 机场

① 입국 심사 받기 | 出入境检查

- **입국 심사는 어디서 합니까?**
  出入境检查在哪里进行？| Chūrùjìng jiǎnchá zài nǎlǐ jìnxíng

- **여권/입국카드를 보여주세요.**
  请出示您的护照/入境卡片。| Qǐng chūshì nín de hùzhào/ rùjìngkǎpiàn

- **며칠 간 머무를 예정입니까?**
  你要住几天？| Nǐ yào zhù jǐ tiān

- **어디에서 숙박하실 예정입니까?**
  您打算住在哪里？| Nín dǎsuàn zhù zài nǎlǐ

- **입국 목적은 무엇입니까?**
  入境的目的是什么？| Rùjìng de mùdì shì shénme

- **여행/비즈니스/유학입니다.**
  旅行/商务/出国留学。| Lǚxíng/shāngwù/chūguó liúxué

② 짐 찾기 | 行李领取处

- **짐은 어디에서 찾습니까?**
  我在哪里可以找到我的行李？| Wǒ zài nǎlǐ kěyǐ zhǎodào wǒ de xínglǐ

- **유실물센터는 어디입니까?**
  失物招领中心在哪里？| Shīwù zhāolǐng zhōngxīn zài nǎlǐ

- **제 짐을 잃어버렸습니다.**
  我丢了行李。| Wǒ diūle xínglǐ

- **제 짐이 안 나왔는데요.**
  我的行李没出来。| Wǒ de xínglǐ méi chūlái

- **가방이 망가졌어요.**
  我的包坏了。| Wǒ de bāo huàile

✅ **이것이 수하물인환증입니다.**

这是您的行李领取证明单。 | Zhè shì nín de xínglǐ lǐngqǔ zhèngmíng dān

✅ **타고 오신 항공편은 무엇입니까?**

我可以知道你的航班号吗？ | Wǒ kěyǐ zhīdào nǐ de hángbān hào ma

③ 세관 검사 받기 | 海关检查

✅ **짐은 이게 전부입니까?**

这就是你的全部吗？ | Zhè jiùshì nǐ de quánbù ma

✅ **신고할 물건은 없습니까?**

您有什么要报告的吗？ | Nín yǒu shé me yào bàogào de ma

✅ **아니요. 없습니다.**

不。 不存在。 | Bù. Bù cúnzài

✅ **가방을 열어 주십시오.**

请打开袋子。 | Qǐng dǎkāi dàizi

✅ **이것은 무엇입니까?**

这是什么？ | Zhè shì shénme

✅ **이것은 가지고 들어가실 수 없습니다.**

你不能把这个带进来。 | Nǐ bùnéng bǎ zhège dài jìnlái

④ 환전소 서비스 이용하기 | 货币兑换服务

✅ **환전소는 어디입니까?**

外币兑换处在哪里？ | Wàibì duìhuàn chǔ zài nǎlǐ

✅ **환율이 어떻게 됩니까?**

汇率是多少？ | Huìlǜ shì duōshǎo

✅ **잔돈을 섞어 주세요.**

我可以合并纸币和硬币吗？ | Wǒ kěyǐ hébìng zhǐbì hé yìngbì ma

✅ **수수료는 얼마입니까?**
手续费是多少？| shǒuxùfèi shìduōshǎo

✅ **여권은 가지고 왔습니까?**
你带护照了吗？| Nǐ dài hùzhàole ma

✅ **여기에 서명해주세요.**
请在这里签名。| Qǐng zài zhèlǐ qiānmíng

(3) 호텔에서 | 酒店

① 체크인 | 登记入住

①-1 예약 했을 때 | 预订时

✅ **제 짐을 안으로 날라다 주세요.**
请您把我所有的行李搬到我的房间里好吗？
Qǐng nín bǎ wǒ suǒyǒu de xínglǐ bān dào wǒ de fángjiān lǐ hǎo ma

✅ **짐은 이것이 전부입니까?**
这就是你所有的行李吗？
Zhè jiùshì nǐ suǒyǒu de xínglǐ ma

✅ **이 호텔의 프론트 데스크는 어디입니까?**
这家酒店的前台在哪里？
Zhè jiā jiǔdiàn de qiántái zài nǎlǐ

✅ **저는 예약을 했습니다.**
我已经预订了住宿。
Wǒ yǐjīng yùdìngle zhùsù

✅ **지불은 현금과 카드, 어떻게 하시겠습니까?**
您希望如何付款，现金还是信用卡？
Nín xīwàng rúhé fùkuǎn, xiànjīn háishì xìnyòngkǎ

✅ **현금으로 하겠습니다. / 비자카드를 이용하겠습니다.**
我想用现金/ Visa卡支付。
Wǒ xiǎng yòng xiànjīn/ Visakǎ zhīfù

● **예약을 못하였습니다. 빈방이 있습니까?**
我没有预订, 请问还有空位吗？
Wǒ méiyǒu yùdìng, qǐngwèn hái yǒu kòngwèi ma

● **더블룸/싱글룸을 부탁합니다.**
请问可以给我单人间/双人间吗？
Qǐngwèn kěyǐ gěi wǒ dān rénjiān/shuāng rénjiān ma

● **조용한 방으로 주세요.**
请问能给我一个安静的房间吗？
Qǐngwèn néng gěi wǒ yīgè ānjìng de fángjiān ma

● **전망이 좋은 방으로 부탁합니다.**
可以给我一间风景好的房间吗？
Kěyǐ gěi wǒ yī jiàn fēngjǐng hǎo de fángjiān ma

● **(일주일)동안 묵을 생각입니다.**
我计划停留（一周）。
Wǒ jìhuà tíngliú (yīzhōu

● **1박에 얼마입니까?**
一晚多少钱呢？
Yī wǎn duōshǎo qián ne

● **아침식사가 포함되어 있습니까?**
包含早餐吗？
Bāohán zǎocān ma

● **더 싼 방은 없습니까?**
还有更便宜的房间吗？
Hái yǒu gèng piányí de fángjiān ma

● **방을 보여주시겠습니까?**
你能带我看看房间吗？
Nǐ néng dài wǒ kàn kàn fángjiān ma

● **체크아웃은 언제입니까?**
什么时候退房？

Shénme shíhòu tuì fáng

✔ **이 방으로 하겠습니다.**
我要这个房间。
Wǒ yào zhège fángjiān

② 체크아웃 │ 退房

✔ **내일 아침 일찍 체크아웃 하겠습니다.**
我明天一早就退房。
Wǒ míngtiān yīzǎo jiù tuì fáng

✔ **숙박비가 어떻게 되죠?**
住宿费是多少？
Zhùsù fèi shì duōshǎo

✔ **지금 체크아웃하고 싶습니다.**
我想现在退房 。
Wǒ xiǎng xiànzài tuìfáng

✔ **○호의 ○○입니다.**
是○号房间的○○。
shì ○hàofángjiān de○○

✔ **여기 제방 열쇠입니다.**
这是房间钥匙。
Zhè shì fángjiān yàoshi

✔ **제 짐은 어디 있습니까?**
我的行李在哪里？
Wǒ de xínglǐ zài nǎlǐ

③ 호텔 프런트에 문의 및 문제 해결하기 │ 咨询及疑难解答

✔ **방 열쇠를 주십시오.**
请问可以给我房间钥匙吗？

Qǐngwèn kěyǐ gěi wǒ fángjiān yàoshi ma

✅ **방에 열쇠를 놓아둔 채 문을 닫았습니다.**
我把钥匙留在房间里并关上了门。
Wǒ bǎ yàoshi liú zài fángjiān lǐ bìng guānshàngle mén

✅ **방을 바꾸고 싶습니다.**
我想换房间。
Wǒ xiǎng huàn fángjiān

✅ **귀중품을 맡아 주시겠습니까?**
能帮我保管一下我的贵重物品吗？
Néng bāng wǒ bǎoguǎn yīxià wǒ de guìzhòng wùpǐn ma

✅ **제 짐을 다시 찾고 싶습니다.**
请问我可以取回行李吗？
Qǐngwèn wǒ kěyǐ qǔ huí xínglǐ ma

✅ **아침식사는 몇 시에 먹을 수 있습니까? / 할랄 메뉴가 준비되어 있습니까?**
什么时间供应早餐？ | Shénme shíjiān gōngyìng zǎocān /
你们提供清真食品吗？ | Nǐmen tígōng qīngzhēn shípǐn ma

✅ **며칠 더 묵고 싶습니다.**
我还想多呆几天。
Wǒ hái xiǎng duō dāi jǐ tiān

(4) 레스토랑에서 | 餐厅

① 식당 찾기 · 좌석 안내받기 | 寻找餐厅 · 座位

①-1 식당 찾기 | 寻找餐厅

- 이 근처에 할랄 음식점이 있습니까?
  附近有清真餐厅吗?
  Fùjìn yǒu qīngzhēn cāntīng ma

- 이 곳에 가려면 어떻게 합니까?
  我怎样才能到达这个地方?
  Wǒ zěnyàng cáinéng dàodá zhège dìfāng

- 이 식당은 어떤 음식을 파는 곳입니까?
  这家餐厅提供什么类型的食物?
  Zhè jiā cāntīng tígōng shénme lèixíng de shíwù

①-2 좌석 안내받기 | 获取座位

- 안녕하십니까? 몇 분이시죠?
  你好, 请问几位?
  Nǐ hǎo, qǐngwèn jǐwèi

- 창가 쪽 좌석으로 해 주세요.
  请安排靠窗的座位。
  Qǐng ānpái kào chuāng de zuòwèi

- 좌석이 생길 때까지 기다려도 되겠습니까?
  您可以等到有座位吗?
  Nín kěyǐ děngdào yǒu zuòwèi ma

- 얼마나 기다려야합니까?
  我应该等多久?
  Wǒ yīnggāi děng duōjiǔ

② 메뉴 주문하기·식사하기·계산하기 │ **点菜·用餐·付款**

②-1 메뉴 주문하기 │ **点菜**

✅ **메뉴를 보여주십시오.**
给我看看菜单。
Gěi wǒ kàn kàn càidān

✅ **할랄 메뉴가 따로 있나요?**
你们提供清真菜单吗？
Nǐmen tígōng qīngzhēn càidān ma

✅ **음식에 돼지고기가 들어가나요?**
你的食物中含有猪肉吗？
Nǐ de shíwù zhòng hányǒu zhūròu ma

✅ **음식에 알코올이 들어가나요?**
食物中含有酒精吗？
Shíwù zhòng hányǒu jiǔjīng ma

✅ **추천할만한 음식이 있습니까?**
有什么推荐吗？
Yǒu shén me tuījiàn ma

②-2 식사하기 │ **用餐**

✅ **주문한 요리가 아직 안 나왔습니다.**
我点的菜还没有到。
Wǒ diǎn de cài hái méiyǒu dào

✅ **이것은 내가 주문한 것이 아닙니다.**
这不是我订购的。
Zhè bùshì wǒ dìnggòu de

✅ **이 요리는 어떻게 먹는거죠?**
这道菜怎么吃呢？
Zhè dào cài zěnme chī ne

✅ **스푼을 떨어뜨렸습니다.**

我把勺子掉了。
Wǒ bǎ sháozi diàole

● (물 등등) 좀 주세요.

可以给我一些 (水等) 吗？
Kěyǐ gěi wǒ yīxiē (shuǐ děng) ma

②-3 계산하기 │ 付款

● 계산서를 부탁합니다.

请问可以给我账单吗？
Qǐngwèn kěyǐ gěi wǒ zhàngdān ma

● 계산서에 봉사료까지 포함되어 있습니까?

账单中包含服务费吗？
Zhàngdān zhōng bāohán fúwù fèi ma

● 선불 입니까?

我应该提前付款吗？
Wǒ yīnggāi tíqián fùkuǎn ma

● 비자카드/현금으로 결제하겠습니다.

我想用现金/ Visa 卡支付。
Wǒ xiǎng yòng xiànjīn/ Visa kǎ zhīfù

● 거스름 돈이 틀립니다.

我换错了。
Wǒ huàn cuòle

(5) 쇼핑하기 | 购物

① 상점찾기 | 寻找商店

- **이 근처에 ○○을 파는 상점이 있습니까?**
  附近有卖○○的商店吗?
  Fùjìn yǒu mài ○○de shāngdiàn ma

- **이 거리에는 상가가 어디쯤 있습니까?**
  这条街上的商店在哪里?
  Zhè tiáo jiē shàng de shāngdiàn zài nǎlǐ

② 가격 흥정·구매·환불 관련 표현 | 讨价还价·购买·退换货

②-1 가격 흥정 | 讨价还价

- **보다 싼 것은 없습니까?**
  有什么便宜一点的吗?
  Yǒu shén me piányí yīdiǎn de ma

- **조금만 더 싸게 해 주시겠어요?**
  可以便宜一点吗?
  Kěyǐ piányí yīdiǎn ma

②-2 구매 | 购买

- **좋습니다. 이것으로 주세요.**
  好的, 我就拿这个吧。
  Hǎo de, wǒ jiù ná zhège ba

- **전부 합해서 얼마입니까?**
  这些总共多少钱?
  Zhèxiē zǒnggòng duōshǎo qián

- **비자카드/현금으로 지불하겠습니다.**

我想用现金/ Visa 卡支付。
Wǒ xiǎng yòng xiànjīn/ Visa kǎ zhīfù

②-3 환불·교환 ｜ *退换货*

● **이것을 환불/교환하고 싶습니다.**
我想退款/换货。
Wǒ xiǎng tuì kuǎn/huàn huò

● **얼룩이 묻어있었습니다. / 옷이 훼손되어있었습니다.**
它被染色了。 ｜ Tā bèi rǎnsèle /
衣服被损坏了。 ｜ Yīfú bèi sǔnhuàile

● **사이즈가 작습니다. / 큽니다.**
尺寸较小。 / 大的。
Chǐcùn jiào xiǎo / Dà de

● **다른 색상으로 교환하고 싶습니다.**
我想要换一件不同颜色。
Wǒ xiǎng yào huàn yī jiàn bùtóng yánsè

● **영수증을 가지고 오셨나요?**
您有收据吗？
Nín yǒu shōujù ma

● **죄송합니다. 영수증이 없으시면 환불/ 교환이 불가합니다.**
对不起。 如果没有收据，无法退款/换货。
Duìbùqǐ. Rúguǒ méiyǒu shōujù, wúfǎ tuì kuǎn/huàn huò

(6) 공공시설 이용하기 | 公共设施

① 우체국 이용하기 | 邮局

✅ **우체국은 어디 있습니까?**

邮局在哪儿？

Yóujú zài nǎ'er

✅ **우편요금은 얼마입니까?**

邮费是多少？

Yóufèi shì duōshǎo

✅ **이 소포를 보내고 싶습니다.**

我想寄这个包裹。

Wǒ xiǎng jì zhège bāoguǒ

② 은행이용하기 | 银行

✅ **여행자수표를 현금으로 바꾸고 싶습니다.**

我想把这张旅行支票兑换成现金。

Wǒ xiǎng bǎ zhè zhāng lǚxíng zhīpiào duìhuàn chéng xiànjīn

✅ **○○만큼의 돈을 현금으로 바꾸겠습니다.**

我想提取○○。

Wǒ xiǎng tíqǔ○○

✅ **여권을 좀 보여주시겠습니까?**

请出示您的护照好吗？

Qǐng chūshì nín de hùzhào hǎo ma

✅ **수표마다 서명을 해주시겠습니까?**

可以在每张支票上请您签名吗？

Kěyǐ zài měi zhāng zhīpiào shàng qǐng nín qiānmíng ma

(7) 대중교통 이용하기 | 乘坐公共交通

① 버스이용하기 | 乘坐巴士

- **버스 정류장이 어디입니까?**
  公交车站在哪？
  Gōngjiāo chē zhàn zài nǎ

- **○○에 가고 싶은데 몇 번 버스를 타면 되나요?**
  到○○应该坐哪路公交车？
  Dào ○○yīnggāi zuò nǎ lù gōngjiāo chē

- **○○에서 내리고 싶습니다.**
  我想在 ○○ 下车
  Wǒ xiǎng zài ○○ xià chē

② 전철·지하철 이용하기 | 乘坐火车·地铁

- **제일 가까운 전철역은 어디인가요?**
  最近的地铁站在哪里吗？
  Zuìjìn dì dìtiě zhàn zài nǎlǐ ma

- **노선도를 받고 싶습니다.**
  可以给我一张地铁图吗？
  Kěyǐ gěi wǒ yī zhāng dìtiě tú ma

- **승차권은 어디서 사나요?**
  哪里可以买到火车票？
  Nǎlǐ kěyǐ mǎi dào huǒchē piào

③ 택시 이용하기 | 乘坐出租车

- **○○에 가고 싶습니다.**
  我想去○○。
  Wǒ xiǎng qù ○○

● **(메모를 보여주며) ○○로 가주세요.**

请前往○○。

Qǐng qiánwǎng○○

● **여기서 세워 주세요.**

可以停在这里吗？

Kěyǐ tíng zài zhèlǐ ma

(8) 긴급 상황에서 | 紧急情况

① 분실 및 도난신고 | 报告丢失和被盗

● **분실물 센터는 어디입니까?**

失物招领中心在哪里？

Shīwù zhāolǐng zhōngxīn zài nǎlǐ?

● **(여권/카메라 등)을 분실했습니다.**

我丢失了(护照/手机等)。

Wǒ diūshīle (hùzhào/shǒujī děng)

● **여권을 재발행 할 수 있습니까?**

我可以重新签发护照吗？

Wǒ kěyǐ chóngxīn qiānfā hùzhào ma

● **기차/버스/지하철/택시에 가방을 놓고 내렸습니다.**

我把包落在火车/公共汽车/地铁/出租车上。

Wǒ bǎ bāo luò zài huǒchē/gōnggòng qìchē/dìtiě/chūzūchē shàng

● **이 전화번호로 연락주세요.**

请用这个号码给我打电话。

Qǐng yòng zhège hàomǎ gěi wǒ dǎ diànhuà

② 교통사고 등 다친 경우 ｜ 因车祸等受伤

- **경찰을 불러주세요/ 구급차를 불러주세요.**
  请叫警察/救护车。
  Qǐng jiào jǐngchá/jiùhùchē

- **도와주세요!**
  帮助我！
  Bāngzhùwǒ

- **병원에 데려다주세요.**
  带我去医院
  Dài wǒ qù yīyuàn

- **교통사고가 났어요.**
  我出了车祸。
  Wǒ chūle chēhuò

- **○○가 아픕니다.**
  ○○很疼痛。
  ○○hěn téngtòng

(9) 부록 ｜ 附录

① 필수 기본 단어 ｜ 必备基本词汇

①-1 숫자 ｜ 数字

1	2	3	4	5	6	7
一	二	三	四	五	六	七
Yī	Èr	Sān	Sì	Wǔ	Liù	Qī

8	9	10	100	1000	10000

八	九	十	一百	一千	万
Bā	Jiǔ	Shí	Yībǎi	Yīqiān	Wàn

①-2 월 | 月

1월	2월	3월	4월	5월	6월
一月	二月	三月	四月	五月	六月

7월	8월	9월	10월	11월	12월
七月	八月	九月	十月	十一月	十二月

①-3 주·요일 | 周·天

일요일	월요일	화요일	수요일	목요일	금요일	토요일	이번주	지난주	다음주
星期日	周一	周二	周三	周四	周五	周六	这周	上周	下周

①-4 주·요일 | 周·天

오늘 밤	오늘 저녁	어제	내일	내일 아침	내일 오후	내일 저녁	모레	그저께
今晚	今天 下午	昨天	明天	明天 早上	明天 下午	明天 晚上	后天	前天

4. 의료 비자발급

(1) 비자종류 | 签证类型

① 단수 비자 | 单次入境签证

- **유효기간 내에 1회에 한하여 입국할 수 있다.**
  签证有效期内只能入境一次。

- **유효기간 : 발급일로부터 3개월**
  有效期 : 自签发之日起3个月

② 복수 비자 | Multiple VISA

- **유효기간 내에 2회 이상 입국할 수 있다.**
  有效期内可多次入境。

- **유효기간(발급일로부터) : 有效期 (自签发之日起)**

- **외교(A-1) / 내지 협정(A-3)에 해당하는 사증은 3년 이내**
  » 外交 (A-1) /国内协议 (A-3) 签证有效期最长为3年

- **복수 사증 발급 협정에 의한 사증은 협정상의 기간**
  » 对于多个签证签发协议下的签证, 协议规定的期限

- **상호주의, 기타 국가이익 등을 고려하여 발급된 사증은 법무부장관이 따로 정하는 기간**
  » 对于出于互惠和其他国家利益而签发的签证, 期限由法务部长官另行确定

③ 의료관광(C-3-3, G-1-10) 사증 | 医疗旅游(C-3-3、G-1-10) 签证

- **한국 내 병원에서 치료를 목적으로 입국한 외국인 환자 전용 사증**
  以医院治疗为目的入境韩国的外国患者签证

- **발급대상 Issuance · 以发行为准**
  » 한국 전문 의료기관(요양시설)에 입원하고자 하는 자로서 치료기간 91일 이상 필요한 경우
  想要在韩国的专门医疗机构 (护理机构) 住院并需要治疗91天以上的人
  » 환자와 환자의 간병을 위해 입국하는 직계 가족 (체류기간 1년, 비자 유효기간 1년 복

수 사증)

为照顾患者而入境韩国的患者及其直系亲属（居留期限1年、签证有效期1年、多次签证）

- **C3(M) : 치료 및 여행기간이 90일 이하인 경우** (미용치료 등 간단한 진료)
  C3（M）：治疗和旅行时间少于90天时（美容等简单治疗）

- **G1(M) : 1년** (장기 치료, 재활 등)
  G1（M）：1年（长期治疗、康复等）

(2) 사증발급절차 | 签证签发流程

① 사증발급 신청 장소 | 去哪里申请签证

- **대한민국 대사관 또는 영사관**
  韩国大使馆或领事馆

② 사증발급 신청방법 | 如何申请签证

- **직접신청 : 외국인(환자) 본인이 직접 신청 가능**
  直接申请：外国人（患者）可直接申请

- **대리신청 : 유관기관 또는 유치업자가 온라인(HuNET)을 통해 출입국 관리사무소에 사증발급인정서를 신청하여 사증발급 인정번호를 통보하고, 외국인(환자)가 이 번호를 재외공간에 제시하면 곧바로 사증 발급 가능**
  代理申请：相关机构或吸引者在线（HuNET）向移民局申请签证签发确认函，告知签证签发确认号码，外国人（患者）若向驻外办事处出示此号码，签证即刻签发.可能的。

  » HuNET: 출입국 관리 사무소 방문없이 온라인으로 사증발급인정서를 신청한 후 처리과정, 결과를 확인할 수 있도록 구축된 시스템 (www.visa.go.kr)
  HuNET: 无需前往出入境管理事务所，在线确认申请签证发放证明书后的流程和结果的系统。 (www.visa.go.kr)

③ 사증발급 신청시 제출서류 | 申请签证时应提交的材料

- **여권, 사증발급신청서, 각 체류자격별 첨부 서류**
  护照、签证签发申请书以及各在留资格的附加文件

» 사증발급인정서가 필요한 경우 사증발급인정서도 함께 제출
如果需要签证签发证明书, 请同时提交签证签发证明书。

초청인측 준비 서류 | 受邀嘉宾需准备的文件

- **사증발급인정신청서**(반명함판 칼라사진 1장 부착)
  签证签发确认申请

- **초청사유서**
  邀请理由

- **사업자등록증 또는 법인등기부등본 사본**
  商业登记证副本或公司注册核证副本

- **의료기관에서 발급한 의료목적 입증서류**
  医疗机构出具的医疗目的证明文件
  (ex. 의료기관 발행 진단서, 소견서 / 국내 의료기관 발행 치료·요양 예약화인서 / 관광일
  정표 / 기타 입증서류)
  (例如医疗机构出具的医疗证明、书面意见/国内医疗机构出具的治疗和护理
  预约证明/旅游行程/其他证明文件)

- **외국인 환자 초청 확인서** (중국인)
  外国患者邀请函确认书 (中文)

피초청인측 준비서류 | 为被邀请人准备文件

- **여권사본**
  护照复印件

- **거민증 및 호구부 사본** (중국인)
  在留卡及户口簿复印件 (中文)

- **치료 및 체류비용 조달 능력 입증서류**
  证明有能力支付治疗和住宿费用的文件

- **대리 신청 시 추가서류**
  代理申请时的附加文件

- **신분증 및 재직증명서**
  身份证及在职证明

- ✔ **업무수행 확인서** ^(대표자 명의)
  业绩确认书（以代表名义）

- ✔ **출입국 직무교육 이수증**
  移民工作培训结业证书

- ✔ **환자 가족 초청 시 추가 서류**
  邀请患者家属时的附加文件

- ✔ **가족관계 입증서류**
  家庭关系证明材料

④ 대행업무 ｜ 代理工作

- 한국보건산업진흥원에 외국인환자 유치업 등록을 하였으며 법무부에 비자업무 대행 허가를 받은 업체
  在韩国健康产业振兴院注册为外国患者招商引资企业，并获得法务部批准的签证代理公司

⑤ 일반적인 사증발급 절차 흐름도 ｜ 一般签证签发程序流程图

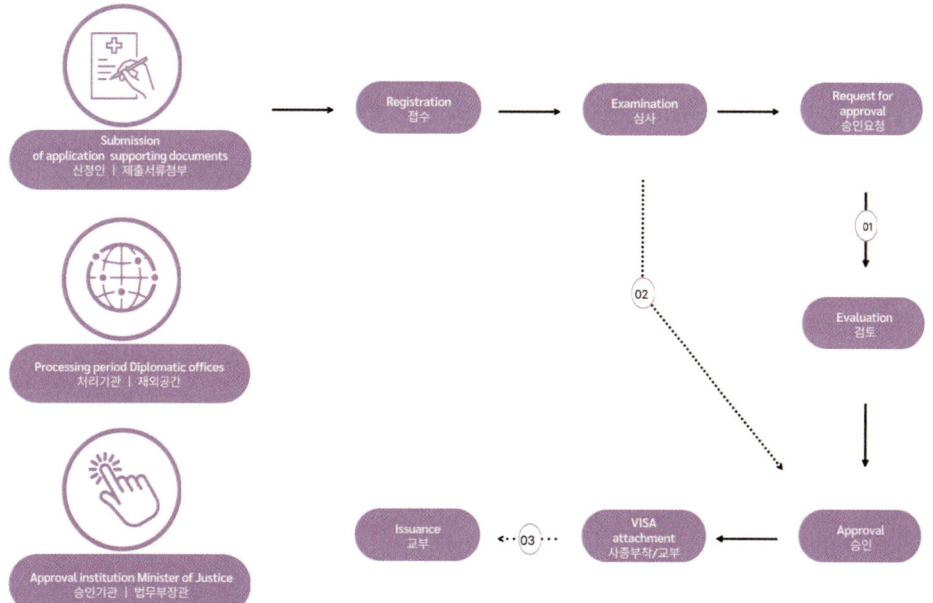

⑥ 면제 | 豁免

- **재입국허가를 받은 자 또는 재입국허가가 면제된 자로서 그 허가 또는 면제받은 기간이 만료되기 전에 입국하는 자**
  已取得再入国许可或免予再入国许可，且在许可或免予期限届满前入境者

- **대한민국과 사증면제협정을 체결한 국가의 국민으로 그 협정에 의하여 면제 대상이 되는 자**
  与大韩民国签署免签证协议并根据该协议获得豁免的国家的公民

- **국제친선·관광 또는 대한민국의 이익 등을 위하여 입국하는 자로서 대통령령이 정하는 바에 따라 입국허가를 받은 자**
  因国际友谊、旅游或大韩民国利益而入境韩国，并根据总统令规定获得入境许可的人。

- **난민여행증명서를 발급 받고 출국하여 그 유효기간이 만료되기 전에 입국하는 자**
  获得难民旅行证明后出境并在有效期届满前入境的人

⑦ 기타 | 其他

- **신청서 양식 및 업무 안내**
  申请表及业务信息

- **사전 방문예약**
  提前预约 : www.hikorea.go.kr

- **문의전화** (외국인 종합안내센터 Immigration Contact Center)
  咨询 : 1345 (外国人咨询中心)

(3) 외국인 체류지 변경 신고 | 外国人居留变更通知书|

- 이 민원은 외국인 등록을 필 한 자가 관할출입국관리사무소 또는 출장소의 장이나 그 시·군·구의 장에게 체류지의 변경을 신고해야하는 민원입니다.
  本民事申请是指完成外国人登记的人必须向主管出入境管理事务所或分所所长或相关市、郡、区长申报居住地变更的民事申请。

- 신청시기 : 새로운 체류지 전입일로부터 **14일 이내**
  申请期限 : 自搬入新居之日起14天内

- 인터넷 신청은 본인만 신청 가능합니다. 인터넷 신청 시 외국인 등록증 뒷면에 신체류지 기재는 생략합니다.
  在线申请只能亲自进行。 网上申请时, 请省略外国人登陆证背面的滞留地。

신청방법 如何申请	인터넷, 방문 互联网访问
수수료 收费	수수료 없음 不收取任何费用
구비서류 所需文件	본인신청 시 여권 또는 외국인등록증 및 체류지 입증 서류 亲自申请时, 请携带护照或外国人登录证以及居住地证明材料
	대리인 신청 시 위임장, 대리인 신분증, 가족관계등록부 등 관계확 **인서류** (17세 미만자는 부 또는 모가 대리신고 가능) **및 체류지 입증 서류** 代理申请时, 需提供授权委托书、代理人身份证、 家庭关系名册 (17岁以下可由父亲或母亲代为申 报) 等关系确认材料及住宿地证明材料
	체류지 입증 서류 (예시) 居住证明文件 (示例)
	임대차 계약서, 숙소제공확인서, 체류지 기간만료 예고 통지 우편물, 공공요금 납부 영수증, 기숙사비 영수증 등 해당 주소지에 체류하고 있음을 입증할 수 있는 서류 证明您在该地址住宿的文件, 例如租赁合同、住宿确认书、 住宿期限届满通知书、水电费缴费收据、宿舍费收据等。
처리기간 PROCESSING PERIOD	총 **3일 总共3天**
신청서 APPLICATION	통합신청서(신고서) 综合申请表 (报告)

신청자 자격 QUALIFICATION OF APPLICANT	본인 또는 대리인 (온라인은 대리인 신청 불가) 委托人或代理人 (代表人不能在线申请)
	17세 미만자는 부 또는 모는 대리 신청가능 如果您未满17岁, 您的父亲或母亲可以作为代理人申请

PART

2

국제진료 임상의 이해

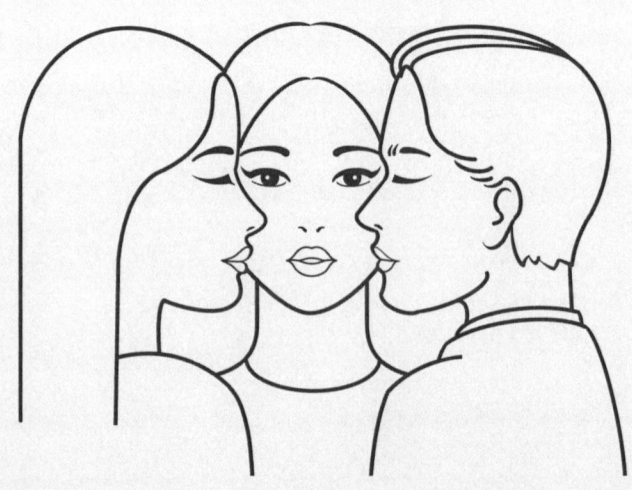

1장. 기초 해부학
1. 소화계통

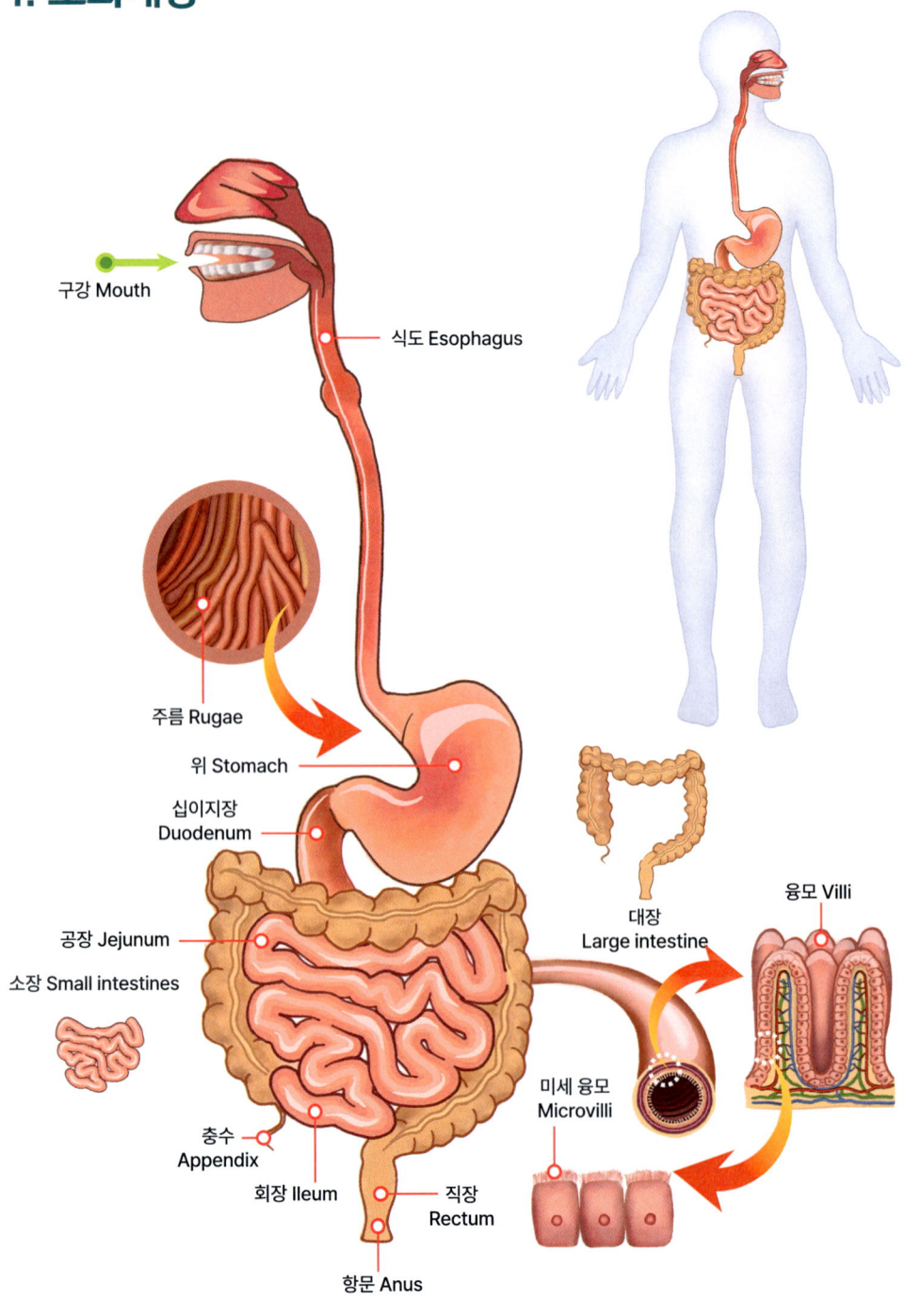

구강 Mouth

식도 Esophagus

주름 Rugae

위 Stomach

십이지장 Duodenum

공장 Jejunum

소장 Small intestines

충수 Appendix

회장 Ileum

직장 Rectum

항문 Anus

대장 Large intestine

융모 Villi

미세 융모 Microvilli

1-1. 증상·진단·수술 및 처치 용어

증상 · 진단	**거식증** | 神经性厌食症	음식과 체중에 대한 불안으로, 자기 파괴적인 비정상적 섭식행동과 신체에 대한 왜곡된 자극을 특징으로 하는 섭식 장애
	트림 | 嗳气	위에서 가스가 구강으로 역류하는 현상
	용혈 | 溶血	적혈구가 파열되어 헤모글로빈이 혈장으로 방출되는 현상
	간경화 | 肝硬化	간세포의 장애와 결합조직의 증가에 의하여 간이 경화·축소되는 질병
	만성간염 | 慢性肝炎	간의 염증 및 간세포 괴사가 6개월 이상 지속되는 상태
	소화궤양/위궤양 | 消化性溃疡	소화기관의 점막이 헐어서 점막 아래 부분까지 드러나는 질환. 식도·소장·대장 등 어느 부위에서나 나타날 수 있지만 주로 위와 십이지장에 생긴다.
	간암 | 肝癌	간에 발생하는 암. 만성 B형 및 C형 간염, 간경변 등과 연관있다.
수술 · 처치	**간기능검사** | 肝功能检查	간기능 상태를 평가하기 위한 여러 생화학적 검사들의 조합. AST, ALT, ALP, GGT, bilirubin 등이 있다.
	대변잠혈검사 | 粪便愈创木脂试验	대변 안에 있는 혈액을 생화학적으로 검출하는 검사법
	상부위장관조영술 | 上消化道血管造影	방사선(X-ray)이 투과되지 않는 물질(대개, 바륨 현탁액이나 요오드 제제)을 용액 상태로 만들어 마시게 한 다음, 엑스선으로 촬영하여 상부위장관(식도, 위, 샘창자) 표면에 엑스선 비투과 물질에 싸인 모습을 통해 해부학적, 기능적 이상 여부를 확인하는 검사이다.
	폴립절제술 | 息肉切除术	외피, 점막, 장막 등의 면에 돌출한 종류(腫瘤)를 폴립이라고 하며, 위, 장, 자궁, 방광 등에 발생하는 경우가 많다. 이 폴립을 내시경을 이용해서 절제하는 것을 폴리펙토미라고 한다.

2. 내분비계통

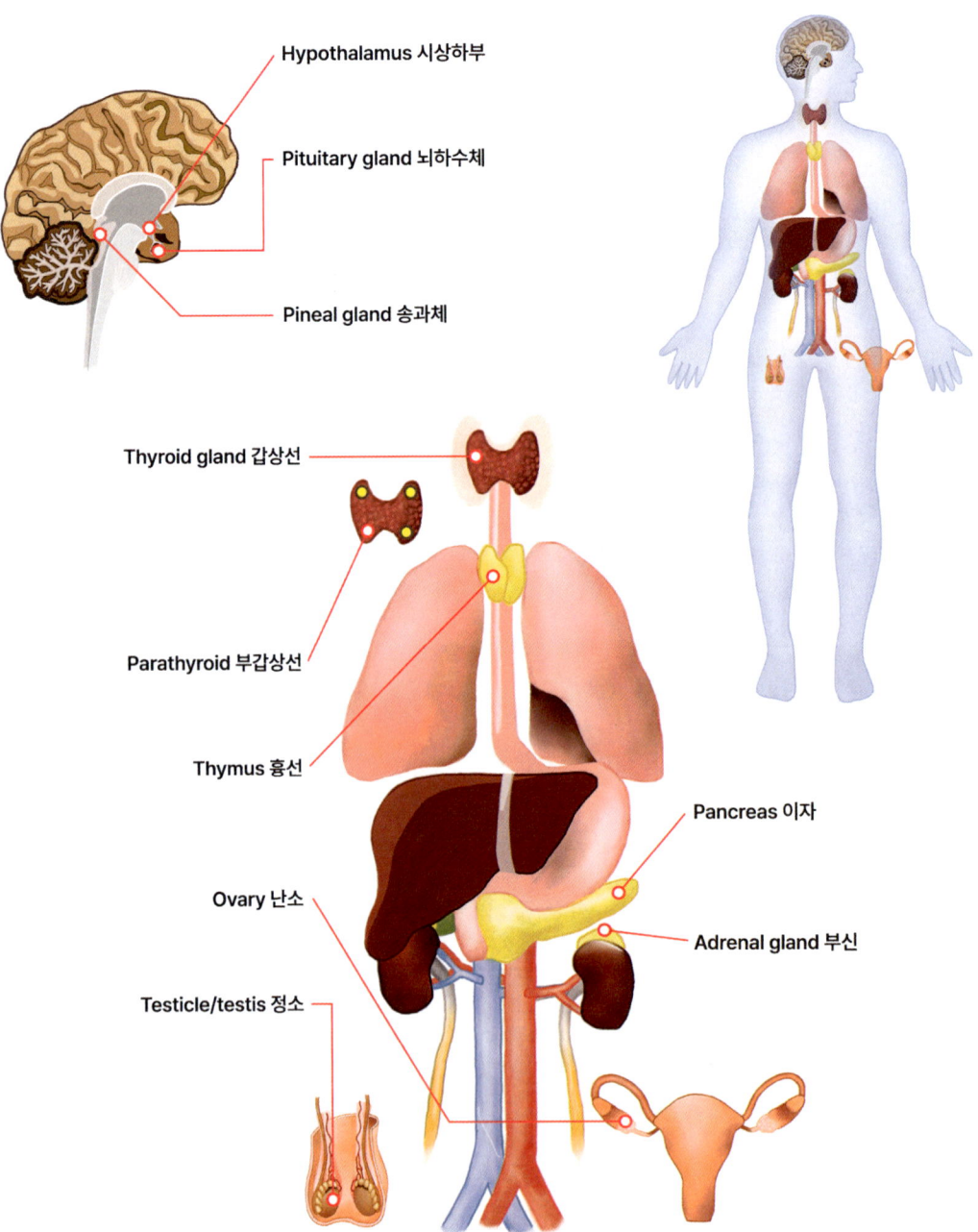

Hypothalamus 시상하부

Pituitary gland 뇌하수체

Pineal gland 송과체

Thyroid gland 갑상선

Parathyroid 부갑상선

Thymus 흉선

Pancreas 이자

Ovary 난소

Adrenal gland 부신

Testicle/testis 정소

2-1. 증상·진단·수술 및 처치 용어

증상·진단	**말단거대증 |** 肢端肥大症	성장 호르몬이 과잉 분비되어 신체 말단의 뼈가 과도하게 증식함으로써 손, 발, 코, 턱, 입술 등이 비대해지는 만성 질환이다.
	소인증 | 侏儒症	신체의 세로축의 발육(신장)이 정상인에 비해서 작은 것
	쿠싱증후군 | 庫欣病	당질 코르티코이드(글루코 코르티코이드)의 생성을 자극하는 부신피질 자극 호르몬(ACTH)이 과도하게 많이 분비되거나, 부신에서 당질 코르티코이드를 너무 많이 생산하는 경우, 또는 치료를 위해 오랫동안 당질 코르티코이드를 복용한 경우 등의 원인으로 인해 부신피질에서 당질 코르티코이드가 만성적으로 과다하게 분비되어 일어나는 질환
	갑상선암 | 甲狀腺癌	갑상선에 혹이 생긴 것을 갑상선 결절이라 하며 전체 갑상선 결절의 5~10%은 갑상선암으로 진단된다.
수술·처치	**갑상선기능검사 (T3, T4) |** 甲狀腺功能檢查	갑상선 기능을 평가하기 위해 필요한 호르몬들의 수치를 측정하는 검사들의 조합. 갑상선자극호르몬(TSH), 트리요오드 타이로닌(T3), 타이록신(T4), 유리 T4(free T4)등이 있다.

3. 림프계통·혈관계통

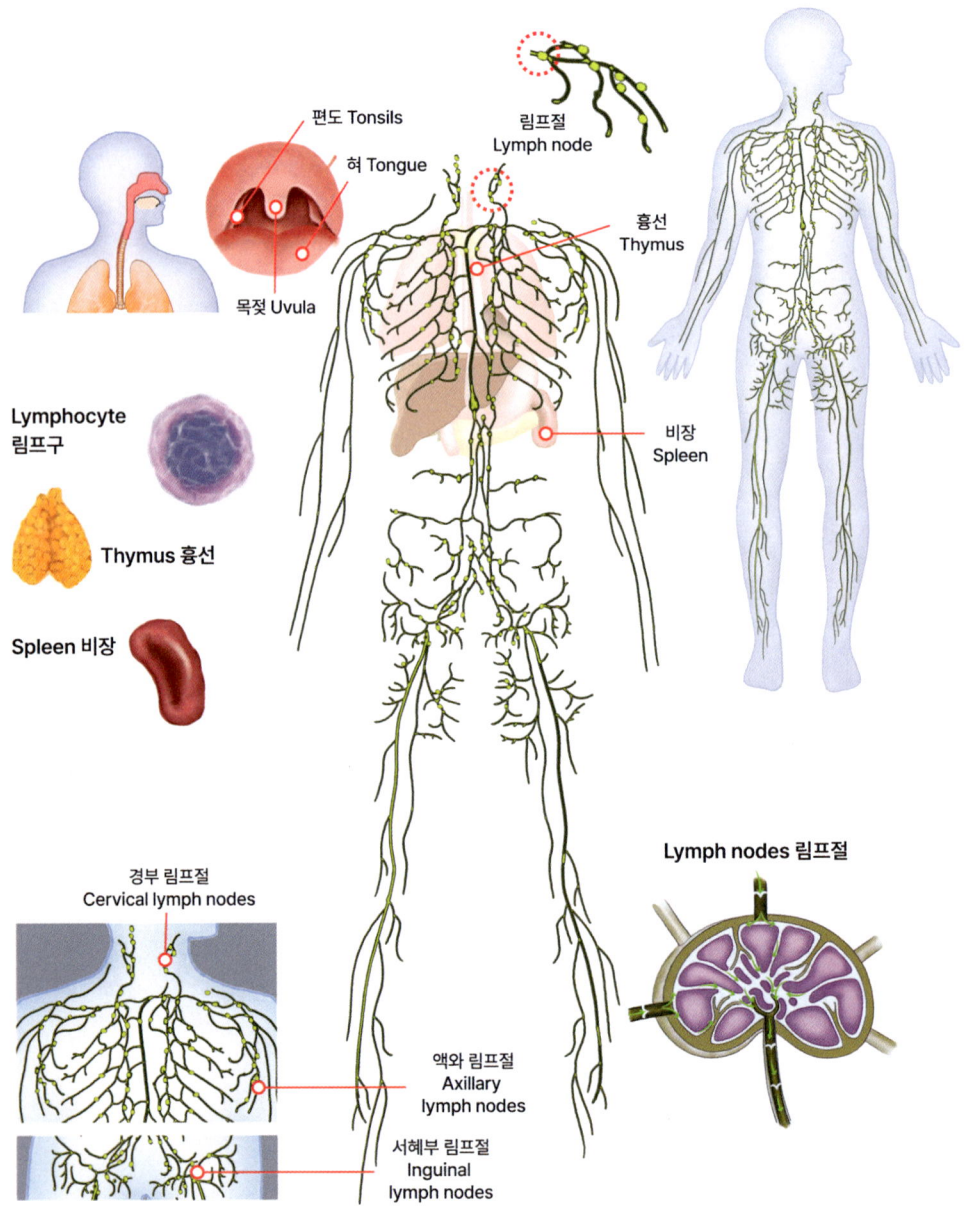

편도 Tonsils

혀 Tongue

목젖 Uvula

림프절
Lymph node

흉선
Thymus

비장
Spleen

**Lymphocyte
림프구**

Thymus 흉선

Spleen 비장

경부 림프절
Cervical lymph nodes

액와 림프절
Axillary
lymph nodes

서혜부 림프절
Inguinal
lymph nodes

Lymph nodes 림프절

3-1. 증상·진단·수술 및 처치 용어

증상·진단	림프부종 ︳淋巴水肿	림프가 사이질에 비정상적으로 많이 고이는 만성질환
	적혈구증가증 ︳紅細胞增多症	혈액속의 적혈구가 정상치를 넘어 증가하는 병
	림프종 ︳淋巴瘤	B-림프구, T-림프구, 자연살해세포 등 림프구에서 기원하는 림프세포 증식 질환
	혈우병 ︳血友病	선천적으로 타고나는 유전병 중 하나로서 혈액응고인자가 없어서 발생하는 질환. X 염색체에 위치한 유전자의 돌연변이로 인해 혈액 내 응고인자가 부족하게 되어 발생하는 출혈성 질환
	백혈병 ︳白血病	백혈구가 종양성으로 증식하여 병적인 백혈구가 혈액 속에 유출되는 질환. 즉, 혈액 세포에서 발생한 암으로서, 비정상적인 혈액세포가 억제되지 않고 과도하게 증식하여 정상적인 백혈과와 적혈구, 혈소판의 생성이 억제된다.

4. 호흡계통

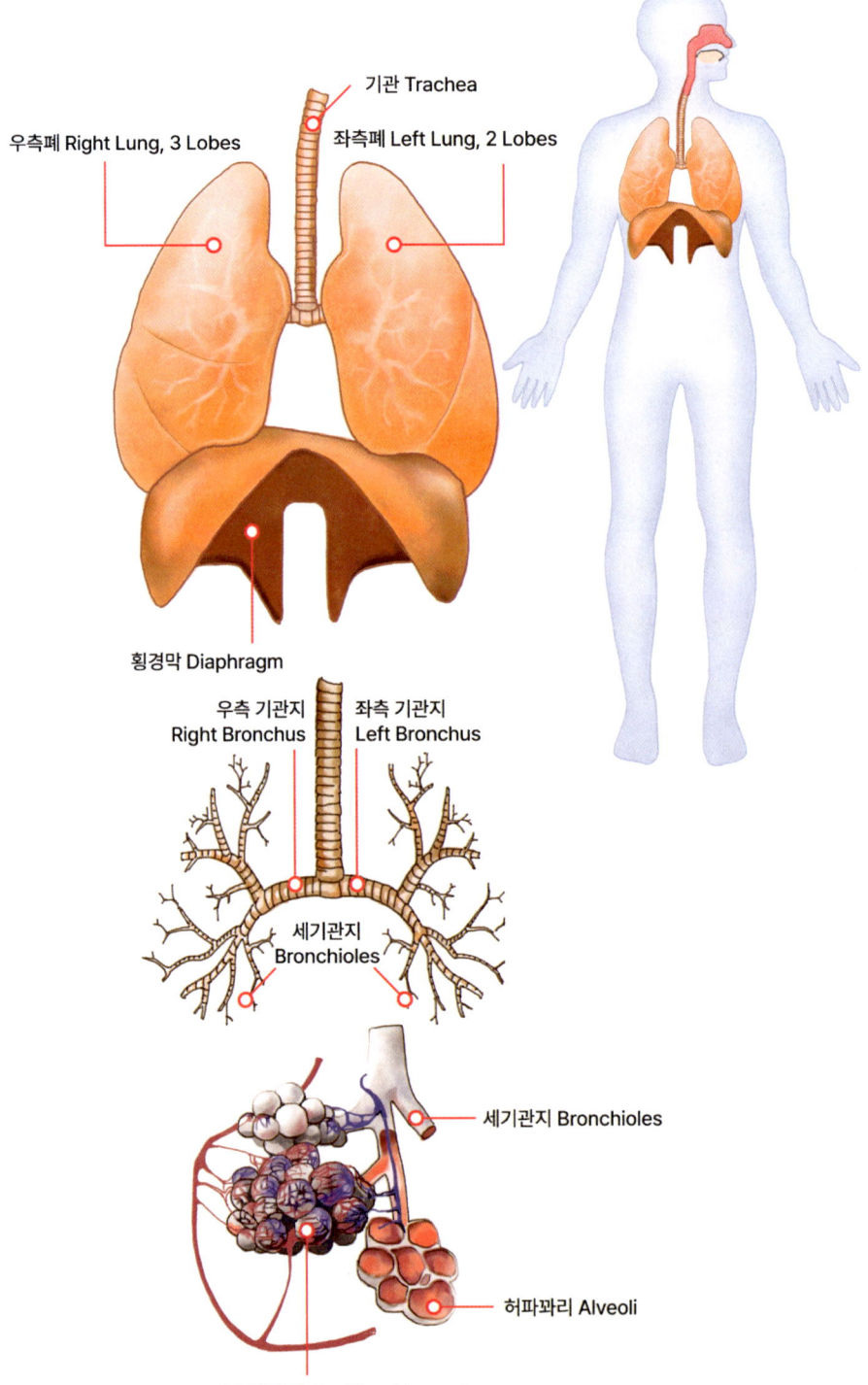

기관 Trachea

우측폐 Right Lung, 3 Lobes

좌측폐 Left Lung, 2 Lobes

횡경막 Diaphragm

우측 기관지 Right Bronchus

좌측 기관지 Left Bronchus

세기관지 Bronchioles

세기관지 Bronchioles

허파꽈리 Alveoli

모세혈관망 Capillary Network

4-1. 증상·진단·수술 및 처치 용어

증상·진단	**빈호흡, 과다호흡** | 呼吸急促	호흡수가 증가하고 동시에 호흡이 얕아진 상태
	무호흡 | 呼吸暫停	코 또는 입에 10초 이상의 공기 흐름이 중단된 경우
	가래, 객담 | 痰	하부기도에서 기침할 때 나오는 점액(MUCUS)
	수포음 | 啰音(肺泡啰音)	가슴 청진 시 들리는 비정상적인 거친 끓는 소리 일반적으로 폐에 액체 성분이 차있을 때 들림
	천명 | 喘鸣	숨을 쉴 때 좁아진 기관지를 따라 공기가 통과하면서 들리는 호흡음으로 "쌕쌕거리다"라고 표현함
	만성폐쇄성폐질환 | 慢性阻塞性肺病	유해한 입자나 가스 노출에 의해 유발된 기도와 폐포의 이상으로 인해 지속적인 기류제한과 호흡기계 증상이 발생한 질병
	폐암 | 肺癌	폐에 생긴 악성 종양
	기흉 | 气胸	흉막강 안에 공기나 가스가 차는 상태
	폐렴 | 肺炎	폐의 세기관지 이하 부위 특히, 폐포(공기주머니)에 발생한 염증
	결핵 | 结核	결핵균이 몸속에 들어온 뒤 인체의 저항력이 약해지면 결핵이 생기게 된다. 결핵균은 공기로 감염되기 때문에 폐 조직에서 결핵이 잘 생기며, 보통 결핵이라고 하면 폐결핵을 말한다.
	청색증 | 发绀	오염된 물속에 포함된 질산염(NO3)이 혈액 속의 헤모글로빈과 결합해 산소 공급을 어렵게 해서 나타나는 질병. 피부와 점막이 푸른색을 뛰게 됨.
	심박급속증(빈맥) | 心动过速	일반적으로 심장 박동수의 정상 범위는 분당 60(또는 50)회에서 100회까지로 정의하는데, 부정맥으로 인해 심장 박동수가 분당 100회 이상으로 빨라지는 경우를 빈맥이라 함.
	상기도감염 | 上呼吸道感染	기도는 비강·인두·후두·기관·기관지·폐로 이루어지는데 이것을 상기도와 하기도로 나눈다. 상기도는 비강·인두·후두를 포함하는데 임상적으로는 기관부근까지를 상기도로 넣는 수도 있다. 이 부위의 감염증을 총칭해서 상기도 감염이라고 한다.
수술·처치	**양전자방출단층촬영술** | 正电子发射断层扫描术	양전자를 방출하는 방사성동위원소를 붙인 물질(방사성의약품)을 정맥에 주사하고 그 물질이 몸 속에서 사용되는 모양을 전용 촬영장치(Scanner)를 이용하여 몸 밖에서 사진을 찍어 질병을 진단하는 방법. 즉, 몸 속의 기능적인 변화를 찾아내어 질병을 진단한다.
	기관지경술 | 支气管镜检查	기관지경을 구강을 통해 기관 내에 삽입하는 검사. 기관지의 이물, 종양, 염증, 협착 등의 진단에 사용한다.

5. 심혈관계통

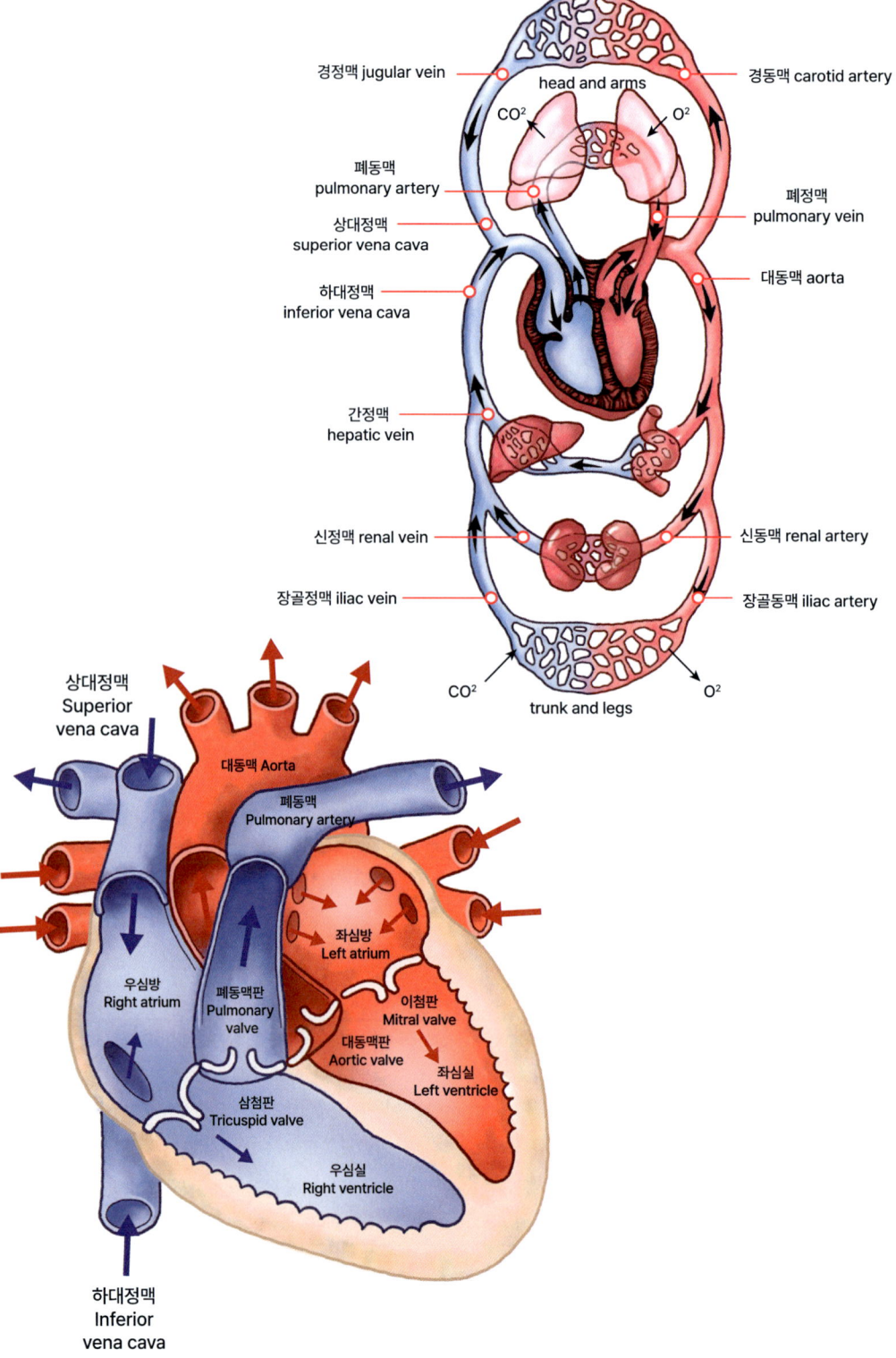

경정맥 jugular vein — head and arms — 경동맥 carotid artery

CO^2　O^2

폐동맥 pulmonary artery

폐정맥 pulmonary vein

상대정맥 superior vena cava

하대정맥 inferior vena cava

대동맥 aorta

간정맥 hepatic vein

신정맥 renal vein — 신동맥 renal artery

장골정맥 iliac vein — 장골동맥 iliac artery

CO^2　trunk and legs　O^2

상대정맥 Superior vena cava

대동맥 Aorta

폐동맥 Pulmonary artery

좌심방 Left atrium

우심방 Right atrium

폐동맥판 Pulmonary valve

이첨판 Mitral valve

대동맥판 Aortic valve

좌심실 Left ventricle

삼첨판 Tricuspid valve

우심실 Right ventricle

하대정맥 Inferior vena cava

5-1. 증상·진단·수술 및 처치 용어

증상 · 진단	빈혈 | 貧血	적혈구의 숫자가 줄어들거나 혈액의 헤모글로빈 수치가 낮은 상태
	가슴두근거림 (심계항진) | 心悸亢进	빠르거나 불규칙적인 심장박동 심장이 뛰는 것이 느껴지는 상태
	실신 | 昏厥/晕厥	뇌로 흐르는 혈액의 일시적인 감소로 의식을 잠시 잃는 것
	부종 | 浮肿	신체조직에 수분이 축적되어 나타나는 눈에 띄는 부기
	심방세동 | 心房颤动	가장 흔한 심장부정맥 심방이 불규칙적이고 매우 빠르게 떨리는 부정맥질환의 일종
	울혈성심부전 | 充血性心力衰竭	심장의 펌프기능이 좋지 않아 산소가 풍부한 혈액을 신체조직과 기관에 전달하는 것이 어려운 상태
	심내막염 | 心内膜炎	심장 안쪽을 싸는 막이나 심장판막에 생기는 염증
	심장잡음 | 杂音	혈액이 심장의 특정부위를 지날 때, 또는 혈액을 전신과 폐로 보내면서, 또는 혈액이 심장 안에서 흘러가며 연속적으로 나는 잡음
	심막염 | 心包炎	심장의 바깥 면을 둘러싸고 있는 심낭과 심막의 염증
	협심증 | 心绞痛	심장 근육이 산소가 풍부한 혈액을 충분히 받지 못하는 경우에 발생하는 가슴 통증이나 불편함
	심근경색 | 心肌梗塞	심장에 혈액을 공급하는 관상동맥이 갑작스럽게 막혀 발생한다. 관상동맥이 막히면 우리 몸의 펌프 역할을 하는 심장 근육이 큰 손상을 받게 되어 아주 강력한 가슴 통증을 느끼게 된다.
	관상동맥질환 | 冠状动脉疾病	관상동맥이 병변으로 인해 내강이 협착되고 심근에 허혈이 생겨서 일으키는 질환
수술 · 처치	혈관조영술 | 血管造影	방사선을 이용해 혈관질환을 검사하는 것. 의사가 체외에서 2mm이하의 가는 플라스틱 카테터를 혈관으로 삽입, 조영제라는 약제를 주사해 얻어지는 영상을 통해 혈관을 검사한다.
	심전도 | 心电图	체표면에서 심박동과 관련되어 나타나는 전위를 심전계에 의해 그림으로 기록하는 검사

6. 근육계통

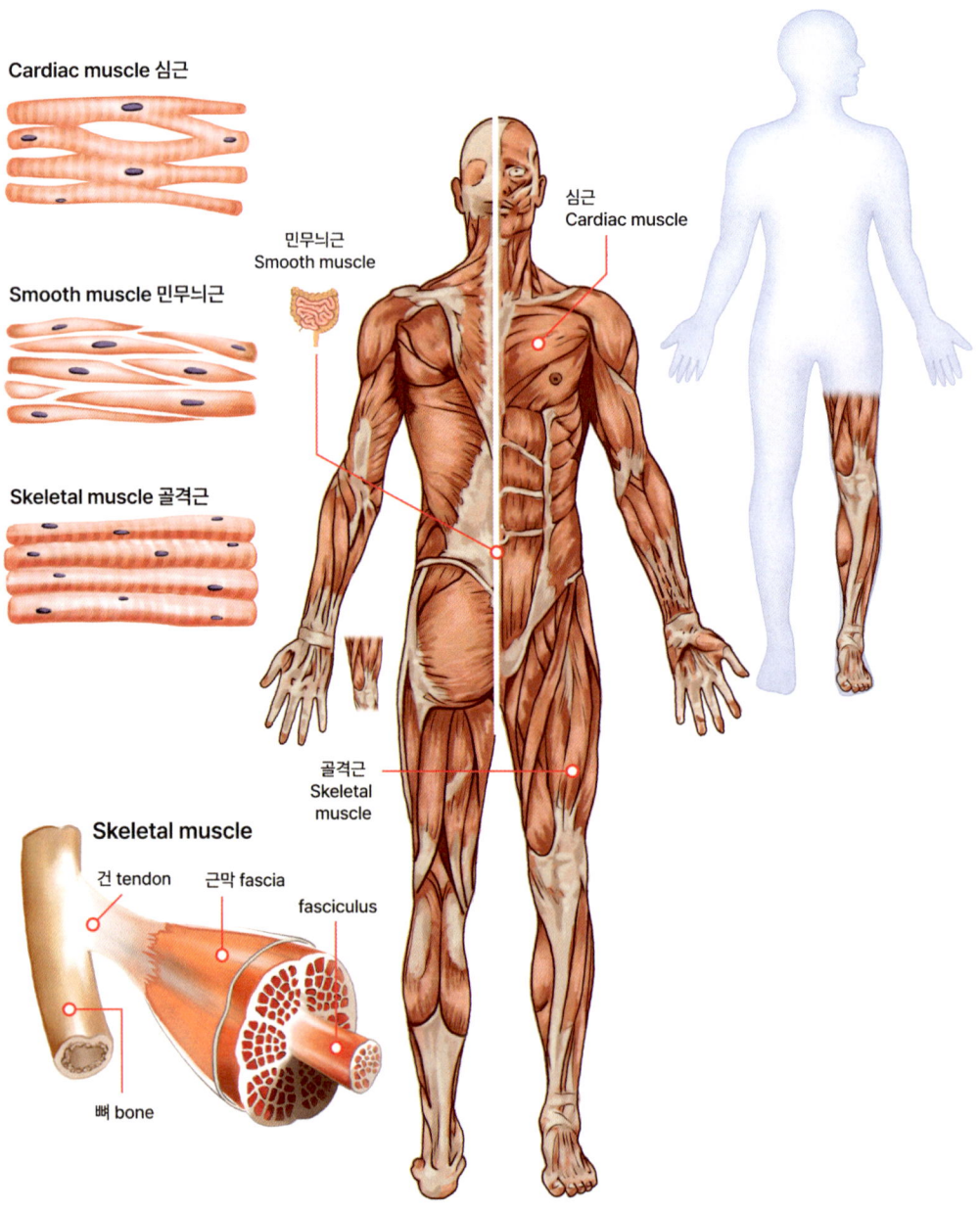

Cardiac muscle 심근

Smooth muscle 민무늬근

Skeletal muscle 골격근

민무늬근
Smooth muscle

심근
Cardiac muscle

골격근
Skeletal
muscle

Skeletal muscle

건 tendon　　근막 fascia

fasciculus

뼈 bone

6-1. 증상·진단·수술 및 처치 용어

증상·진단	타박상 ｜ 挫伤	외부의 충격이나 둔탁한 힘(구타, 넘어짐) 등에 의해 연부 조직과 근육 등에 손상을 입어 피부에 출혈과 부종이 보이는 경우
	통풍성 관절염 ｜ 痛风性关节炎	요산결정이 관절주변 조직에 들러붙어 관절에 심한 염증을 일으키는 질병
	통풍 ｜ 痛风	혈액 내에 요산(음식을 통해 섭취되는 퓨린(purine)이라는 물질을 인체가 대사하고 남은 산물)의 농도가 높아지면서 요산염(요산이 혈액, 체액, 관절액 내에서는 요산염의 형태 존재함)결정이 관절의 연골, 힘줄, 주위 조직에 침착되는 질병
	추간판 탈출증 ｜ 椎间盘突出症	추간판(척추원반, intervertebral disc) 조직이 척주관으로 나와 신경을 압박해서 심한 통증이나 저림을 일으키는 상태
	관절염 ｜ 关节炎	관절 안에 결핵균 등 여러 가지 세균이 침투함으로써 일어난 관절의 염증
	위축/근육위축 ｜ 萎缩/肌萎缩	생물체의 기관이나 조직의 기능, 부피, 수가 감소하는 상태(생리적 위축, 병적위축으로 구분)
	손목터널증후군 ｜ 腕管综合症	수근관증후근이라고도 한다. 손목 앞쪽의 수근관이 좁아지면 정중신경이 눌려서 정중신경 지배 영역에 이상증상이 나타나는 경우를 말한다.
	오십견 ｜ 肩周炎	어깨관절을 이루는 조직 중에서 회전근개 관절 활액막, 상완이두근 및 주위조직을 침범하는 퇴행성 변화의 결과로 심한 운동장애를 일으키는 질환
	근육통 ｜ 肌痛	근육에 의한 통증은 갑자기 심한 운동을 하거나, 어떤 근육을 많이 쓰면 생기며 근육 자체를 만지면 아프며 운동을 할 때 아프지만 원칙적으로 관절이 아프지는 않다.
	퇴행성관절염 ｜ 退行性关节炎	관절을 보호하고 있는 연골의 손상이나 퇴행성 변화로 인해 관절을 이루는 뼈와 인대 등에 손상이 생겨 염증과 통증이 발생하는 질환
	자가면역질환 ｜ 自身免疫性疾病	자가 항원에 대한 병리적 반응을 특징으로 한다. 이러한 병적 반응에 의한 자가 면역 질환에는 전신성 홍반성 루푸스, 혈관염 등과 같은 류마티스 질환, 또는 자가 면역 갑상선염, 다발성 경화증 등과 같은 기관 특이적인 질환을 포함한다.
수술·처치	요산검사 ｜ 尿酸测试	요산이란 생체 내에서 단백질 대사의 산화 최종생산물로, 요산의 혈중농도가 높으면 통풍이나 신장장애의 원인이 된다.
	근전도 ｜ 肌电图	근육조직은 신경조직과 함께 인체조직 중 대표적인 전기적 전도체이다. 이러한 근섬유의 전기적 활동을 기록하여 분석함으로써 근육의 이상 유무를 판정하는 것이 근전도검사이다.

7. 외피계통

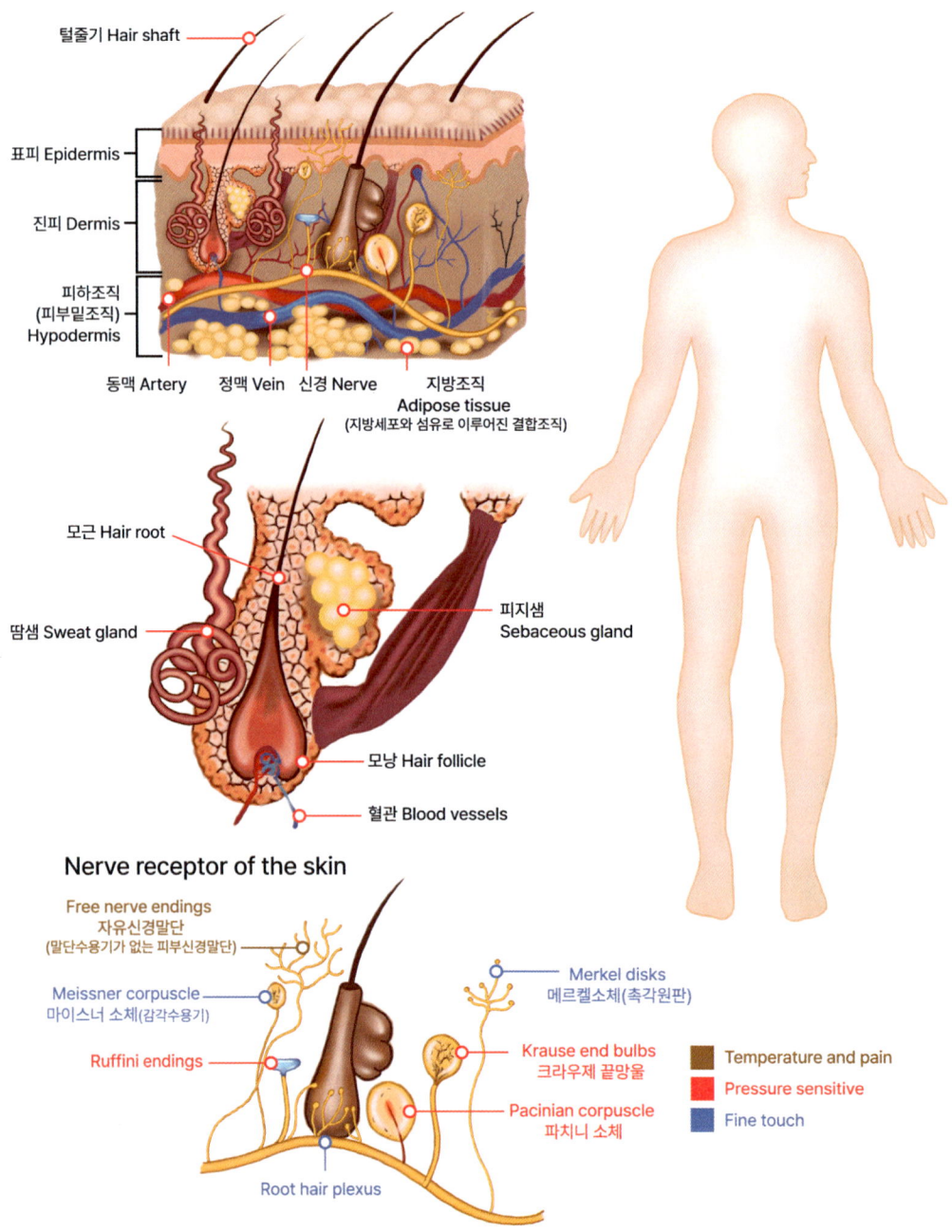

털줄기 Hair shaft

표피 Epidermis

진피 Dermis

피하조직
(피부밑조직)
Hypodermis

동맥 Artery · 정맥 Vein · 신경 Nerve · 지방조직
Adipose tissue
(지방세포와 섬유로 이루어진 결합조직)

모근 Hair root

땀샘 Sweat gland

피지샘
Sebaceous gland

모낭 Hair follicle

혈관 Blood vessels

Nerve receptor of the skin

Free nerve endings
자유신경말단
(말단수용기가 없는 피부신경말단)

Meissner corpuscle
마이스너 소체(감각수용기)

Ruffini endings

Merkel disks
메르켈소체(촉각원판)

Krause end bulbs
크라우제 끝망울

Pacinian corpuscle
파치니 소체

Root hair plexus

Temperature and pain
Pressure sensitive
Fine touch

7-1. 증상·진단·수술 및 처치 용어

증상 · 진단	두드러기 | 荨麻疹	피부 상층의 부분적인 부종으로 인해서 생긴 다양한 크기의 팽진 (부종)
	홍반 | 红斑	여러 자극에 의해 피부가 붉게 변하거나 혈액이 피부하층부에 고이는 현상
	종기 | 疖	모낭에서 발생한 염증성 결절
	피부염 | 皮炎	가려움증, 수포, 붉어짐, 부기를 비롯해 종종 삼출, 딱지, 벗겨짐을 유발하는 피부의 바깥층에 발생하는 염증
	여드름 | 痤疮 (粉刺)	털 피지선 샘 단위의 만성 염증질환 면포(모낭 속에 고여 딱딱해진 피지), 구진(1cm 미만 크기의 솟아오른 피부병변), 고름물집, 결절 등 다양한 피부 변화가 나타난다.
	사마귀 | 疣	피부 또는 점막에 사람 유두종 바이러스의 감염이 발생하여 표피의 과다한 증식이 초래되는 질환
	습진 | 湿疹	초기에는 가려움과 물집, 홍반, 부기 등을, 만성기에는 태선화, 비늘, 색소침착 등을 보이는 피부 질환군
	건선 | 乾癬	은백색 각질, 붉은반점
	아토피 피부염 | 过敏性皮炎	주로 유아기 혹은 소아기에 시작되는 만성 재발성의 염증성 피부질환으로 소양증(가려움증)과 피부건조증, 특징적인 습진을 동반한다.
	지루성 피부염 | 脂溢性皮炎	피지의 분비가 많은 신체 부위에 국한하여 홍반과 인설을 특징으로 하는 만성 염증성 질환
	화상 | 烧伤	불이나 뜨거운 물, 화학물질 등에 의한 피부 및 조직손상
	봉소염 | 蜂窝织炎	진피와 피하 조직에 나타나는 급성 세균 감염증의 하나로, 세균이 침범한 부위에 홍반, 열감, 부종, 통증이 있는 것이 특징
	대상포진 | 带状疱疹	대상포진은 수두·대상포진 바이러스가 몸 속에 잠복상태로 존재하고 있다가 다시 활성화되면서 발생하는 질병 (발진, 물집, 통증동반)
	농피증 | 脓皮病	피부의 세균 감염으로 인한 화농성 염증이 발생한 질환

8. 신경계통

척수 Spinal cord

뇌 Brain

척추 Spinal column

척수 신경 Spinal nerve

신경 Nerves

Neuron

수상(樹狀)돌기 Dendrites

세포체 Cell body

세포핵 Nucleus

랑비에결절 Node of Ranvier

축삭 Axon

신경 수초 Myelin sheath

슈완 세포 핵 Schwann cell nucleus

direction of nerve impluse

Synapse

시냅스 소낭 Neurotransmitter vesicle

신경전달물질 Neurotransmitter

8-1. 증상·진단·수술 및 처치 용어

증상·진단	우울증 | 忧郁症	의욕 저하와 우울감을 주요 증상으로 하여 다양한 인지 및 정신 신체적 증상을 일으켜 일상 기능의 저하를 가져오는 질환
	조울증 | 躁郁症	감정 장애를 주로하고 경과가 주기적이며 병기(病期)의 경과 후에는 정신적 또는 인격적인 결함을 남기지 않는 것을 특징으로 하는 내인성정신병이다.
	불면증 | 失眠症	수면의 시작과 지속, 공고화, 질에 반복되는 문제가 있고 그 결과 주간 기능의 장애를 유발하는 상태.
	치매 | 痴呆症	뇌기능이 손상되면서 인지기능이 지속적이고 전반적으로 저하되어 일상생활에 상당한 지장이 나타나는 상태
	뇌졸중,중풍 | 中风	뇌기능의 부분적 또는 전체적으로 급속히 발생한 장애가 상당 기간 이상 지속되는 것으로, 뇌혈관의 병 이외에는 다른 원인을 찾을 수 없는 상태
	실어증 | 失语症	대뇌의 손상에 의해 어릴 때부터 습득한 언어의 표현 또는 이해가 장애되는 상태
	불안장애 | 焦虑症	이유없이 불안을 느끼거나 불안의 정도가 지나친 정신장애. 다양한 형태의 비정상적, 병적인 불안과 공포로 인하여 일상생활에 장애를 일으키는 정신질환.
	대인기피증 | 社交恐惧症	다른 사람 앞에서 당황하거나, 바보스러워 보일 것 같은 불안을 경험한 후 이로 인해 사회적 기능이 저하되는 증상
	자폐증 | 自闭症	신체적, 사회적, 언어적으로 이해 능력의 저하를 일으키는 신경발달의 장애
	강박증 | 强迫症	자신의 의지에 반해서 바보스럽거나, 불합리로 생각되는 생각이 되풀이해서 떠올라 떨쳐버리지 못해 고민하거나, 그것에 따라 행동하는 것
	공황장애 | 恐慌症	곧 무슨 일이 생길 것 같은 아주 심한 불안상태. 특별한 이유없이 예상치 못하게 나타나는 극단적인 불안 증상이 주요한 특징인 질환
	조현병 | 精神分裂症	망상, 환청, 와해된 언어, 와해된 행동, 정서적 둔마 등의 증상이 주로 나타나고, 사회적 기능에 장애를 일으킬 수도 있는 질환
	섬망 | 谵妄	의식장애와 내적인 흥분의 표현으로 볼 수 있는 운동성 흥분을 나타내는 병적 정신상태. 심한 과다행동과 생생한 환각, 초조함과 떨림 등이 자주 나타나는 상태. 섬망은 신체 질환이나, 약물, 술 등으로 인해 뇌의 전반적인 기능장애가 발생하는 증후군. 주의력 저하와 의식 수준, 인지 기능 저하를 특징으로 함.

	외상 후 스트레스 장애 | 创伤后压力紊乱	신체적인 손상 및 생명을 위협하는 심각한 상황에 직면한 후 나타나는 정신적인 장애가 1개월 이상 지속되는 질병
	주의력결핍 (과잉행동장애) | 注意力缺陷障碍症	아동기에 많이 나타나는 장애로, 지속적으로 주의력이 부족하여 산만하고 과다활동, 충동성을 보이는 상태
수술·처치	**뇌전도(뇌파)검사** | 脑电描记术	두피에 전극을 붙여 뇌의 전기적 활동을 기록하는 검사이다. 뇌전증의 진단, 분류 및 치료 경과를 평가하는 데 사용함.
	집단요법 | 团体疗法	집단 그 자체의 영향력을 이용하여 치료효과를 높이려는 것
	인지행동치료 | 认知行为疗法	인간의 경험은 생각, 행동, 신체감각, 감정 네가지 요소가 서로 영향을 받는다. 이 중 감정이나 신체감각은 직접 조절하기 어렵다고 보고, 생각과 행동을 변화시켜 두려움, 부적응을 완화시키는 방법

9. 생식계통

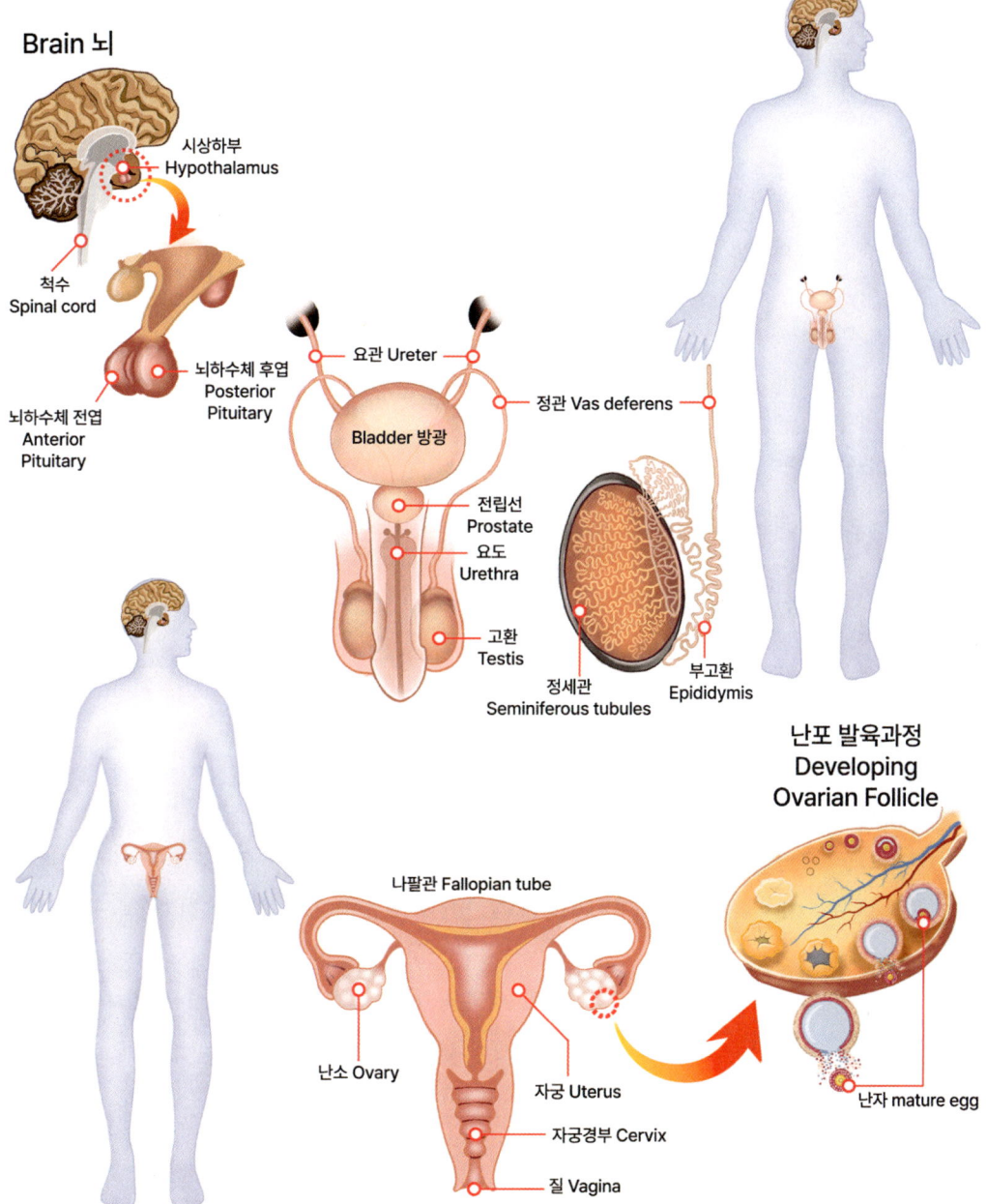

Brain 뇌

시상하부 Hypothalamus

척수 Spinal cord

뇌하수체 후엽 Posterior Pituitary

뇌하수체 전엽 Anterior Pituitary

요관 Ureter

정관 Vas deferens

Bladder 방광

전립선 Prostate

요도 Urethra

고환 Testis

정세관 Seminiferous tubules

부고환 Epididymis

난포 발육과정 Developing Ovarian Follicle

나팔관 Fallopian tube

난소 Ovary

자궁 Uterus

자궁경부 Cervix

질 Vagina

난자 mature egg

9-1. 증상·진단·수술 및 처치 용어

증상·진단	**임신** ∣ 怀孕	난자와 정자의 결합으로 만들어진 수정란이 자궁에 착상하여 태아로 발육하는 과정
	출산, 분만 ∣ 分娩	자궁 내 태아와 태반을 포함한 그 부속물이 만출력에 의해 산도를 통과하여 모체 밖으로 배출되는 현상
	제왕절개 ∣ 剖腹产	자연분만으로 출산이 불가능할 때 산모의 복부를 갈라 자궁을 절개하여 직접 태아를 꺼내는 수술법
	자연 분만 ∣ 顺产	자궁 수축, 즉 진통에 의해 자궁경부가 점차 얇아지고 열리면서 결국에 태아가 질을 통해 바깥으로 만출되는 과정
	유산 ∣ 流产	임신 7개월 이전에 태아가 죽어서 나오는 현상 태아가 생존이 가능한 시기 이전에 임신이 종결되는 것
	임신중독증(자간) ∣ 子痫	임신 중 형성된 독소가 체내에 억류됨으로써 나타나는 중독증세 임신, 분만, 산욕기에 돌발하는 강직성 경련과 혼수를 주증세로 하는 후기임신중독증의 특수형
	절박유산 ∣ 先兆流产	임신 전반기에 혈성 질분비물 혹은 질 출혈이 있는 경우
	자궁근종 ∣ 子宫平滑肌瘤	자궁을 대부분 이루고 있는 평활근(smooth muscle)에 생기는 종양이며 양성질환임
	폐경 ∣ 绝经	여성의 노화 또는 질병에 의해 난소기능이 쇠퇴하면서 폐경과 관련된 심리적, 신체적 변화를 겪는 시기
	월경통 ∣ 痛经	월경 시에 나타나는 주기적인 통증 아랫배와 허리에 경련성 통증이 있으며 오심, 구토 등 전신 증상이 있음.
	자궁출혈 ∣ 崩漏	월경이상을 포함하여 월경기간이 아닌 데도 출혈이 일어나는 상태
	자궁난관조영술 ∣ 子宫输卵管造影	자궁내에 조영제를 주입한 후 X-선 촬영을 하여 자궁과 난관의 모양, 자궁과 난관의 소통성을 검사하는 것.
	무고환증 ∣ 无睾丸	고환결여증. 일측 또는 양측에 일어나는 선천성 고환결여
	부고환염 ∣ 附睾炎	결핵균, 임균 등의 세균 또는 다른 원인으로 일어나는 부고환의 염증
수술·처치	**포경수술** ∣ 包茎手术	귀두 주변의 포피와 음경 피부를 잘라내 귀두를 노출시킨 수술법
	고환절제술 ∣ 睾丸切除术	고환·부고환을 제거하는 수술
	정관절제 ∣ 输精管除术	피임을 목적으로 정관을 잘라 두 끝을 봉합하여 정자의 이동을 차단하는 수술
	골반경검사 ∣ 后穹窿镜检查	질을 경유해 내시경을 복강내로 삽입하고 골반 장기를 직접 시진하는 방법

10. 골격계통

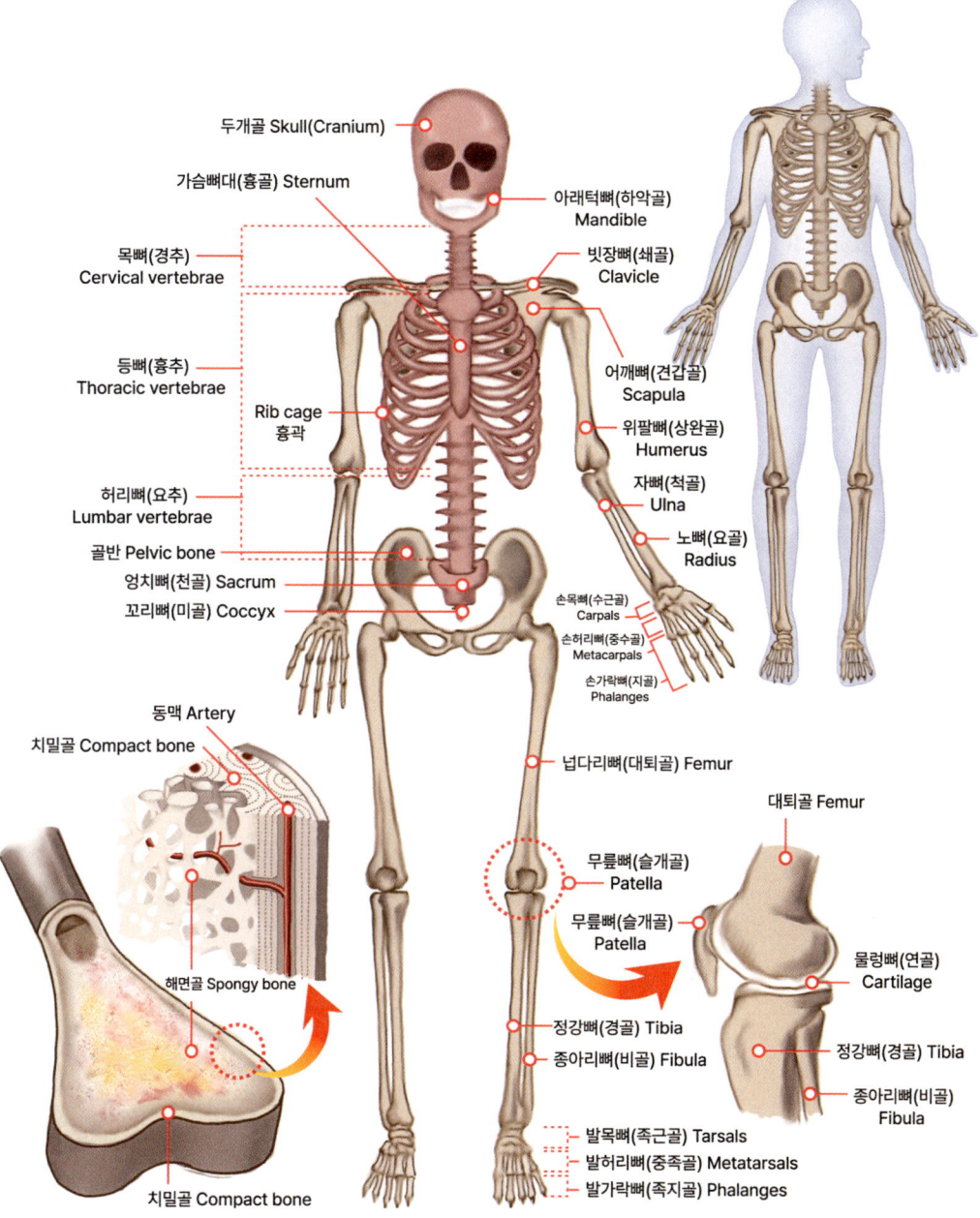

두개골 Skull(Cranium)

가슴뼈대(흉골) Sternum

목뼈(경추)
Cervical vertebrae

등뼈(흉추)
Thoracic vertebrae

Rib cage
흉곽

허리뼈(요추)
Lumbar vertebrae

골반 Pelvic bone

엉치뼈(천골) Sacrum

꼬리뼈(미골) Coccyx

아래턱뼈(하악골)
Mandible

빗장뼈(쇄골)
Clavicle

어깨뼈(견갑골)
Scapula

위팔뼈(상완골)
Humerus

자뼈(척골)
Ulna

노뼈(요골)
Radius

손목뼈(수근골)
Carpals

손허리뼈(중수골)
Metacarpals

손가락뼈(지골)
Phalanges

넙다리뼈(대퇴골) Femur

무릎뼈(슬개골)
Patella

무릎뼈(슬개골)
Patella

정강뼈(경골) Tibia

종아리뼈(비골) Fibula

발목뼈(족근골) Tarsals

발허리뼈(중족골) Metatarsals

발가락뼈(족지골) Phalanges

대퇴골 Femur

물렁뼈(연골)
Cartilage

정강뼈(경골) Tibia

종아리뼈(비골)
Fibula

동맥 Artery

치밀골 Compact bone

해면골 Spongy bone

치밀골 Compact bone

10-1. 증상·진단·수술 및 처치 용어

증상·진단	골절 | 骨折	외력의 작용이 강해 뼈가 부분적 또는 완전히 이탈된 상태
	탈구 | 脫臼	관절을 구성하는 골, 연골, 인대 등의 조직이 정상적인 생리적 위치 관계에서 이동한 상태
	뼈염좌 | 畸変	관절에 정상 가동범위를 넘은 외력이 가해졌을 경우에 일어나는 외상
	골다공증,골감소증 | 骨质疏松症	뼈의 강도가 약해져서 골절이 일어날 가능성이 높은 상태. 골다공증은 뼈의 양이 감소하고 질적인 변화로 인해 뼈의 강도가 약해져서 골절이 일어날 가능성이 높은 상태를 말한다.
	골육종 | 骨肉瘤	뼈에서 기원한 악성 종양
	골수염 | 骨髓炎	균이 혈관을 타고 체내를 순환해서 뼈를 감염시키는 혈행성 질병
수술·처치	관절조영술 | 关节造影术	관절내 연부조직이나 연골의 관찰을 위한 방법으로서 관절내에 조영제를 주입하고 X-선촬영을 하는 것
	골밀도검사 | 骨密度测试	방사선을 이용하여 신체 특정 부위의 골 밀도를 측정한 후 결과를 수치화하여 나타내는 검사

11. 비뇨계통

하대정맥은 여과된 혈액을 신장에서
신체로 운반한다.

Inferior vena cava(main vein to
heart) carries filtered blood from
kidneys to body

복부 대동맥은 혈액을 심장에서
신장으로 운반한다.

Abdominal aorta(main artery
from heart) carries blood from
heart to kidneys

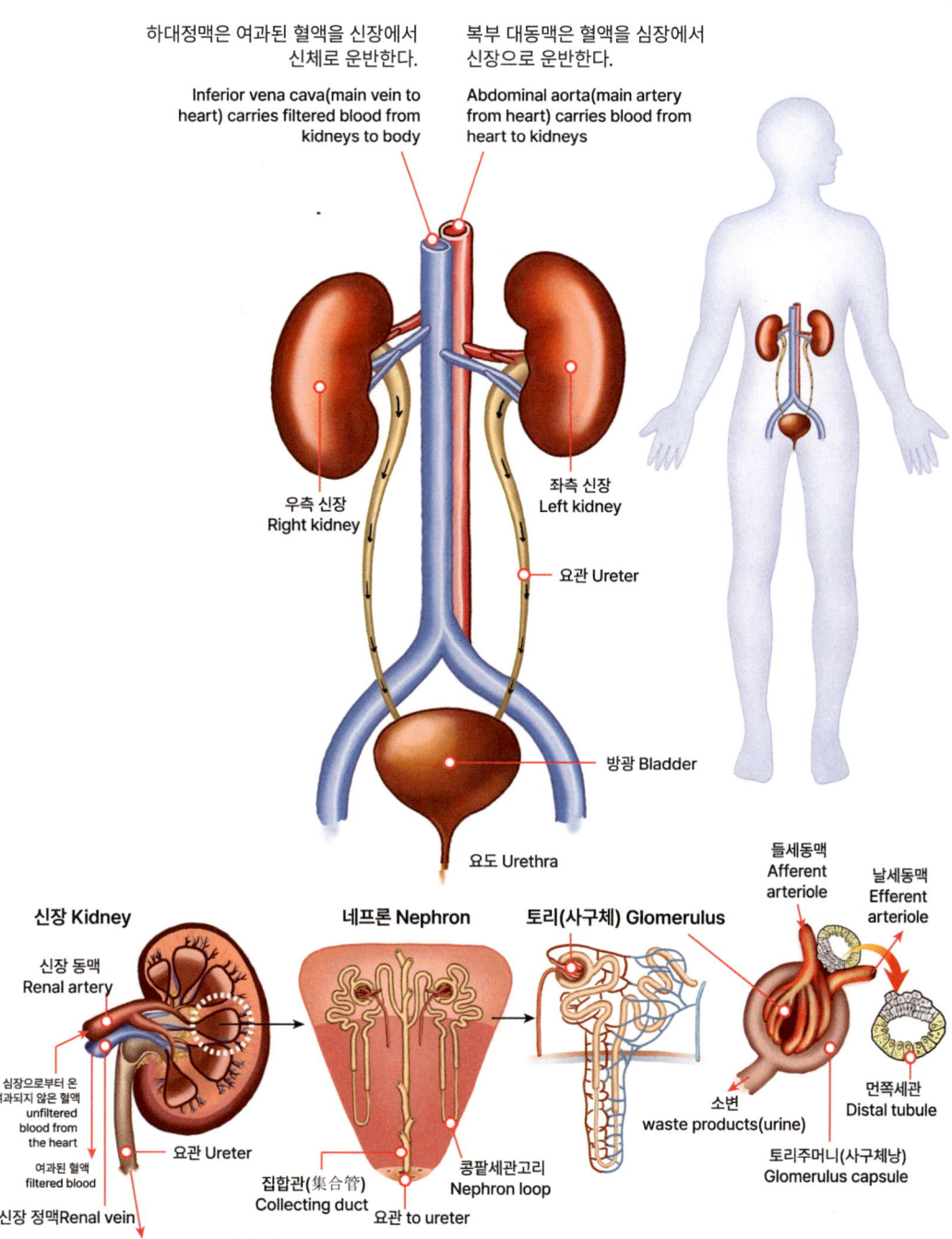

우측 신장
Right kidney

좌측 신장
Left kidney

요관 Ureter

방광 Bladder

요도 Urethra

신장 Kidney

신장 동맥
Renal artery

심장으로부터 온
겨과되지 않은 혈액
unfiltered
blood from
the heart

여과된 혈액
filtered blood

신장 정맥Renal vein

요관 Ureter

노폐물은 방광으로 보내진다.
waste products(urine) to the bladder

네프론 Nephron

집합관(集合管)
Collecting duct

요관 to ureter

콩팥세관고리
Nephron loop

토리(사구체) Glomerulus

소변
waste products(urine)

토리주머니(사구체낭)
Glomerulus capsule

들세동맥
Afferent
arteriole

날세동맥
Efferent
arteriole

먼쪽세관
Distal tubule

193

11-1. 증상·진단·수술 및 처치 용어

증상 · 진단	요로감염 | 尿路感染	요도, 방광, 요관, 콩팥을 포함하는 요로기계 감염
	요붕증 | 尿崩症	항이뇨호르몬 작용 저하로 인해 비정상적으로 많은 양의 소변이 생성되는 질환. 이뇨 조절을 담당하는 뇌하수체후엽 및 간뇌의 장애 때문에 비정상으로 다량의 오줌을 배설하는 병
	다갈증 | 多渴症	비정상적인 구갈 또는 갈증
	소변감소증,핍뇨 | 少尿	요량이 생리적 증감의 범위를 넘어서 현저하게 감소된 경우
	고름뇨, 농뇨 | 膿尿	고름이 섞인 오줌. 신우신염, 방광염 같이 신장, 방광 등이 세균이 감염되었을 때 생길 수 있으며 신장과 요로가 결핵균에 감염되어 신장결핵과 요로결핵이 있는 경우에도 발생한다.
	방광염 | 膀胱炎	배뇨시 통증, 빈뇨, 절박뇨, 하복부 통증 등이 있으며 혈뇨를 동반하는 경우도 있다.
	전립선염 | 前列腺炎	전립선 혹은 전립선 주위 조직의 염증에 의한 증상 증후군
	귀두염 | 龜头炎	세균감염, 기저귀 등에 의한 귀두 부분에 생기는 염증
	음부포진 | 生殖器疱疹	헤르페스 바이러스의 감염에 의해 음경의 표피, 귀두에 소수포가 발생함.
	임질 | 淋病	임균(gonococcus)의 감염에 의하여 일어나는 성병
	매독 | 梅毒	트레포네마 팔리듐균에 의해 신체 전반에 걸친 감염 증상이 나타나는 염증성 질환
	당뇨병 | 糖尿病	인슐린의 분비량이 부족하거나 정상적인 기능이 이루어지지 않는 등의 대사질환
	콩팥혈관조영술 | 肾血管造影	피부를 통해 대퇴동맥을 천자하고 카테터를 신동맥의 높이까지 삽입해서 조영제를 대동맥내에 급속하게 주입해 대동맥과 신동맥을 관찰하는 대퇴동맥성 조영이다. 혈관카테터를 X-선 TV투시하에 신동맥에 삽입하고 조영제를 주입해서 연속촬영을 행함.
	급성신부전 | 急性肾功能衰竭	신장 기능의 급격한 장애를 보이는 질환. 그 결과 신체 내에 질소 노폐물이 축적되고, 혈액 내 고질소혈증이 일어나고 체액 및 전해질 균형에 이상이 생김.
	만성콩팥기능상실 | 慢性肾功能衰竭	3개월 이상 신장이 손상되어 있거나 신장기능감소가 지속적으로 나타나는 질병
수술 · 처치	소변검사 | 尿液分析	소변의 성분을 검사함으로써 전신의 상태, 병변을 알아내는 진단법. 소변은 신장에서 혈액을 거른 뒤 나오는 노폐물로서 여러 대사산물이 포함되어 있다. 소변을 검사함으로써 요로계의 이상 뿐만 아니라 전신적인 내분비/대사 질환에 대한 정보도 알 수 있다.

12. 감각계통

눈 Eye

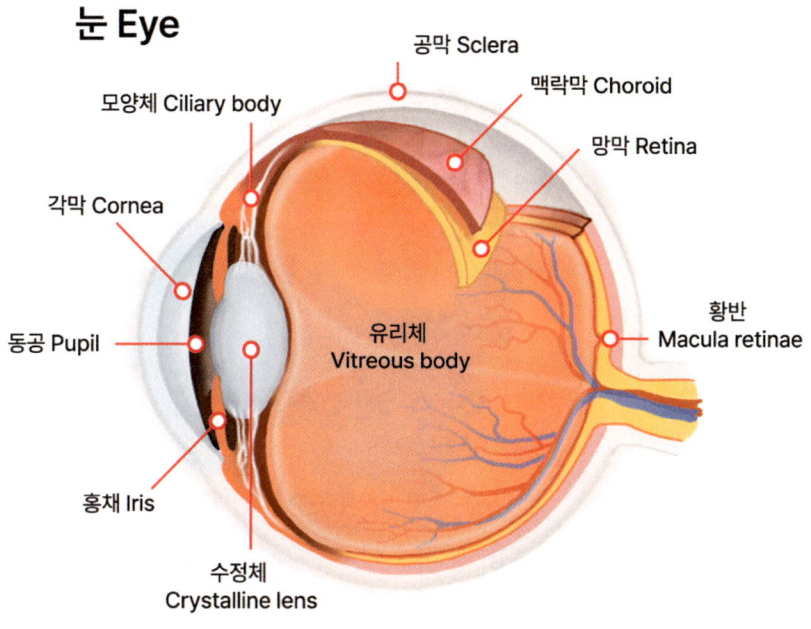

공막 Sclera
맥락막 Choroid
모양체 Ciliary body
망막 Retina
각막 Cornea
동공 Pupil
유리체 Vitreous body
황반 Macula retinae
홍채 Iris
수정체 Crystalline lens

귀 Ear

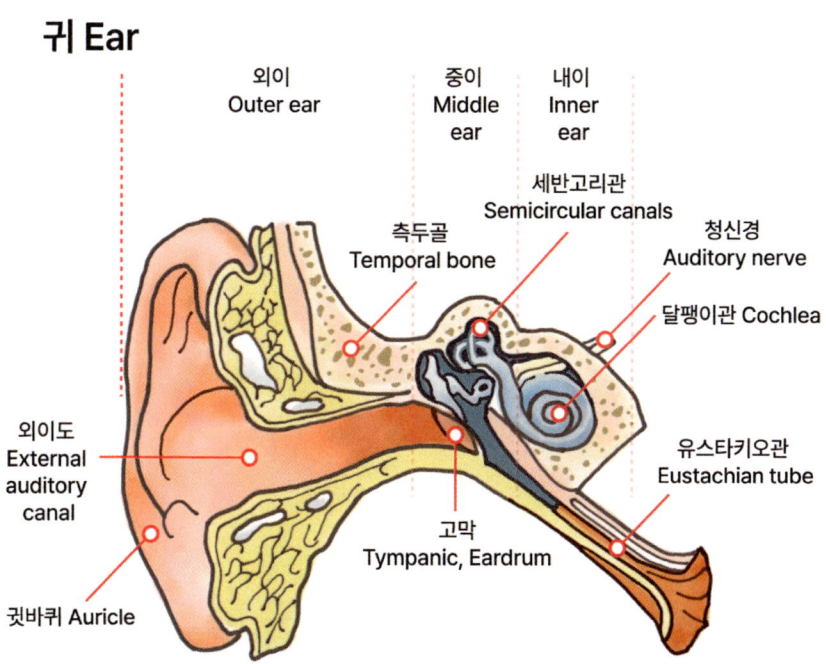

외이 Outer ear
중이 Middle ear
내이 Inner ear
측두골 Temporal bone
세반고리관 Semicircular canals
청신경 Auditory nerve
달팽이관 Cochlea
외이도 External auditory canal
유스타키오관 Eustachian tube
고막 Tympanic, Eardrum
귓바퀴 Auricle

12-1. 증상·진단·수술 및 처치 용어

증상 · 진단	**결막염** | 结膜炎	결막에 생기는 염증
	각막염 | 角膜炎	각막의 염증
	백내장 | 白内障	눈의 수정체가 흐려져서 시력장애를 일으키는 병
	사시 | 斜視	두 눈이 서로 다른 지점을 보는 시력 장애
	안검하수 | 眼瞼下垂	윗눈꺼풀이 늘어지므로 검렬(瞼裂)이 좁아져, 자력으로는 윗눈꺼풀을 올릴 수 없는 증상
	안조직결손증 | 眼瞼缺损	안조직의 명확한 결손 또는 결함
	근시 | 近視	물체의 상이 망막 앞쪽에 맺히는 눈으로서 먼 거리에 있는 물체를 보는 것이 어려운 증상
	원시 | 远視	가까이 있는 물체를 잘 볼 수 없는 시력
	편두통 | 偏头痛	두부 혈관의 기능 이상 때문에 나타나는 발작성·주기성 두통
	녹내장 | 青光眼,绿内障	수정체가 혼탁해져 빛을 제대로 통과시키지 못하게 되면서 안개가 낀 것처럼 시야가 뿌옇게 보이는 질환
수술 · 처치	**안압검사** | 眼压测定法	안구 내부의 압력을 측정하는 검사법
	시야검사 | 視野測試	시야검사법에는 대면법같은 검사와 피검자사이에서 시야검사용 장치를 이용하거나, 컴퓨터를 이용한 자동측정장치 등으로 동적시야, 정적시야 검사를 하는 것으로 구분된다.
	청력검사 | 测听	청력손실의 유무, 정도, 유형과 병변 부위 등을 알아내기 위한 검사

13. 치아

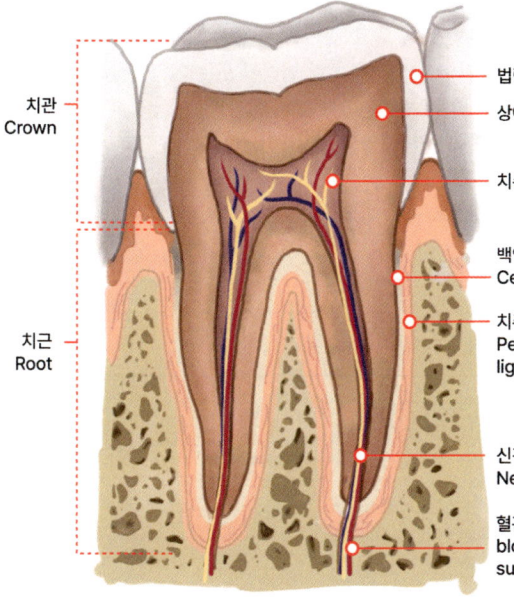

치관 Crown

법랑질 Enamel
상아질 Dentin
치수 Pulp

백악질 Cementum
치주인대 Periodontal ligament

치근 Root

신경 Nerve

혈관 blood supply

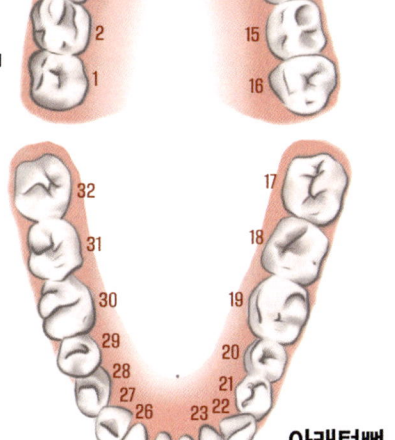

윗턱뼈
Maxillary

아래턱뼈
Mandibular

Types of Teeth

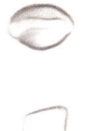 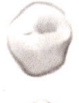 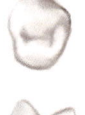 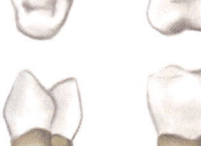

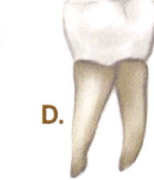

A.　　B.　　C.　　D.

A. 앞니 Incisor
B. 송곳니 Canine
C. 소구치, 작은 어금니 Premolar
D. 대구치, 어금니 Molar

중절치(앞니) Central incisor	8,9,24,25
측절치(작은 앞니) Lateral incisor	7,10,23,26
견치(송곳니) Canine	6,11,22,27
제1소구치(작은어금니) First Premolar	5,12,21,28
제2소구치(작은어금니) Second Premolar	4,13,20,29
제1대구치(큰어금니) First Molar	3,14,19,30
제2대구치(큰어금니) Second Molar	2,15,18,31
제3대구치(사랑니) Third Molar	1,16,17,32

13-1. 증상·진단·수술 및 처치 용어

증상 · 진단	치아우식(충치) | 齲齒	치아의 머리 부분 표면을 덮고 있고, 치아 상아질을 보호하는 유백색의 반투명하고 단단한 물질을 치아 법랑질 또는 에나멜질이라고 한다. 입 안에 서식하는 박테리아에 의해 설탕, 전분 등이 분해되면서 생기는 산(acid)에 의해 치아의 법랑질이 손상되어 충치가 생긴다.
	치주질환 | 牙周疾病	치주조직에 발생하는 병변의 총칭
	구내염 | 口腔炎	입안 구조의 점막에 생기는 질환
	치은염 | 牙齦炎	잇몸이 빨갛게 붓고 아픈 잇몸 질환

2장. 진료과별 시나리오

1. 성형외과

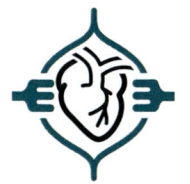

1-1. 수술 및 처치 용어

눈 眼睛	매몰법 쌍꺼풀 埋线法 双眼皮手术	상안검에 주름을 만들어 쌍꺼풀을 만드는 미용수술 通过在上眼睑产生皱纹来打造双眼皮的美容手术
	절개법 쌍꺼풀 切开法 双眼皮手术	상안검에 절개선을 넣어 쌍꺼풀을 만드는 수술 通过在上眼睑切切口来形成双眼皮的手术
	눈매교정 上睑下垂手术	윗 눈꺼풀을 들어올리는 근육을 조여주는 수술 收紧上眼睑肌肉的手术
	상안검 쌍꺼풀 上眼睑成形术	상안검의 피부, 안와 격막, 눈꺼풀 처짐, 과잉 또는 내측 안와 지방의 관리를 포함하여 상부 눈꺼풀의 외과적 복구 또는 재건 수술 上眼睑的修复或重建手术, 包括上眼睑皮肤、眼眶隔膜、上睑下垂以及多余或内侧眼眶脂肪。
	하안검 下眼睑成形术	하안검의 모양을 개선하는 것을 목표로 아래 눈꺼풀 주름, 피부 과잉 및 지방 돌출을 줄이기 위해 피부 및 지방을 제거하는 등의 일련의 수술 去除皮肤和脂肪的手术, 以减少下眼睑皱纹、多余皮肤和脂肪突出, 目的是改善下眼睑形状
	앞트임 内眼角手术	눈 안쪽 모서리에 존재하는 과도한 피부로 구성된 주름(몽고주름)을 풀어주거나 부분적으로 풀어 절제하는 수술 去除由内眼角多余皮肤组成的皱纹 (蒙古褶) 的手术。

코 鼻	코성형 鼻整形术	코를 변형하고 재건하는 하는 수술. 성형수술에는 코의 형태와 기능을 회복시키는 재건수술과 코의 모양을 바꾸는 성형수술이 있음. 鼻整形手术包括恢复鼻子形状和重建鼻功能的手术。还有为了美容目的而改变鼻子形状的整形手术。
	비중격 성형술 鼻中隔成形术	비중격은 코의 중앙 부분에 있는 뼈와 연골로 이루어진 구조이다. 비중격 성형술은 비중격의 결함과 기형을 외과적으로 교정하는 수술이다. 鼻中隔是鼻子的中间部分由骨和软骨组成的结构。
	매부리코 성형술 驼峰切除术	콧등 부분의 혹을 제거하는 코 성형술 驼峰切除术是一种去除突出肿块或鼻梁的其他部分的鼻整形手术。
	콧볼축소술 鼻翼整形术	미용적 또는 기능적 이유로 콧구멍의 너비를 줄이는 수술 鼻缩小手术是为了美容或功能目的而缩小鼻孔宽度的手术。
얼굴뼈 面部轮廓	사각턱수술 下颌角缩小术	얼굴 하안면의 폭을 축소시켜 사각얼굴을 타원형으로 바꾸는 수술. 下颌角缩小术是指减少下颌角宽度，将方形脸变为椭圆形脸的手术。
	광대수술 颧骨缩小术	광대뼈와 아치의 일부를 절제하여 얼굴의 폭을 줄이는 수술. 颧骨缩小术是通过切除部分颧骨和颧弓来缩小面部宽度的手术。
	상악수술 上颌手术	얼굴, 턱 또는 입의 질병, 부상 또는 결함을 교정하는 수술을 포함합니다. 통증을 줄이고, 기형을 고치고, 얼굴 아랫부분의 기능을 회복하기 위한 목적으로 하는 수술. 正颌手术目的在于矫正错位牙，调整不协调的牙弓与牙颌关系，排齐牙列，消除牙的倾斜，以使术中能将切开骨段顺利的移动至设计的矫正位置，并建立良好的牙颌关系。

윤곽 抗衰老	지방이식 面部脂肪移植	환자의 지방조직이 있는 부위에 지방흡입을 하여 획득된 지방을 가공하여 작은 주사기에 넣어 볼륨 보충이 필요한 얼굴 부위에 이식하는 수술. 对于面部的一些凹陷, 或者是岁月流逝出现的皮肤皱折, 可以选择注射自体脂肪移植来进行容量填充, 可以达到明显"年轻化"的效果。
	팔자주름보형물수술 鼻唇沟植入手术	보형물을 사용하여 움푹 들어간 볼, 튀어나온 코, 튀어나온 입술을 치료하는 수술. 주로 안면 중앙 부위를 대상으로 하며 둥글게 볼륨을 만들고 수척한 모습을 방지하는 것을 목표로 한다. 鼻唇沟植入手术是使用植入物填充凹陷的脸颊、突出的鼻子和突出的嘴唇的手术。
	아큐스컬프 溶脂激光	레이저를 이용한 지방흡입술이다. 레이저 지방흡입은 피부 표면 아래에 레이저를 사용하여 지방을 녹이고 피부 탄력을 강화한다. Accusculpt是激光吸脂术的一种形式。激光吸脂术是指用激光在皮肤表面下融化脂肪并增强皮肤紧致度的塑身过程。
	얼굴 리프팅(거상술) SMAS Facelift 筋膜提升术	SMAS 부위를 리프팅하는 주름제거술이다. 귀 앞쪽의 아치형 절개를 통해 SMAS의 일부를 절제하고 나머지 SMAS를 뒤쪽으로 끌어당겨 봉합 얼굴의 피부를 팽팽하게 만든다. 面部提升手术也叫拉皮手术, 面部除皱拉皮术都是SMAS筋膜除皱术。筋膜提升术一般是在耳朵上方两厘米的位置进行切口, 把蛋白缝合线埋藏到面部对筋膜进行刺激, 从而达到的治疗效果。
	실 리프팅 线面部提升术	PDO실을 끝이 뭉툭한 바늘(캐뉼라)을 통해 피부의 여러 층에 삽입한다. 삽입된 실은 피부를 고정하고 위쪽으로 들어 올리며 피부를 팽팽하게 만든다. 线雕是通过向脸部植入胶原蛋白线, 使皮肤提高牵拉, 从而提升皮肤, 由此皮肤会恢复紧致效果, 改善下垂的状态。使用的是可吸收线, 无需拆线, 效果明显且持久, 可维持3-5年, 并且安全无其它副作用。
체형교정 调整体型	지방흡입 抽脂术	배, 엉덩이, 허벅지, 엉덩이, 팔 또는 목과 같은 신체의 특정 부위의 지방을 흡입, 제거한다. 全身吸脂是一种手术减肥的方法, 属于整形美容外科体形雕塑手术中的一种, 原理是通过负压吸引的方法把身体某一部位多余的脂肪给吸出来, 以达到局部迅速瘦体的目的。吸脂的常见部位有：面部、双下巴、颈部、肩背、四肢、手脚、上下腹部、侧腰、上臀、臀部缩小及提臀等。
	가슴확대술 隆胸术	임플란트를 식립하거나 지방 이식을 통해 가슴의 크기를 확대하는 수술. 隆胸, 是通过质量良好和大小适宜的乳房假体置入或则填充自体脂肪, 可以增加乳房的体积, 改善其形状和对称性, 使胸部更加丰满, 以创造青年女性的人体美。

1-2. 의료 상담 및 커뮤니케이션

★ **상황1 -** **쌍꺼풀 수술 상담**

환자 안녕하세요.

의사 네 안녕하세요. ○○○원장입니다. 만나서 반갑습니다. 쌍꺼풀 수술을 하고 싶으시다고요?

환자 네. 쌍꺼풀 수술을 하고 싶은데 어떻게 하는게 좋을지 모르겠네요.

의사 쌍꺼풀 수술 중 가장 간단한 수술은 매몰법입니다. 매몰법은 비교적 간단한 수술이고 보기에 매우 자연스럽습니다. 하지만 매몰법 수술이 모든 사람에게 적합한 것은 아닙니다.
매몰법은 상안검 절개선이 들어가지 않기 때문에 흉터가 거의 없습니다. 또 출혈이 적고 수술시간도 매우 짧습니다. 하지만 수술 후 절개법 보다는 풀릴 가능성이 있어요.

환자 절개법은 어떤 방법인가요?

의사 절개법은 환자분이 원하시는 라인에 따라 다양한 쌍꺼풀 라인을 만들 수 있고, 필요하다면 처진 상안검을 제거할 수 있어요. 하지만 수술 후에 흉터가 남습니다.

환자 저는 어떤 수술방법이 적합할까요?

의사 제가 봤을 때, 환자분은 매몰법을 하시기에는 눈꺼풀이 약간 두꺼운 편이기 때문에 부분 절개법이 적합할 것 같습니다.

환자 부분절개법은 어떤 건가요?

의사 부분절개법은 매몰법과 절개법의 장점을 취한 수술입니다. 절개법 보다는 절개선이 적어서 흉터가 많이 남지 않고요. 절개법과 마찬가지로 쌍꺼풀이 쉽지 풀리지 않습니다.

환자 수술 후 일상생활을 하는 데는 얼마나 걸릴까요?

의사 절개법인 경우 수술 후 4일 째 정도에 실밥을 풉니다. 실밥 풀고 나서 일상생활이 가능합니다.

환자 수술 후 멍이 많이 드나요?

의사 수술 후 멍이 드는 경우가 있습니다. 1~2주 후면 거의 사라집니다.
그리고 수술 후 붓기제거를 위해 수시로 냉찜질을 하시면 도움이 됩니다.

환자 네 알겠습니다. 수술 후 주의사항을 더 알 수 있을까요?

의사 네. 수술 후 주의사항이 적힌 안내문을 드릴테니, 한번 읽어보시고, 수술을 원하시면 상담실장과 예약을 잡으시면 되겠습니다.

★ 情况1 - 双眼皮手术咨询

患者 您好

医生 您好。我是○○○院长。很高兴见到你 你想做双眼皮手术吗？

患者 是的。 我想做双眼皮手术，但不知道该怎么做。

医生 最简单的双眼皮手术就是埋线法。埋线法是一个比较简单的操作，看起来也很自然。然而，埋线手术并不适合所有人。
埋线法由于不插入上眼睑切口，几乎不留疤痕。另外，出血量少，手术时间也很短。但是，与切开法相比，手术后有可能会松动。

患者 切开的方法是什么？

医生 通过切开法，可以根据患者想要的线条来塑造各种双眼皮线，必要时还可以去除下垂的上眼皮。然而，手术后仍留有疤痕。

患者 哪种手术适合我？

医生 从我的角度来看，您的眼皮对于埋线法来说有点厚，所以做部分切开法比较合适。

患者 什么是部分切开法？

医生 部分切开法是一种综合了埋线法和切开法的手术。切口比切开法小，所以不会留下太多疤痕。与切开法类似，双眼皮也不容易解除。

患者 手术后需要多长时间才能恢复正常生活？

医生 如果是切口的话，术后第四天拆线。拆线后即可日常生活。

患者 手术后有很多淤血吗？

医生 手术后有瘀青的情况。1-2周后几乎消失。
手术后经常冷敷也有助于消除肿胀。

患者 我明白了。 我可以了解更多关于手术后的注意事项吗？

医生 我们会给您一份手术后注意事项的通知，请阅读一次，如果您想要手术，请与 室长预约。

쌍꺼풀 수술 후 주의사항

1. 수술 부위를 자극하면 출혈이나 혈종이 생길 수 있습니다. 얼굴에 압력을 가해서 혈압을 높이는 행위는 피해주세요. ex) 구토나 배변시 몸에 힘주는 것 등

2. 수술 후 얼굴이 붓는 3일까지는 얼음찜질을 하세요 ➡ 부기가 생기는 것을 줄여줍니다. 4일 째부터는 따뜻한 찜질을 하세요 ➡ 부기와 멍을 빼주는 작용을 합니다.

3. 수술 2~3일 째 내원하셔서 상처부위 확인과 소독을 합니다. 치료일정은 상태에 따라 달라질 수 있습니다.

4. 수술 후 멍이 들 수 있으며, 체질에 따라 1~2주 지속 될 수 있습니다. 멍이 든 자리에 직사광선을 받으면 색소가 침착될 수 있으므로 멍이 없어지기 전까지는 모자나 자외선 차단제를 사용하세요.

5. 수술 후 일주일 정도면 큰 부기는 어느 정도 빠지며, 3~6개월에 걸쳐 잔 부기까지 서서히 빠지게 됩니다. 개인 체질에 따라 부기는 양쪽이 다르게 붓거나, 다르게 빠지면서 비대칭처럼 보이는 것이 일반적인 현상이나 시간이 지나면서 호전되니 너무 걱정하지 않으셔도 됩니다.

6. 일반적인 모든 식사가 가능하지만 자극적이거나 기름진 음식은 되도록 삼가 주시기 바랍니다. 수술 후 최소 4주간 사우나와 찜질방은 삼가 주시고, 금연/금주 하셔야 합니다. 뛰는 등의 격렬한 운동은 2주 후부터 가능합니다.

7. 절개라인에 비립종(*좁쌀처럼 하얀 것)이 생길 수 있습니다. 상태 확인 후 간단히 제거 가능합니다.

8. 실밥을 제거하기 전까지 수술부위를 제외한 부분을 물수건으로 닦아 주시기 바랍니다. 세안 또는 화장은 실밥 제거 다음날부터 가능합니다.

9. 4주 동안 눈을 심하게 비비지 마세요.

10. 머리감기나 샤워는 수술 후 언제나 가능하지만 상처에 물이 닿지 않게 조심하셔야 합니다.

双眼皮手术后的注意事项

1. 刺激手术部位可能会导致出血或血肿。避免对脸部施加压力而导致血压升高。 ex) 呕吐或排便时使身体紧张的行动等

2. 术后到3天脸部会肿胀。请敷冰一下。这可以减少肿胀。
   从第四天开始，请敷冰一下 ▷ 可以消除肿胀和瘀伤。

3. 手术第2或第3天到医院检查并消毒伤口。治疗计划可能会根据病情而有所不同。

4. 手术后可能会出现瘀伤，根据体质可能会持续1至2周。阳光直射瘀伤部位可能会导致变色，因此请戴上帽子或涂防晒霜，直到瘀伤消失。

5. 术后一周左右，大的肿胀就会消失，3-6个月内逐渐消退，直至出现小肿胀。
   根据个人体质不同，两侧肿胀程度不同或脱落程度不同是常见现象，看起来不对称，但随着时间的推移会有所改善，所以不用太担心。

6. 一般饮食均可，但请避免刺激性或油腻食物。手术后至少4周内不得使用桑拿浴室和蒸汽浴室，并且不得吸烟/饮酒。两周后即可进行剧烈运动，如跑步。

7. 切口线上可能会出现丘疹。检查状态后可以轻松榨取它。

8. 拆线前，请用湿毛巾擦拭一下手术以外的部位。拆线后第二天就可以洗脸或化妆。

9. 4 周内避免用力揉眼睛。

10. 手术后可以随时洗头或淋浴，但注意不要让水接触伤口。

★ 상황2 - 부정교합으로 인해 양악수술을 받으러 온 외국인 환자

의사 안녕하세요. 저는 성형외과 전문의 ○○○입니다. 만나서 반갑습니다.

환자 안녕하세요. 반갑습니다.

의사 ○○(해당국가명)에서 오신 것으로 알고 있고 이번에 얼굴 수술을 받고 싶다고 들었습니다.

환자 네, 보시는 것처럼 제가 얼굴 비대칭이 심합니다. 어릴 땐 잘 몰랐는데 커가면서 점점 콤플렉스로 느껴져서 얼굴 수술을 하기로 마음 먹었고 한국이 미용성형으로 유명하다고 해서 이렇게 오게 되었습니다.

의사 네 그러시군요. 우선 육안으로 보기에 부정교합이 있어 보이는데 일단, '이-' 한 번 해보세요. 입을 다물어 보세요.
정확히 어떤 수술을 해야 할 지 결정하기 위해서 엑스레이와 CT검사가 필요합니다.

환자 CT검사요? 그건 어떤 검사인가요? 꼭 필요한 검사인가요?

의사 네. 보통 CT는 주로 상악과 하악뼈의 상태와 이동을 예측하고 판단하기 위해 사용됩니다. 하지만 실제 수술 후 보여지는 얼굴 모습은 연부조직을 통해 보여지는 것으로, 이는 3D 3차원 카메라를 통해 얼굴연부조직 계측이 가능합니다.

(CT 촬영 후)

환자 원장님. 제가 음식을 씹을 때마다 턱에 통증이 심하고 무엇보다도 거울에 비친 제 모습이 너무 싫어요. 사람들을 만날 때 마다 너무 큰 스트레스입니다. 얼굴 비대칭에다가 턱 자체도 주걱턱인 것 같아요. 저는 어떤 수술을 해야 하나요?

의사 검사결과를 보면 환자분은 양악수술이 적합한 것 같습니다. 양악수술이란 말 그대로 윗턱과 아래턱을 동시에 절단하여 위치를 바꾸어주는 수술인데, 쉽게 말해서 비뚤어진 턱을 바로 위치시켜 턱기능을 제대로 수행하는 것을 목적으로 수술합니다. 이 수술 자체가 굉장히 큰 수술인 만큼 단순히 미용적인 목적으로 하는 수술은 아닙니다. 환자분의 경우처럼 일단 중등도 이상의 얼굴 비대칭이 있고, 씹는 기능이나 턱 통증으로 인한 일상생활에 불편함이 있는 경우 우선적으로 대상이 됩니다.

환자 네? 턱을 절단 한다니 갑자기 너무 무서워요. 양악 수술이란 것도 생각은 하고 있었지만 막상 제가 대상이 된다고 하니 조금 당황스럽긴 하네요. 한국에서 이런 수술을 받게 될 줄은 몰랐어요. 큰 수술이라고 하셨는데, 수술 후 합병증은 어떤가요?

의사 네 환자분의 마음 충분히 이해합니다.

하지만 양악수술이 도입된 지는 이미 40-50년이 지났습니다. 기술적으로 큰 발전이 이루어져 합병증이 흔히 일어나지는 않지만 상/하악의 위치를 바꾸는 큰 수술이어서 항상 주의를 요합니다. 일반적인 수술에서 생길 수 있는 출혈/혈종/감염 등 합병증 외에도 신경손상이나 교합 불안정, 안면비대칭 등의 합병증이 발생할 가능성이 있습니다. 그렇기 때문에 이러한 합병증 발생 시 환자의 안전을 책임질 수 있는 시설이 갖추어진 큰 병원에서 수술 받는 것이 중요합니다.

환자 그렇군요. 그럼 수술 직후에 바로 호텔로 가서 쉬나요? 병원에 얼마나 머물러야 하는지 궁금합니다.

의사 보통 수술시간은 3-6시간 정도 걸립니다. 마취가 깨면 병실로 이동합니다. 그리고 입안에 고이는 피나 침 등 분비물을 배출할 배액관을 착용하고, 얼굴에 압박붕대를 하십니다. 보통 1-2일 후부터 음식섭취가 가능하고, 총 입원기간은 4-5일 정도입니다. 퇴원하실 때는 배액관은 모두 제거하고 퇴원 가능합니다.

환자 입원기간이 생각보다 짧아 다행이네요. 그럼 퇴원 후 주의점은요? 일상생활은 언제부터 가능할까요? 퇴원하고는 바로 출국이 가능한거지요?

의사 수술 후 사후관리도 중요합니다.
수술 부위 염증방지를 위해 가글을 해주세요. 수술 후에는 입 벌리는 것이 쉽지 않고 일반 양치가 힘드실 테니 '아쿠아픽'이라는 물치실을 이용해서 자주 양치하시면 됩니다. 가글 뿐만 아니라 얼굴에 압박밴드도 수시로 착용해주세요. 1시간씩 5번 하루에 총 5시간 정도 착용합니다. 잘 때는 하지 마시고요. 압박밴드와 함께 냉찜질이나 온찜질, 걷기 운동을 같이 해주시면 좋습니다. 그리고 퇴원 후에는 바로 출국이 가능하시지는 않고 치과에서 교정치료를 받으실 겁니다.

환자 교정이요? 양악수술 할 때 교정은 반드시 해야하나요? 수술이 잘 되어 교합이 잘 맞으면 교정이 필요 없지 않을까요? 한국 체류기간이 길어지는 것 같아 부담스러워요.

의사 환자분의 경우 수술 후 교정을 안 하는 것은 안전성에 있어서 좋지 않습니다. 수술이 정확하게 잘 되었더라도 수술 후 근육에 의해 뼈가 수술 전 위치로 돌아가려는 회귀현상이 나타나면 교합에 문제가 생깁니다. 짧은 기간이라도 교정치료를 하는 것이 수술 후 교합을 유지하는데 필수입니다.

환자 네 알겠습니다. 한국에서 꽤나 오래 있어야 하겠네요.

의사 네 더 궁금하신 점이 있으시면 여쭤봐 주시고 수술 날에 뵙겠습니다.

★ 情况2 - 一位因错牙合而来进行正颌手术的外国患者

医生 您好。我是整形外科专家○○○。很高兴见到你

患者 您好。 很高兴见到你。

医生 听说您来自○○（国家名字），这次想做面部手术。

患者 是的，正如你所看到的，我有严重的面部不对称。年轻的时候我不懂很多，但是随着长大，我的感觉越来越复杂，所以我决定做面部手术，我来这里是因为韩国以整容闻名。

医生 是。首先，看起来有咬合不正的情况，首先试试'e-'。闭上你的嘴。需要X射线和CT扫描来准确确定要进行哪种手术。

患者 CT扫描？那是什么样的测试？这是必要的测试吗？

医生 是的。通常，CT主要用于预测和判断上颌骨和下颌骨的状况。然而，实际手术后看到的面部是透过软组织看看出来的，所以通过3D相机测量面部软组织。

（CT扫描后）

患者 院长。每次我咀嚼食物时，我的下巴都会受伤，最重要的是，我讨厌看到镜子里的自己。每次和人见面，压力都太大了。除了脸型不对称之外，下巴本身也显得下巴突出。我应该进行什么样的手术？

医生 从检查结果看，您适合做双鄂手术。双鄂手术就是同时切割上下颌，改变其位置的手术，简单来说，就是要让下颌的功能得到正常发挥，将歪斜的颌骨立即缩小到最小程度。由于这个手术本身是一个非常大的手术，它不仅仅是为了美容目的的手术。就患者的情况而言，首先，如果存在中度或以上的面部不对称以及日常生活中因咀嚼功能或下颌疼痛而感到的不适，则优先考虑这个手术。

患者 是吗？我突然很害怕我的下巴被截掉。本来想着做双鄂手术，但是当听说我得做双鄂手术，我就有点尴尬了。我没想到我会在韩国做这样的手术。 你说这是一个大手术，那手术后的并发症呢？

医生 我完全理解你的感受。
然而，双颌手术问世至今已有40至50年的历史。由于技术进步，并发症并不常见，但由于这是改变上下颌位置的大型手术，因此始终需要谨慎。除了普通手术中可能出现的出血、血肿、感染等并发症外，还有可能出现神经损伤、咬合不稳、面部不对称等并发症。因此，在发生此类并发症的可能性，所以在设施齐全、能够对患者

安全负责的大医院进行手术非常重要。

患者 那么手术后是直接去酒店休息吗？我想知道我还要在医院呆多久。

医生 一般情况下，手术时间大约是3-6个小时。当你从麻醉中醒来后，你会被转移到病房，佩戴引流管排出口腔中的血液和唾液等分泌物，并在你的脸上贴上压力绷带。通常1-2天后即可进食，总住院时间约为4-5天。出院后，您可以拔除所有引流管并离开医院。

患者 还好住院时间比预计的要短。那么，出院后要注意什么呢？什么时候才能过日常生活呢？出院后可以立即出国吗？

医生 术后护理也很重要。
请漱口一下。为防止手术部位发炎。手术后，张嘴会很困难，定期刷牙也会很困难。除了漱口之外，还要时常在脸上佩戴压力带。每天佩戴5次，每次1小时，共佩戴5小时。睡觉时不要这样做。压力绷带、冷热敷和步行锻炼在手术后都有帮助。另外，出院后不能立即出境，必须到牙科接受正畸治疗。

患者 正畸治疗？双鄂手术有必要正畸治疗？如果手术顺利，咬合也很好，是不是就不需要正畸治疗了？我在韩国待的时间似乎越来越长，这让我感到很沉重。

医生 对于患者来说，手术后不正畸治疗，不利于安全。即使手术正确顺利，如果手术后骨骼由于肌肉动作而恢复到手术前的位置，也可能会再次出现咬合问题。正畸治疗，即使是很短的时间，对于术后维持咬合也至关重要。

患者 我明白了。你必须在韩国呆很长时间。

医生 是的，如果您还有什么疑问，请询问，我会在手术当天见您。

턱관절 교정 장치 Splint 장착 후 주의사항

1. Splint는 식사할 때와 양치질을 할 때를 제외하곤 항상 장착하는 것을 원칙으로 합니다.

2. Splint를 장착하거나 제거할 때는 변형과 파손을 방지하기 위하여 항상 두 손을 사용하여 조심스럽게 다루어 주십시오.

3. Splint 탈착 시에는 잃어버리거나 파손되지 않도록 주의하시고, 가급적 Splint case에 보관하여 주십시오.

4. Splint의 소독을 위하여 끓는 물에 삶는 것은 삼가 주십시오.

5. 구강 내의 치태나 세균제거를 위해 치약(소독치약)과 함께 칫솔로 살살 문질러 주십시오.

6. 구강청결과 소독을 위해서는 구강청정제(케어가글, 헥사메딘) 사용이 효과적입니다.

7. Splint에 거친면이 있을 때는 면 타올이나 거즈 혹은 사포로 문질러 주시고 다음 내원 시 불편한 점을 알려주시기 바랍니다. (단 윗면은 가급적 손대지 말 것)

8. 개구 연습은 주치의의 지시가 있을 때, 한번에 3~5분, 하루에 최소 4~5회 정도 하여 주십시오.

9. Hot Pack(온도가 유지되는 뜨거운 찜질)은 주치의의 지시가 있을 때 30분 이상 관절부위에 해 주십시오.

10. 내원하실 때에는 교정 장치를 꼭 가지고 오시기 바랍니다.

安装颞下颌关节矫正器夹板后的注意事项

1. 一般来说，除吃饭和刷牙时外，任何时候都应安装夹板。

2. 安装或拆卸夹板时，务必用双手小心脱掉，防止变形或损坏。

3. 取下夹板时，注意不要丢失或损坏，如有可能，请将其保存在夹板盒内。

4. 请勿把夹板放入沸水中煮消毒。

5. 要去除口腔内的牙菌斑和细菌，请用牙刷和牙膏（消毒牙膏）轻轻擦洗。

6. 为了口腔卫生和消毒，使用漱口水（Care Gargle、Hexamedin）是有效的。

7. 如果夹板表面粗糙，请用棉毛巾、纱布或砂纸擦拭，如有不便请报告下次就诊。 （但尽量不要接触顶面）

8. 在主治医师指导下，每次练习开口3至5分钟，每天至少4至5次。

9. 根据医生的指示，对关节进行热敷（保持温度的热敷）至少 30 分钟。

10. 当您到门诊时，请必须带您的正畸矫治器。

양악 수술 후 주의사항

1. 입을 다물고 있기

뼈가 아물 때까지 입을 다물고 있어야 합니다. 웨이퍼에 맞게 입을 다물고 있어야, 치아의 교합도 완전하게 맞게 됩니다. 숨쉬기 힘들 때만 입을 벌려 숨을 쉬고, 그 외에는 웨이퍼에 맞춰 입을 다물고 계세요. 고무줄을 묶은 경우 입을 강제로 벌리지 말고, 입을 다물고 있는 중에 숨이 차서 힘들거나, 사레가 들리거나, 구토가 나서 힘들 때, 미리 설명해 드린 대로 가위로 입에 있는 고무줄을 제거하시기 바랍니다. 웨이퍼는 강제로 빼지 말고 웨이퍼가 떨어진 경우에는 물로 깨끗이 씻어 다시 끼워주시면 됩니다.

2. 코피, 코막힘 증상

입이나 코에서 피가 맺히거나 흘러나올 수 있습니다. (2주 정도)
만약 많은 양이 피가 목 뒤로 넘어가거나 많이 나온다고 생각되면 병원으로 문의해 주세요. 얼굴에 힘주는 행동을 삼가며, 가래는 무리하게 뱉지 마시고 입 밖으로 나오면 조심스럽게 혀로 밀어내 배출하거나 심키면 위로 넘어가 소화됩니다. 코막힘 증상은 수술 후 일주일 정도 지속될 수 있으므로 엔클비액을 수시로 뿌려주세요. 1달정도는 코를 풀지 말고 흘러나오는 것만 닦아 주시기 바랍니다.

3. 자세

자세는 머리를 심장보다 20~30° 정도 높게 유지하고 계시는 것이 얼굴의 부종을 빨리 빠지게 하는데 도움이 됩니다.

4. 부기

수술 후에 얼굴이 붓는 4일 정도는 얼음찜질 ⇒ 부기가 생기는 것을 줄여줍니다.
4일 이후에는 따듯한 찜질 ⇒ 부기를 빼주는 작용을 합니다.
온찜질 시 팩을 전자레인지에 돌리거나 물에 넣어 끓이지 말고, 뜨거운 온수에 담갔다가 손으로 만져서 따뜻한 정도의 팩을 사용하시기 바랍니다. 얼굴 감각이 둔한 상태이기 때문에 화상을 입을 수 있으므로 주의를 요합니다.

5. 밴드착용

얼굴의 밴드는 수술 후 1~2주 동안 착용하시고, 1시간 착용 후 20~30분씩 쉬어주시기 바랍니다. 가글이나 식사 시에는 밴드를 빼시고 수면 시에도 빼고 주무세요. (낮 동안 수시로 착용합니다.) 만약 갑자기 얼굴이 붓게 되는 경우에는 퇴원 시에 착용해 드린 거즈를 부은 얼굴에 대고 누른 후에 밴드를 착용하시고 병원으로 문의주세요.

6. 피부관리와 세안

퇴원 후 집에서 방수 테이프를 귀 뒤에 재생테이프 위에 붙인 후 간단한 샤워나 머리 감기가 가능합니다. 머리를 감을 때 고개를 뒤로 젖히고 하세요. 광대 수술한 부위도 방수 테이프를 붙이되 집에서 머리를 감으면 광대 쪽은 물이 들어갈 수 있으므로 되도록 미용실에서 물이 들어가지 않도록 감으세요. 방수테이프는 머리 감고 말린 후 꼭 떼세요. 만약 샤워 후 병원에서 붙여준 테이프가 떨어졌을 경우에는 그 부위에 물이 닿지 않게 잘 건조 시켜 준 후, 손으로 만지지 말고 그냥 두시기 바랍니다. 수분팩을 냉장고에 넣어 두었다가 쓰시면 얼굴 진정효과가 있습니다. 한달 간 각질제거, 말려서 떼는 팩, 레이져, IPL, 미용목적의 레이져 시술은 금합니다.

7. 약물복용

정해진 시간에 규칙적으로 복용하시는 것이 좋으며 약을 드신 후에 설사를 하거나, 두드러기 등의 증상이 나타나면 병원으로 연락 주십시오. 처방해드린 타라신(Tarasyn)은 진통제이므로 새벽에 아플 때 한 알만 드세요. 드신 후 30분 이상이 지나야 서서히 효과가 나타납니다. 여러 알을 드시면 몸에 무리가 갑니다.

8. 입안 소독과 가글링 (입안 실밥 제거할 때까지 해주세요. 약 2~3주)

*가글 용액 만들기 : 멸균된 정제수 또는 관류용 멸균 증류수 1L+헥사메딘 20CC

① 기상하자마자 식사 전 희석한 헥사메딘으로 10회 가글
② 식사 후, 곧바로 희석한 헥사메딘 10회 이상 맑은 물이 나올 때까지 헹군 후 10분 이상 물을 드시지 마세요.
③ 식사를 안해도 2시간마다 가글을 하세요.
④ 취침 전에도 가글을 하시고 주무세요.

9. 운동

낮보다 밤에 더 많이 붓기 때문에 낮에 운동(걷기, 산책)을 해주시는 것이 부기 감소에 도움이 많이 됩니다. 무리한 운동(수영, 헬스, 등산)은 한달 정도 피하시는 것이 좋습니다. 사우나, 찜질방은 4주 후부터 가능하며, 음주와 흡연은 회복에 방해 되므로 최소 4주간 피해 주세요.

二颌手术后的注意事项

1. 闭嘴

您必须保持嘴巴闭合，直到骨头愈合，以便所需的下巴形状和牙齿咬合完美对齐。只有在呼吸困难时才能张开嘴呼吸，否则请把嘴紧贴固定装置。如果有橡皮筋绑住，不要强行张开嘴。如果您在闭嘴时呼吸困难、呕吐，请按照事先说明的方法，用剪刀把橡皮筋从嘴上取下。不要强行取出固定装置，如果固定装置脱落，请用水清洗后重新插入。

2. **流鼻血、鼻塞**

约2周左右在口腔或鼻子可能会出血液。如果您感觉大量血液流到喉咙后部或流出，请联系医院。避免脸部受压，也不要用力吐出痰，如果有痰从口中流出，小心地用舌头把其推出并排出来，或吞咽下去，它会进入胃中并被消化。鼻塞症状可能会在手术后持续一周左右，因此要经常喷包鼻液。一个月左右不要擤鼻涕，只擦掉流出来的东西。

3. **姿势**

保持头部高于心脏 20 至 30 度有助于快速减轻面部肿胀。

4. **肿胀**

手术后，在脸部肿胀时用冰袋敷脸约4天。它有助于减少肿胀。

4天后，进行一下热敷。它可以减轻肿胀。请不要把热袋放入微波炉加热或在水中煮沸。请使用在热水中浸泡且摸起来温暖的热袋。由于面部感觉迟钝，因此可能会发生灼伤，请注意。

5. **佩戴颈颌套**

术后请佩戴面部带1至2周，每佩戴一小时后休息20至30分钟。漱口或吃饭时取下带子，睡觉时也把它取下。(白天经常佩戴颈颌套。) 如果脸部突然肿胀，请把出院时提供的纱布压在肿胀的脸上，然后戴上颈颌套并联系医院。

6. **皮肤护理和洗脸**

出院后，在耳后贴上防水胶带后，可以在家洗澡或洗头。洗头时把头向后倾斜。在颧骨手术的部位贴上防水胶带，但如果在家洗头，水可能会进入颧骨。洗完头发并吹干后，请必须取下防水胶带。如果淋浴后医院贴的胶带脱落，请充分擦干该部位，以免其接触到水，不要用手触摸它。你使用保湿面膜，会对脸部产生舒缓效果。1个月内禁止去角质、干燥去角质贴、激光、IPL、美容激光治疗。

7. **药物治疗**

建议按规定时间定期服用，服药后如出现腹泻、荨麻疹等症状，请联系医院。医院开的 Tarasyn 是一种止痛药，所以早上感觉不舒服时只服用一粒。需要30多分钟才能逐渐有效。吃太多Tarasyn颗粒会给身体带来压力。

8. **口腔消毒和漱口**

请进行到拆线为止。大约2-3周

*配制漱口液：灭菌纯净水 1L + hexamedin 20CC

① 起床后，饭前用稀释的漱口剂漱口10次

② 吃饭后，水以外的食物 (饮用水) 立即漱口后10次以上冲洗至清水流出

后，不要喝水超过10分钟。

③ 即使不吃饭，也要每2小时漱口一次。

④ 睡前漱口然后入睡。

9. 锻炼

由于夜间肿胀比白天更大，因此白天锻炼（散步、散步）对减轻肿胀非常有帮助。 建议一个月左右避免过度运动（游泳、健身、爬山）。 4周后即可进行桑拿，并至少4周内避免饮酒和吸烟。

2. 피부과

2-1. 수술 및 처치

리프팅	써마지 塑美极	고주파를 이용하여 진피층의 온도를 안전하게 높여서 기존 콜라겐 수축 및 새로운 콜라겐형성 촉진 원리 塑美极美容术 (thermage) 是一种专业的非手术紧肤、除皱、塑形设备。 Thermage是使用射频技术安全地升高真皮层的温度。它收缩胶原蛋白并促进新胶原蛋白的形成。
	울쎄라 超声波拉皮	고강도의 초음파에너지를 이용하여 근막(SMAS)층 수축 원리 Ulthera是使用超音波激光到达难以渗透的皮肤筋膜(SMAS)层，达到皮肤提升效果的手术，是得到安全认证的新概念手术，
	실리프팅 埋线提升	원하는 방향으로 피부 피하층에 실을 삽입하여 피부를 견인하여 콜라겐 재생 유도, 진피내 섬유화 촉진 탄력 부여 线雕是通过向脸部植入胶原蛋白线，使皮肤提高牵拉，从而提升皮肤，由此皮肤会恢复紧致效果，改善下垂的状态。使用的是可吸收线，无需拆线，效果明显且持久，可维持3-5年，并且安全无其它副作用。
	더모톡신 皮肤肉毒素	피부 진피층에 보툴리눔톡신을 주사하여 근육마비 및 주름을 제거한다. 肉毒素注射到皮肤的真皮层，它具有神经阻断作用， 消除皱纹。

제거 消除	CO2	점 제거(튀어나온 비교적 큰 점) 튀어나온 검버섯, 사마귀, 쥐젖, 혈관종 去除痣 (比较大的凸出痣) 突出的老年斑、疣、皮赘和血管瘤
	ND-YAG	눈썹, 아이라인, 문신 등 제거 레이져 激光去除半永久纹身、眉毛、眼线、身体纹身等。
	vantage	1064nm 파장이 표피를 통과하여 멜라닌색소와 헤모글로빈에 열자극을 일으키는 원리(혈관, 홍조제거 레이저) 波长1064nm的激光通过表皮后，对黑色素和血红蛋白产生热刺激。 （去除血管、红血丝）
	Laser Toning 激光净肤	쌓인 멜라닌 색소를 작게 쪼개어 체내 림프관을 통해 체외로 빠져나가게 함으로써 색소 제거(색소,기미,흉터 제거) 它是能体内积累的黑色素分解成小块，并使通过体内的淋巴管逸出体外。去除色素 (去除色素/瑕疵/疤痕)
주사 볼륨/보습,탄력/ 水光注射弹 力, 提升	필러 玻尿酸 微整形	피부 진피에서 수분을 끌어당기는 역할을 하는 히알루론산 주입하여 피부 수분 함유율 높여 촉촉하고 생기 강화 특정 부위의 볼륨을 가장 확실하게 원하는 모양으로 개선할 수 있는 장점이 있음. 玻尿酸注入皮肤真皮层可增加皮肤水分含量。皮肤变得湿润、充满活力。它的优点是能填充特定部分改善为所需的形状。
	스컬트라 聚左旋乳酸	체내에서 콜라겐 생성을 촉진시켜 주름개선, 꺼진 볼륨 회복 (자연스러운 볼륨감) 볼륨이 올라오는데까지 시간이 걸림 본인의 콜라겐 생성을 유도한 후 녹아 없어짐 Sculptra 塑然雅跟其它填充剂最大的分别，除了能直接刺激骨胶原产生，亦在於它的效果是需经过一个疗程才慢慢浮现的，而一次 Sculptra塑然雅的疗程约可维持一年以上。
주사 美容针 근육수축	보톡스 肉毒素	보튤리눔톡신균을 주사하여 일시적으로 근육을 마비시키고, 주름을 제거하는 효과이다. 肉毒素也被称为肉毒杆菌素。肉毒素注射到皮肤层，它具有神经阻断作用， 消除皱纹。
주사 지방분해 容脂针	윤곽주사 容脂针	지방 분해 주사 溶脂注射液

주사 항산화 抗衰老	미백 美白针	간해독 작용, 항산화제로 비타민 C, E, 알파리포산 등 다른 항산화제 효과를 증진시켜 멜라닌생성을 억제하는 효과. 为肝脏解毒，是一种抗氧化剂，可通过增强维生素 C、E 和 α-硫辛酸等其他抗氧化剂的作用来抑制黑色素的产生。
	PRP	Platelet Rich Plasma - 혈소판이 풍부한 혈장층 주사 환자의 혈액을 채취한 뒤 원심 분리하여 고농축된 혈소판층을 피부내에 주사함(본인 혈액이므로 알레르기 반응 없음) 采集患者的血液后，经过离心机，高浓度的血小板层注射到皮肤层（由于是患者自己的血液，因此不会出现过敏反应）。

2-2. 의료상담 및 커뮤니케이션

★ 상황1 - 사각턱으로 인해 보톡스 시술을 받으러 온 외국인환자

의사 안녕하세요. 저는 피부과 전문의 〇〇〇이라고 합니다.

환자 안녕하세요. 저는 〇〇에서 왔습니다. 한국이 피부 성형으로 유명하다고 해서 왔습니다. 저는 콤플렉스가 사각턱인데 한국의 여자 연예인들처럼 얼굴을 갸름하게 만들고 싶어요.

의사 네 일단 먼저 입을 앙 다물어보세요. 어금니를 꽉 다문다고 생각하시고 해보세요. 사각턱의 정도를 육안으로 확인하기 위함입니다.
보통 사각턱을 고민하시는 환자분들의 경우 턱 뼈가 발달했다고 생각하시는데 그 중에서도 저작근의 발달인 경우도 많습니다. 환자분의 경우 역시 그렇고요. 이 경우 저희 피부과에서는 보톡스 시술로 턱을 좀 더 갸름하게 하는 효과를 줄 수 있습니다.

환자 네? 제 턱이 근육이 발달한거라고요? 보톡스라면 단순 주사 시술인가요? 어떤 원리인가요?

의사 보톡스 시술은 사각턱처럼 근육이 자리잡은 곳에 극소량을 주입해서 수축되는 효과입니다. 주름을 펴거나 근육의 양을 감소시키는 원리로 사각턱의 크기가 줄어든 것 처럼 보이는 것이에요.

환자 그렇군요. 주사는 입원해서 맞나요?

의사 아닙니다. 주사 시술 자체는 지금 당장 외래에서도 가능합니다. 마취는 하지않고 얇은 주사기를 이용해 소량씩 바로 주입합니다.

환자 마취를 하지 않고 얼굴에 바로 주사한다니 조금 무섭네요. 효과는 바로 나타나나요? 그리고 사실은 제가 중요한 면접을 앞두고 있어서요. 주사자국이 많이 남나요?

의사 보톡스 효과는 시술 후 바로 나타나지는 않고 보통 3주-4주 후부터 갸름해집니다. 지속기간은 환자마다 다르지만 보통 6-8개월 정도 되고요. 주사자국은 시술 첫날 살짝 주사자국이 남을 수는 있는데 크게 눈에 띄지 않고 화장으로 가려지는 수준입니다. 크게 걱정하지 않으셔도 될 것 같습니다. 멍이 생기지 않을까 우려하시는 환자들도 있는데 시술 후 멍은 생기지 않습니다.

환자 알겠습니다. 시술이 간단해서 좋은 거 같아요. 그럼 지금 바로 시술 하나요?

의사 네. 이쪽 침대에 누워보세요. 살짝 따끔합니다.

(시술 후)

의사 다 되었습니다. 오늘 하루정도 주사시술부위가 쓰리거나 아주 가벼운 멍이 들기도 하지만 화장으로 자연스럽게 감춰질 정도 일 것입니다. 간혹 처음 몇 일간 딱딱한 음식을 씹을 때 뻐근함을 느끼실 수는 있지만 일반적으로 음식을 씹거나 삼키는 데는 거의 영향이 없으니 걱정하지 않으셔도 됩니다.

환자 네 알겠습니다. 효과가 있으면 좋겠네요. 선생님 그리고 제가 피부에 여드름 자국이랑 기미가 있어서 피부가 지저분해 보이는데요. 혹시 도움 될 만 한 것이 있을까요?

의사 가볍게 권해드릴 수 있는 건 피부레이저 치료입니다. 그 중에서도 ○○레이저입니다. 시술 시기의 계절이나 날씨에 크게 영향을 받지 않고 시술할 수 있고요. 장비 자체에 쿨링 시스템이 있어서 시술 시 피부를 차갑게 해서 통증을 완화시키면서 피부 표피까지 보호합니다. 흔히 레이저 이후에 생길 수 있는 화상·색소 침착 등의 부작용도 적습니다.

환자 제가 2주 뒤에는 출국인데 그 전에 몇 번이나 받을 수 있을까요? 레이저도 주기적으로 받아야 하는 것으로 알고 있어요.

의사 보통 1-2회 시술만으로 만족할만한 결과를 기대할 수 있습니다. 환자의 상태에 따라 2-3주 간격으로 수차례 시술하는 경우도 있기는 합니다만 일단 1회 받아보신 후 피부 상태에 따라 결정해도 됩니다.

환자 네 그럼 레이저 예약을 잡고 재방문 하겠습니다.

★ 情况1 - 因为方下巴来接受Botox治疗的外国患者

医生 您好。我叫○○○,皮肤科专家。

患者 您好。我是来自○○。我来这里是因为韩国以皮肤整形手术出名。我的情结是方下巴,但我想让自己的脸像韩国女明星一样瘦。

医生 试试紧紧地咬紧你的臼齿。这是为了目视检查方下巴的程度。
担心方下巴的患者通常会认为是颌骨发育了,但很多时候是咀嚼肌发育了。对于患者来说也是如此。在这种情况下,我们的皮肤科可以通过Botox治疗来达到让下巴变瘦一点的效果。

患者 是吗？我的下巴肌肉发达？Botox是一个简单的注射吗？它是什么原理？

医生 Botox治疗是通过在肌肉所在的部位,比如方下巴,注射极少量的肉毒杆菌来收缩效果,从而减少皱纹或减少肌肉。

患者 就是这样吗? 要住院注射吗？

医生 不需要住院。注射现在可以在门诊进行。使用细注射器立即少量注射,无需麻醉。

患者 不用麻醉直接注射到脸上有点吓人。效果立即可见吗？事实是,我有一个重要的面试。 是否留下很多注射痕迹？

医生 Botox的效果不会在打针后立即显现,但通常在3到4周后就会变瘦。持续时间因患者而不一样,但通常为 6-8 个月。打针第一天,注射痕迹可能会有一点点,但不是很明显,并且会被化妆覆盖。你不需要太担心。有些患者担心会有瘀伤,但打针后几乎没有瘀伤。

患者 我明白了。这很好,因为很简单。现在开始打针吗？

医生 是的。躺在这张床上。有点刺痛。

（打完针后）

医生 已经做好了。今天,注射部位可能会疼痛或很轻微的瘀伤,但足以通过化妆自然地隐藏它。偶尔,咀嚼硬质食物时可能会感到有些僵硬,但这通常对咀嚼和吞咽食物影响很小甚至没有影响,所以不用担心。

患者　我明白了。 我希望它能起作用。 我皮肤上都有痘印和斑点，所以我的皮肤看起来很乱。 有什么好治疗吗？

医生　我可以简单推荐的是皮肤激光。其中，就是○○激光。该激光治疗可以在不受天气影响下随时进行。
该设备有一个冷却系统，可以在治疗过程中冷却皮肤，减轻疼痛并保护表皮。激光治疗后经常出现的副作用也很少，烧伤、色素沉着等副作用很少。

患者　我两周后就要出境，在此之前我可以做几次？ 我知道激光需要定期接受。

医生　1-2次治疗就可以得到满意的效果。根据患者的情况，有时会间隔2-3周进行多次治疗，但可以根据接受一次后的皮肤状况来决定。

患者　好的。那我就预约再来医院。

---

3. 검진센터

3-1. 의료 상담 및 커뮤니케이션

★ 상황 - CT 촬영을 하는 환자의 검진안내와 검사 진행

환자　안녕하세요. ○○○ 이름으로 오늘 건강검진 예약을 했는데요.

병원직원　네 안녕하세요. 오늘 위 내시경이랑 CT촬영이 있으시네요. 물 포함해서 금식 하셨지요?

환자　네 어제부터 금식했습니다.

병원직원　검사를 시작하기 전에 탈의실에서 옷을 갈아입으셔야 합니다. 기본 검사를 위해서 옷을 갈아입으신 뒤 소변을 받아주세요. 소변은 컵의 1/3 정도 받아주시고, 중간뇨로 받아 주시는게 더 정확한 검사가 가능합니다. 소변검사는 나중에 가능하실 때 해오시면 됩니다. 그럼 옷을 갈아입고 와주세요.

환자　(가운을 입는다) 다 갈아입었습니다.

병원직원 우선 CT촬영을 먼저 할 텐데요, 촬영 전 동의서를 읽어주시고 아래에 서명해 주시면 됩니다.

병원직원 동의서 다 작성하셨으면 검사에 들어가시기 전에 조영제를 투입하겠습니다. 바늘이 굵어서 조금 아프실꺼예요.(환자에게 조영제를 투입한다) 이쪽으로 오세요. 실내화를 벗고 침대 위에 누워주세요. 양쪽 팔을 머리 위에 올려주세요. 촬영하는 동안 움직이지 마세요. 촬영 시작하겠습니다.

병원직원 수고하셨습니다.

환자 속이 조금 안 좋은 것 같아요.

병원직원 속이 어떻게 안 좋으신가요?

환자 메스껍고 토할 것 같아요.

병원직원 우선 저쪽 침대에 누워계시면 바로 의사선생님 불러 드리겠습니다. 잠시만 기다리세요.

환자 네 알겠습니다.

★ 情况1。 - 指导接受 CT 扫描的患者完成检查过程。

患者 您好。 今天我以○○○的名义预约了健康检查。

医院员工 您好。您今天有预约做上腹内窥镜检查和CT扫描。你包括水禁食了吗？

患者 是的, 我从昨天开始就禁食了。

医院员工 检查前, 您必须在更衣室换衣服。开始基本测试, 请收集尿液到尿液盒。如果您收集大约 1/3 杯尿液并作为中流尿液接收, 则获得更准确的测试。如果可能的话, 可以稍后进行尿检也可以。那么请换好衣服过来吧。

患者 (穿上病号服) 我都穿好了。

医院员工 我们会先做CT扫描, 请在扫描前阅读同意书并在下面签名。

医院员工 如果您填写了同意书, 我们会在检查前注射造影剂。因为针头比较粗, 所以会有点痛。(给患者注射造影剂) 请这边。请脱掉拖鞋并躺在床上。双臂置于头顶。拍摄时请勿移动。我要开始拍摄了。

医院员工 辛苦了。

患者 我感觉有点不舒服。

医院员工 你感觉怎么样？

患者 我很恶心，我要吐了。

医院员工 首先，你躺在那边的床上，我会马上打电话给医师。请稍等。

患者 我明白了。

CT 촬영 동의서

CT를 이용한 검사를 진행하기 위해 환자는 조영제 주사를 맞아야 합니다. 아래 지침을 확인하여 주시기 바랍니다.

해당 조영제 투여 후 아래와 같은 부작용이나 알레르기성 반응이 발생할 수 있습니다.

1. 주사 투여 중 체온 상승
2. 메스꺼움과 구토(역류성) 증세
3. 가려움, 재채기 등과 같은 알레르기
4. 드물게 심장마비와 신부전, 쇼크와 같은 심각한 부작용이 발생할 수 있습니다.

이와 같은 상황이 발생할 경우, 의료진에게 즉시 말씀하여 주시기 바랍니다.

본인은 위의 사항을 확인하였으며, CT 촬영에 동의합니다.

(환자 서명)

CT 扫描协议

要进行 CT 扫描，患者必须注射造影剂。请检查以下说明。

打造影剂后，可能会出现以下副作用或过敏反应。

1. 注射时体温升高
2. 恶心、呕吐 (等 逆流性) 症状

221

3. 过敏如瘙痒、打喷嚏等。

4. 在极少数情况下，可能会出现心脏病、肾衰竭和休克等严重副作用。
   果出现此类情况，请立即通知医师。

我已确认上述内容并同意进行 CT 扫描。(患者签名)

4. 치과

4-1. 수술 및 처치

보존 口腔修复	레진 树脂	충치(치아우식증) 제거 후 수복물의 한 재료로써 치아 색과 같아 심미적인 장점 및 접착력 우수해 자연치아를 최대한 삭제하지 않고 접착이 가능 树脂治疗是龋齿部位不大的时候使用的方法。切磨龋齿后把牙色的塑胶材质的树脂填补被挖出的龋齿部位方法
	골드인레이 合金嵌体	부식이나 변색이 없고 무독성이며, 자연치아와 균형잇는 강도로 제작할 수 있어 씹는 힘으로 깨지거나 변형되지 않기 때문에 치아의 손상이 넓은 경우 우선적으로 사용 고려하는 재료, 치아와 다른 색으로 심미적인 치료 불가, 합착제 필요함 主要使用于龋齿部位比较大的地方，是咀嚼力强的臼齿的材料。合金的最大优点是硬度强，不会腐蚀或变色。 没有腐蚀，变色的无毒性材料，能制作类似自然牙齿的强度。因牙口也不会破坏或变形，所以牙齿损伤的范围宽时优先考虑使用的材料，缺点是与牙齿颜色不同没有审美性治疗，并且需要专门胶合剂。
	레진인레이 嵌体	일반 레진보다 강도가 세고, 충치 치료 외 살짝 부러진 치아나 치아 사이가 경미하게 벌어진 경우 채워 넣는 역할도 가능 因切磨龋齿产生的槽上，镶嵌制作损伤的牙齿一样的技工物的方法。 利用取印模制作的技工物补助牙齿，因每个材料的特性都不一样选择适当材料后接受治疗即可。
	미백 牙齿美白	치아의 색을 원래의 색조로 회복시키거나 더 희게 하는 시술 牙齿的颜色因咖啡 (着色饮料)、吸烟、外伤等理由变色时，把牙齿的颜色还原原色或者更加白的治疗法。专家美白是医生亲自按照患者个人情况调整高浓度的美白剂和特殊光线量，无痉挛症状、无刺激的又快又安全的美白治疗

보철	크라운 牙冠	치아가 손실 되었을 때 윗부분 전체를 보철물로 덮는 장치 牙齿损失时以金属覆盖整个牙面的治疗方法
	포세린크라운 烤瓷熔附金属	잇몸과의 경계부분이 검게 되지 않는 장점이 있음 有着牙龈和牙齿界限不会发黑的优点方法
	코어 内管	포스트를 중심으로 코어용레진으로 채우면 치아와 유사한 형태가 됨 以钛种植体为中心添ｃｏｒｅ用树脂补牙, 做出类似牙齿的形态
	포스트 钛种植体	부러진 치아를 보강하기 위한 기둥역할 补修缺损的牙齿的植体作用
	DENTURE	틀니 假牙
	임시 DENTURE 临时 DENTURE	임시 틀니 临时假牙
	이갈이장치 防止磨牙装置	수면중 무의식적으로 발생하는 이갈이를 방지하기 위한 이갈이장치 제작 为了预防睡眠中无意当中发生的磨牙症状制作的装置
심미보철	지르코니아 크라운 氧化锆冠	치아색과 흡사하여 심미성 강조 크라운, 부식, 변색, 마모 없음 因为类似牙齿颜色加强审美性的镶牙, 所以没有牙齿缺损, 牙齿缺失, 牙齿变色, 牙齿磨耗。
	노컷 라미네이트 NO-CUT(无切磨)瓷贴面	기존 치아를 삭제하지 않거나 0.3mm라는 얇은 삭제하여 삭제량을 최소화한 시술방법 实施不切磨或者薄薄的0.3mm的磨牙量最少的治疗方法
	올세라믹크라운 全瓷牙	치아가 심한 돌출, 깨짐, 충치 등으로 손상되 치료부위가 큰 케이스에 사용되며 치아 전체를 감싸 덮어씌우는 방법 강하고, 변색없음 牙齿严重突出或者有严重破裂, 龋齿等损伤的情况时, 使用全瓷牙使牙齿重新恢复整齐, 打造美观的牙齿。 全瓷牙是将牙齿完全覆盖的方式, 透明度高并具光泽感, 与自然牙齿非常相似, 经常用于外貌印象至关重要的门牙上。并且不会有牙床变色等副作用。需要1~2周就能完成治疗。
임플란트 种植牙	매식체 fixture 安置人工牙根	개인 맞춤 지대주에 심미적인 지르코니아 내관을 덧씌워 잇몸 컬러와 잇몸 라인까지 자연치아와 같이 재현해 심미성 강조 根据每个人解剖学性形态量身定制后, 覆盖与自然牙齿颜色相近的氧化锆内管, 再现牙龈颜色和牙龈线条都与自然牙齿一样, 强调了美观性。

교정 正畸	금속(메탈) 교정 金属牙套	치아에 부착하는 브라켓이 금속으로 된 장치 普通金属托槽主要是金属托槽。进口金属托槽表面光滑，体积小巧，结实耐用，槽沟准确，制作精良，有助于牙齿的完美排列，托槽边缘特有的圆润化处理减少了对口腔黏膜的不良刺激，并且价格适中。
	세라믹 교정 陶瓷牙套	브라켓이 치아색과 비슷해 거부감이 덜한 장치 陶瓷托槽具有和真牙一样的色泽和美观性，使用高质量瓷粉制造的陶瓷托槽具有和金属托槽相同的机械强度和功能
	설측 교정 舌側牙套	치아 안쪽으로 장치 부착, 교정한 티가 나지 않음 是指将正畸矫治器粘贴于牙齿的舌侧面，患者在整个治疗过程中完全看不到矫治器的钢丝"隐形正畸治疗"。所以，舌侧牙套矫正的一大优点就是比较美观。
	인비절라인 교정 英式隐形牙套	개인별로 맞춤 제작된 장치 是个人定制的矫治器，一般的透明矫治器不同

4-2. 의료 상담 및 커뮤니케이션

★ 상황1 - 치통

[진료실 안]

환자 안녕하세요. (의자에 앉아 눕는다.)

의사 안녕하세요. 어디가 불편하신가요?

환자 여기 (오른쪽 가르키며) 어금니 근처가 시리고 아파요.

의사 네 한번 봅시다. 입 한번 크게 벌려보세요. 아-

환자 아-

의사 육안으로 봤을 때 여기 아래쪽 잇몸이 붓고 안 좋아보입니다. 우선 X-ray 한 장 찍어보고 다시 볼께요.

환자 네

[엑스레이실]

방사선사 여기 앞에 서서 이걸 꽉 물으세요.

환자 (꽉 문다)

방사선사 (위치 확인하며) 다시 한번 꽉 물어보세요. (위치 확인 후) 네, 그 상태에서 움직이시지 마시고 가만히 계세요. (나간다)

(기계가 돌아간다.)

방사선사 네, 다 되셨습니다. 나오셔도 됩니다.

[진료실 안] - (엑스레이 찍고 들어오는 환자, 체어에 다시 앉는다.)

의사 (엑스레이 사진 보여주며) 지금 여기 보시면 (오른쪽 어금니 옆 가리키며) 여기 예전에 치료 받으셨던 이 치아가 많이 가라앉았어요. 그동안 많이 아프셨을 거 같은데요. 어떠셨어요?

환자 네... 2개월 정도 아팠던 것 같아요.

의사 아이고... 지금 36번 어금니가 치은 퇴축으로 인해 시린 증상이 있으신 거예요.

환자 많이 안 좋은건가요? 신경치료나 뭐 그런 것도 해야하나요?

의사 신경치료는 아니고 한겹 더 덮으면 될 것 같네요. 그걸 코팅이라고 하는데, 우선 그걸로 해보고 안 되면 레진으로 덮어야 되요.

환자 (안도하며) 네, 크라운으로 씌워야 하는 정도는 아닌거죠.

의사 네. 근데 사진에서 보니까 위 아래로 사랑니도 많이 썩어서 발치가 필요해요. 뭐 당장은 아니고 시간 되실 때 오셔서 빼시면 돼요.

환자 그럼 오늘은 어금니 치료만 하고 다음에 사랑니 빼러 올께요.

★ **情况1 - 牙痛**

[在诊室]

患者 您好。(坐在椅子上。)

医生 您好。你哪里不舒服？

患者 这里（指着右边）很痛，靠近我的臼齿很痛。

医生 好的，我看看。张大嘴。啊-

患者 啊

医生 当我亲眼看到它时，这里下面的牙龈肿了，我们拍X-光拍照再次检查。

患者 好的

[X光室]

放射科技师 站在这里，把这个紧紧地咬住。

患者 （咬紧装置）

放射科技师 （确认患者的位置）再咬一次。（确认位置后）好的，在这位置不要移动，保持停止。（技师出去）

（机器转动。）

放射科技师 好的 拍完了 您可以出来。

[在诊室] -（患者在拍完 X 光片后进来，坐回椅子上。）

医生 （出示X光片）您现在看这里（指着右边臼齿的侧面），这颗之前治疗过的牙齿已经凹陷了很多。那段时间你一定病得很厉害。怎么样？

患者 是的……我痛苦了两个月左右。

医生 噢...现在，由于牙龈退缩，所以您第36号臼齿感到酸疼。

患者 情况很严重吗？我需要做神经外科什么的吗？

医生 这不是神经治疗，但必须再覆盖一层。这叫涂层，如果不行就得用树脂覆盖。

患者 （松了口气）好的，还没有到必须戴上牙冠的程度。

医生 是的。不过看图片，上下智齿也蛀得很厉害，需要拔掉。嗯，不是马上，你有时间可以过来拿出来。

患者 那我今天就治疗一下我的臼齿，下次再回来拔智齿。

★ 상황2 - 임플란트

의사 안녕하세요. 오늘 어떻게 오셨나요?

환자 한국이 임플란트 시술이 뛰어나다고 해서 상담받으러 왔습니다.

의사 네 일단 치아 진찰을 먼저 해보고 파노라마 사진도 함께 찍겠습니다.

환자 네 알겠습니다.

의사 검사결과를 보니, 양쪽 어금니가 2개씩 없으시네요. 총 4개의 임플란트가 필요해보이고, 파노라마 사진상으로 잇몸뼈(치조골 alveolar bone)상태도 괜찮아서 시술이 크게 어려울 것 같지는 않습니다. 전체적으로 충치가 있는 치아도 없고요.

환자 아 그렇군요. 그런데 임플란트 시술이라는게 정확히 어떤 건가요?

의사 임플란트란 쉽게 말해서 치아가 발치된 부위에 치아를 대신하는 인공 대체물입니다. 크게 봤을 때 뿌리에 해당하는 인공치근부위와 그 위에 올라가는 부위, 그리고 씹을 때 사용할 수 있는 부위 이렇게 3가지로 구성되어 있습니다. 임플란트의 장점은 예전에는 치아를 상실했을 경우에 틀니로 복구하는데, 요즘은 임플란트 시술을 하게 되면 거의 자연치아와 유사한 정도의 편의성을 가질 수 있기 때문에 임플란트를 많이 하는 추세입니다.

환자 많이 아프진 않나요?

의사 임플란트 할 때 환자들이 제일 많이 묻는 질문 중 하나입니다. 사실 턱뼈에는 신경이 많지 않아서 임플란트 할때는 일반 치아를 뺄 때보다 오히려 통증이 덜 한 경우가 많습니다.

환자 다행이네요. 그런데 임플란트 비용이 만만치 않다고 알고 있는데, 수명이 얼마나 가나요?

의사 임플란트 수명은 대부분 본인 치아 수명과 거의 같다고 보시면 됩니다. 관리를 잘하시면 25년 30년씩 사용하기도 합니다. 반면 임플란트 후에 관리를 안 하면 금방 빠질 수도 있습니다. 잇몸뼈에 심은 임플란트의 상부구조가 나사로 연결되는 구조이다보니 장기간의 사용 시 나사가 헐거워져서 풀리는 경우도 생기고요. 또 임플란트는 치아와 달리 신경이 없어서 통증을 인지하기 어려울 뿐 아니라 임플란트 주변 잇몸은 자연치아와 달리 염증이 빠르게 진행되는 특성이 있습니다. 그렇기 때문에 시술 후에도 정기적으로 치과를 방문해서 정기적인 검진과 관리가 필요합니다.

환자 염증이요? 그럼 임플란트에도 충치가 생길 수 있는건가요?

의사 임플란트 자체는 금속이기 때문에 충치가 생기지는 않습니다. 하지만 임플란트 주변치아에 음식물 찌꺼기가 치주 질환의 원인이 될 수 있습니다. 따라서 평소에 철저한 양치질이 필요합니다. 특히 임플란트와 잇몸 사이 공간에 치실이나 치간칫솔을 이용한 관리가 필요합니다.

환자 네 그렇군요. 전체적인 임플란트 시술과정은 어떻게 되나요?

의사 첫 번째로 구강 내 상태 점검을 하고 충치나 치료해야 할 부분이 없다면 식립합니다. 식립이란, 치아의 뿌리에 해당하는 부분을 잇몸뼈에 심는겁니다. 그런 후 환자 개개인에 꼭 맞는 틀을 만들기 위해서 인상작업을 하는데 인상이란 치아를 만들기 위한 본을 뜨는 것을 말합니다. 이 과정을 통해 만들어진 인공치아를 임플란트 뿌리부분에 연결하면 완성입니다. 치아를 끼워드린 후 씹었을 때 어떤지 최종적으로 점검을 하면 끝이 납니다. 이후에도 정기적으로 검진을 하는 것이 좋고요. 임플란트를 쓰면서 어떤지도 확인하고 전체적인 잇몸의 상태를 계속적으로 확인합니다.

환자 네 잘 알겠습니다. 이해하기 쉽게 설명해 주셔서 감사합니다.

의사 네 진료 후 나가셔서 예약을 잡고 가시면 됩니다. 시술 당일에 뵙겠습니다.

★ 情况 2 - 种植牙

医生 您好。你今天怎么样？

患者 听说韩国的种植牙技术非常好，所以特意来咨询。

医生 首先，我们检查一下您的牙齿并拍摄全景照片。

患者 好的。

医生 根据检查结果，我发现您每侧都缺少两颗臼齿。看起来总共需要4颗种植牙，而且从X射线照片来看牙槽骨状况良好，所以种植牙手术看起来并不是很困难。整体上没有蛀牙的牙齿。

患者 噢，是这样。 但种植手术到底是什么？

医生 简单来说，种植牙就是在拔牙部分植入人工替代牙齿。种植牙由三部分组成：与牙根部分的 种植体，植入牙槽骨起到支撑作用的基台，承担咀嚼作用的牙冠。过去，当牙齿脱落时，需要用假牙来修复，但如今，种植牙可以提供与自然牙齿相同的便利性。许多人接受种植牙手术。

患者 很疼吗？

医生 这是患者在种植牙手术最常问的问题之一。事实上，颌骨中的神经并不多，因此种植牙通常比拔除牙齿时疼痛要小。

患者 那还好。我听了种植牙手术很贵，但它们能持续多久？

医生 在许多数情况下，种植体的使用寿命可以被认为与您自己的牙齿的使用寿命大致相同。如果管理得当，它可以使用25到30年。另一方面，如果植入后不小心护理，它可能会很快脱落。由于植入牙龈骨的种植体上部结构是通过螺丝连接的，长期使用过程中螺丝可能会松动、松动。此外，与牙齿不同，种植体没有神经，因此不仅难以感知疼痛，而且与自然牙不同，种植体周围的牙龈会发炎。因此，即使在手术后，您也需要定期来看检查和护理。

患者 炎症？那么种植牙会出现蛀牙吗？

医生 因为种植体本身是金属的，所以不会引起蛀牙。然而，种植体周围牙齿上的食物残渣可能会导致牙周病。因此，定期彻底刷牙是有必要的。特别是，需要使用牙线或牙间刷来管理种植体和牙龈之间的空间。

患者 好。整个种植牙过程是怎样的？

医生 首先，检查口腔状况，如果没有蛀牙或需要治疗的部分，则植入种植体。种植是把牙根部分种植到牙龈骨。然后进行牙齿模型工作以制作适合每位患者的模具。当通过此过程作出的人工牙冠连接到种植体的根部，该过程完成。。插入人工牙冠后，最后检查咀嚼的感觉。此后您需要定期检。

患者 我明白。感谢您解释。

医生 应该的，治疗结束后就可以预约。手术当天见。

5. 산부인과

5-1. 의료 상담 및 커뮤니케이션

★ 상황 – 불규칙한 생리 주기와 생리통으로 병원에 내원한 20세 미혼의 환자

의사 안녕하세요. 산부인과 전문의 ○○○입니다.

환자 안녕하세요. 선생님 요즘 생리가 불규칙하고 생리통이 전보다 심해졌어요.

의사 그러셨군요. 마지막 생리일은 언제였나요?

환자 2달전에 마지막으로 했어요. 그전에도 불규칙적이었고 생리량도 급격히 늘어서 하루에 큰 사이즈 패드를 7번 정도 갈았어요.

의사 네. 통증을 0~10 으로 두고, '통증없음'에서 '가장 심한통증'이라고 할 때 생리통은 어느 정도예요?

환자 8 정도 이고 , 심할 때는 진통제를 먹어도 효과가 없었어요.

의사 초경은 언제였나요?

환자 15살 때 생리를 시작했어요. 최근 친언니가 자궁내막증 진단으로 호르몬제 복용 중이라고 해서 저도 같은 문제가 아닐지 걱정이 되네요.

의사 현재 증상이나 가족력으로 봤을 때 걱정이 되실 수 있지요. 그 외에 다른 증상은 없으신가요?

환자 3일 전부터 외음부가 간지럽고 분비물도 있어요.

의사 분비물의 색깔이나 냄새는 어떤가요?

환자 흰색이고 냄새는 없었어요. 제가 스트레스를 심하게 받는 경우 종종 이런 증상이 생겨요. 현지에서 질염 관련된 약 처방을 받았던 적이 있어요.

의사 그러시군요. 자궁경부암 세포진 검사는(Pap smear) 받으신 적이 있나요?

환자 네. 4개월 전에 검사했고 정상이라고 했어요.

의사 알겠습니다. 현재 증상 관련하여 몇 가지 검사 먼저 진행하도록 하겠습니다. 초음파 검사, 난소암 표지자 검사인 CA-125와 MRI 검사를 하고, 질 분비물 관련 검사인 도말 검사(Smear test)와 배양 검사(culture test) 진행하도록 하겠습니다.

자주 생기는 질염(Vaginitis)예방을 위해서는 스트레스를 최소화하고 꽉 끼는 속옷착용이나 합성 원단 의복 착용은 피하시고 외음부를 너무 습하지 않게 유지하는 것이 중요합니다.

환자 네, 잘 알겠습니다.

의사 오늘은 초음파(Sonography)와 질 분비물 검사(Vaginal swab) 검사 먼저 진행하겠습니다.

간호사 환자분 이쪽으로 오셔서 하의와 속옷 탈의 하시고 치마 가운 입으신 뒤 검사대에 편하게 누워주세요.

환자 네

의사 초음파상에서 별 이상은 없습니다. 하지만 자궁내막증의 경우 초기에서는 초음파 상에서 확인이 안 되는 경우도 있기 때문에 CA-125 피검사와 MRI검사 진행하신 후 3일 뒤에 결과 상담을 위해 병원에 다시 방문해 주시면 됩니다. 더 궁금하신 사항 있으세요?

환자 아니요. 없습니다.

간호사 환자분, 제가 검사 예약 도와드리겠습니다. 오늘 2층 채혈실에서 피검사 진행하시고, MRI 검사는 이번 주 화요일, 수요일 오전시간에 예약 가능합니다. 편하신 날짜와 시간이 있으신가요?

환자 네, 그럼 O요일, O시로 예약해주세요.

간호사 네 알겠습니다. O요일, O시에 MRI 검사 예약 되셨습니다. 금식은 필요없습니다. 검사 결과는 O요일에 나옵니다.

환자 네 알겠습니다. 감사합니다.

간호사 감사합니다.

★ **情况 - 一位20岁的未婚患者因此月经周期不规律、痛经来妇科诊疗。**

医生 您好。我是○○○，妇产科专家。

患者 您好。老师，我最近月经不规律，痛经比以前更严重了。

医生 是吗。您最后一次月经是什么时候？

患者 我上次做是在两个月前。在此之前，月经不规律，月经量也增了加很多，每天大约使用7个大号卫生巾。

医生　如果疼痛程度从 0 到 10 分级，范围从"无痛"到"最痛"，那么经痛的严重程度是多少？

患者　8分左右，严重的时候吃止痛药也没有效果。

医生　您的初次月经是什么时候？

患者　我15岁的时候就开始来月经了。 最近，我姐姐被诊断出患有子宫内膜异位症，正在服用激素，所以我担心我也会有同样的问题。

医生　根据你目前的症状和家族史，你可能会担心。您还有其他症状吗？

患者　从3天前开始，外阴部一直痒，有分泌物。

医生　分泌物的颜色和气味是什么？

患者　是白色的，没有味道。当我承受很大的压力时，这些症状经常出现。 在国内我开了治疗阴道炎的药。

医生　我懂了。您曾经做过宫颈癌子宫颈抹片检查吗？

患者　是的。 我4个月前检查过，他们说是正常的。

医生　我明白了。我们首先进行一些与您当前症状相关的检查。进行超声波、CA-125、卵巢癌检查、MRI 以及阴道分泌物相关涂片和培养测试。
为了预防经常发生的阴道炎，重要的是要尽量减少压力，避免穿紧身内衣或合成纤维布料衣服，并防止外阴太湿。

患者　我明白。

医生　今天我们先做超声检查和阴道拭子检查。

护士　请到这里来，脱掉下裤和内衣，穿上裙子和长袍，舒服地躺在检查台上。

患者　好的。

医生　超声检查没有异常。但如果是子宫内膜异位症，早期可能无法通过超声波确诊，因此可以在3天后再次到医院进行CA-125血液检查和MRI检查后进行咨询。还有其他问题吗？

患者　没有。 不存在。

护士　我帮你安排检查。您今天可以在二楼采血室进行血液检查，并且可以在本周二和周三早上预约核磁共振扫描。您有方便的日期和时间吗？

患者　那么请预约○日○时。

护士　好的。您在 ○ 天 ○ 时预约了 MRI 扫描。不需要禁食。检查结果在○天后会出来的。

患者　我明白了。 谢谢

护士　谢谢。

수술 전 주의사항

1. 수술 6시간 전부터 금식(껌, 사탕, 물 포함)을 꼭 지켜주셔야 합니다.

2. 수술 1주일 전부터 음주, 흡연을 삼가 주시기 바랍니다.

3. 수술 당일은 편안한 복장으로 오시고, 모자 혹은 선글라스를 준비해 주시기 바랍니다.

4. 수술 당일은 스킨 정도만 바르는 것이 가능하십니다. (선크림, 비비크림은 지우신 상태로 오셔야 합니다.)

5. 렌즈, 악세사리 착용을 금지하며 붙임머리는 제거하셔야 합니다.

6. 눈 수술을 하시는 분은 인조 속눈썹을 제거하시고 내원해주시기 바랍니다.

7. 수술 2주 전부터 보약, 한약, 아스피린계통, 혈전용해제 복용을 삼가야합니다. (현재 복용 중 이거나 드셔야 하는 약이 있으시면 미리 말씀해주시기 바랍니다.)

8. 고혈압이 있는 분은 수술 당일 소량의 물과 함께 혈압약을 반드시 복용하고 오시기 바랍니다.

9. 당뇨가 있는 분은 수술 당일 당뇨약은 드시지 말고 내원해주세요.

10. 수술 당일 자가 운전은 어렵습니다. 대중교통을 이용해주시거나 보호자 동반을 권해드립니다.

手前注意事项

1. 术前必须禁食 (包括口香糖、糖果、水) 6小时。

2. 术前1周内请勿饮酒、吸烟。

3. 手术当天请穿着舒适的衣服，并准备帽子或太阳镜。

4. 手术当天可以只使用爽肤水。（必须卸掉防晒霜和BB霜。）

5. 禁止佩戴镜片和饰物，必须卸除假发。

6. 如果进行眼睛手术，请取下假睫毛。

7. 手术前2周内不得服用补充剂、东方药物、阿司匹林类药物和溶栓剂。（如果您目前正在服用或需要服用任何药物，请提前告知我们。）

8. 如果您患有高血压，请务必在手术当天用少量水服用降压药。

9. 如果您患有糖尿病，请不要在手术当天服用糖尿病药物。

10. 手术当天自驾比较困难。我们建议您使用公共交通或由监护人陪同。

수술동의서

환자는 현 상태나 주치의가 권유하는 수술과 마취에 대한 정보를 제공받을 권리를 가지고 있고 이런 정보들은 환자 스스로 수술을 받을 것인지를 결정하는 데 도움이 될 것입니다.

환자명		주민번호	
성별		주소	

기왕력	☐ 해당없음 ☐ 고혈압 ☐ 저혈압 ☐ 당뇨병 ☐ 심장병 ☐ 알레르기
	☐ 출혈소인 ☐ 특이체질 ☐ 투약사고 ☐ 기타 및 관련사항 :

본인은 다음과 같은 술기가 시행될 것을 알고 있습니다.
● 수술명(술기) :
● 추정소요시간 :

<수술에 대한 설명>

제 1 조 (수술방법의 위임)
본인은 수술 중 주치의 등 의료진이 새로운 문제점이나 처음 설명과 다른 문제점을 발견하게 되면 계획된 술기와 다른 방법으로 시행할 수 있음을 충분히 이해하며 이는 전적으로 전문가인 주치의 등 의료진의 판단에 따라 이루어지므로 모든 술기의 권한을 주치의 등 의료진에게 위임합니다.

제 2 조 (재수술가능성)

가. 본인은 수술의 결과가 본인의 기대에 못 미칠 수 있음을 이해하며 주치의로부터 결과나 완치에 대해 어떠한 보장이나 보증을 받은 바 없음을 확인합니다.

나. 본인은 이 수술이 최선의 결과를 목표로 하지만 간혹 재수술이 필요한 경우가 생길 수 있다는 사실을 이해합니다.

다. 수술의 결과가 만족스럽지 못한 경우가 발생하면 주치의와 상의하여 2차수술의 여부를 결정하며 이 경우 수술비는 서로 간에 합의를 통해 결정하는 데 동의합니다.

제 3 조 (수술의 한계)

본인은 신체 좌우 양측이 동일하지 않으며 동일하게 만들 수도 없음을 이해합니다. 만약 주치의가 상담 중에 컴퓨터 이미지를 이용하였다면 이는 의사소통을 위함이었고 생성된 이미지는 이상적인 목표 일 뿐이며 실제 수술결과와 다를 수 있다는 것을 이해합니다.

제 4 조 (진료기록 및 임상사진자료)

가. 본인은 주치의 등 의료진의 정확한 진료기록 작성을 방해하지 않겠습니다.

나. 본인은 의료진 및 담당직원이 정지영상이나 동영상의 형태로 임상사진을 촬영하는 것에 동의합니다.

다. 진료 기록 및 임상사진 등의 저작권은 주치의에게 있으며 관련 자료는 의학기록이나 연구용으로 사용될 수 있음에 동의합니다.

제 5 조 (응급조치)

가. 주치의 등 의료진은 환자의 안전을 위해 필요한 경우에 응급조치를 수행합니다.

나. 본인은 주치의 등 의료진의 판단에 따라 수혈 및 혈액제재를 사용하고 기타 응급조치를 하는 것에 동의합니다.

제 6 조 (수술과 관련한 합병증의 가능성)

본인은 계획된 술기들로 인한 위험성이 있다는 것을 이해합니다. 일반적으로 시행되는 모든 술기 후에 감염, 출혈, 알레르기 반응, 혈전증, 사망까지도 일어날 수 있고 위 수술(술기)와 관련해서 아래와 같은 문제점들이 일어날 수 있습니다.

• 감각둔화(찌릿, 당김, 조임, 무딤)

• 미용적·기능적 개선의 부족

• 피부괴사, 염증, 혈종

제 7 조 (본 수술 이외의 대안 방법 및 수술을 받지 않을 경우)

본 수술 이외의 다른 대안법은 없으며, 미용목적을 위한 수술일 경우, 수술을 하지 않더라도 다른 문제 사항은 없습니다.

手术同意书

患者有权获得有关其当前病情或主治医生建议的手术和麻醉的信息，这些信息将帮助患者决定是否自行接受手术。

患者姓名		护照号码	
性别		地址	

病历	□ 不存在 □ 高血压 □ 低血压 □ 糖尿病 □ 心脏病 □ 过敏
	□ 出血素質 □ 特殊体质 □ 用药意外 □ 其他及相关事项：

我了解将行进以下程序。

● 手术名称：

● 预计所需时间：

<手术描述>

第一条 (手术方法的委托)

我完全理解，如果医务人员，比如主治医生，在手术过程中发现了新的问题或者与最初解释不同的问题，可以用与计划的手术方式不同的方式进行，而这完全是基于主治医师等医务人员的判断是专家，授权给主治医师等医务人员。

第二条 (再次手术的可能性)

I. 我了解手术结果可能达不到我的期望，并且我确认我没收到医师关于任何保证。

II. 我了解虽然该手术旨在获得最佳结果，但在某些情况下可能需要进行修复手术。

III. 如果手术效果不理想，会与主治医师讨论决定是否进行二次手术。

第三条（手术的限制）

我知道身体的左右两侧不是也不可能相同。如果主治医生在会诊期间使用计算机图像，我理解这是出于沟通目的，生成的图像只是理想目标，可能与实际手术结果有所不同。

第四条（病历及临床影像资料）

I.   我不会干扰医务人员（例如主治医师）准备准确的医疗记录。

II. 我同意医务人员和工作人员以图像或视频的形式拍摄临床照片。

III. 本人同意病历、临床照片等版权属于主治医师，相关数据可用于病历或研究目的。

第五条（紧急措施）

I.   主治医师等医务人员会在必要时采取紧急措施以确保患者安全。

II. 我同意根据我的主治医师等医务人员的判断，使用输血和血液制剂以及采取其他紧急措施。

第六条（手术相关并发症的可能性）

我了解计划的程序存在风险。所有常见手术后都可能发生感染、出血、过敏反应、血栓形成，甚至死亡，而此手术可能会出现以下问题。
- 感觉减弱（麻酥酥、拉伸、收紧、钝化）
- 缺乏美观和功能改进
- 皮肤坏死、炎症、血肿

第7条（本手术以外的替代方法以及不进行手术的情况）

除了这种手术之外没有其他方法，而且如果是为了美容而进行手术的话，即使不进行手术也没有其他问题。

마취동의서

제 1 조 (마취의 목적, 필요성)

수술 중 환자의 불안감 및 통증을 최소화하여 편안하게 수술을 받기 위하여 마취가 필요합니다.

제 2 조 (마취의 과정과 방법)

- **전신마취** : 마취가스와 여러 약제를 이용합니다. 이 과정에서 환자 본인의 자발적인 호흡이 억제되기 때문에 기도 확보를 위해 기관 삽관이 필요하게 되며, 이 후 호흡은 인공 호흡기에 의해 유지시키게 됩니다.

- **부위마취** : 수술부위에 국한하여 모든 감각을 차단시키고 의식은 필요에 따라 소실시키거나 유지 시킵니다. 국소마취제를 주입하여 적절한 부위까지 마취된 것을 확인한 후 수술을 시작합니다.

- **마취방법** : ① 전신 ② 수면 ③ 국소마취 (수술 중 마취의 종류가 바뀔 수도 있음)

제 3 조 (마취와 관련한 합병증의 가능성)

- **전신마취의 합병증** : 치아 손상 및 구강 내 손상, 인후통, 쉰 목소리, 피부 및 안구 손상, 수술체위로 인한 말초 신경 마비, 구역/구토, 회복 시 각성지연/호흡곤란, 약제에 대한 과민반응, 급성 신부전, 기도폐쇄, 무기폐, 폐 흡인 및 흡인성 폐렴, 기관지 및 후두경련, 폐부종, 폐색전증, 저산소증과 뇌손상을 초래할 수 있습니다. 저혈압, 부정맥, 심근 허혈 및 경색, 심정지 등이 발생할 가능성이 있습니다.

- **부위 마취의 합병증** : 구역/구토, 저혈압, 두통, 배뇨곤란, 약제 알레르기 등

제 4 조 (마취 이외의 다른 방법 및 마취를 하지 않을 경우)

진통제를 이용하여 할 수 있는 수술도 있겠으나 수술 중 통증과 불안감을 많이 느낄 수 있으며 큰 수술에는 적용하기 어렵습니다. 만일 마취를 하지 않을 경우 수술 중 통증과 불안감 때문에 수술이 불가능합니다.

본인은 현재의 상태, 시행될 수술 및 마취의 성격과 효과, 일어날 수 있는 위험성(합병증 등) 그리고 다른 치료방법에 대해 주치의로부터 충분히 설명을 들었고 이를 이해하였기에 자발적인 의사로 수술에 동의합니다. 본인은 상담 시와 수술 동의 시 자율적인 판단을 방해할 만한 요소가 없었고 이 문서가 본인에게 충분히 설명되었으며 허위없이 기재되었음을 인정하며 본인 또는 법정대리인의 서명 효력을 인정합니다. 아울러 본인은 수술에 따른 모든 지시사항을 충실히 이행하며 주치의의 지시와 판단에 전적으로 협조할 것을 서약합니다.

귀하의 문제점(증상)과 술기 및 합병증 등 위 사항에 대하여 상세한 설명을 들었다면 "들었음" 이라고 기재함.	

○○년 ○월 ○일

- 환자 _____서명(인)

- 주치의 _____서명(인)

- 보호자 (법정 대리인) _____서명(인)

대리인 서명한 경우/사유 : ☐ 환자가 의사결정을 하기 힘든 신체적, 정신적 장애가 있음
☐ 미성년자로서 설명 내용에 대하여 이해하지 못함
☐ 내용 설명 시 환자의 심신에 중대한 영향을 미칠 것이 우려됨
☐ 환자 본인이 특정인에게 동의권을 위임함
☐ 기타 사유 :

麻醉同意书

第一条（麻醉的目的和必要性）

需要进行麻醉，以最大程度地减少患者在手术过程中的焦虑和疼痛，并舒适地接受手术。

第二条（麻醉过程和方法）

- **全身麻醉：** 使用麻醉气体和各种药物。 在此过程中，患者的自主呼吸受到抑制，因此需要气管插管以确保呼吸道通畅，然后通过呼吸机维持呼吸。

- **局部麻醉：** 它仅限于手术部位，所有感觉都被阻挡。意识根据需要而丧失或维持。确认手术部位已注射局麻药麻醉后，开始手术。

- **麻醉方式：** ①全身麻醉②睡眠麻醉③局部麻醉（手术过程中麻醉方式可能会改变）

第三条（麻醉相关并发症的可能性）

- **全身麻醉的并发症：** 牙齿和口腔损伤、喉咙痛、声音嘶哑、皮肤和眼睛损伤、手术位置导致的周围神经麻痹、恶心/呕吐、苏醒延迟/呼吸困难、对药物过敏、急性发作可能导致肾功能衰竭、气道阻塞、肺不张、肺误吸和吸入性肺炎、支气管痉挛和喉痉挛、肺水肿、肺栓塞、缺氧和脑损伤。 可能发生低血压、心律失常、心肌缺血和梗塞以及心脏骤停。

- **局部麻醉的并发症：** 恶心/呕吐、低血压、头痛、排尿困难、药物过敏等。

第4条（麻醉以外的方法以及不使用麻醉的情况）

有一些手术可以使用止痛药进行，但手术过程中可能会感到很大的疼痛和焦虑，很难适用于大型手术。 如果没有麻醉，由于手术过程中的疼痛和焦虑，手术是不可能的。

我自愿同意手术，因为我已从我的主治医师充分了解了目前的病情、手术的性质和效果以及麻醉方法、可能的风险（并发症等）以及其他治疗方法。 我承认在咨询和同意手术时不存在任何干扰，我自主判断的因素，并且本文件已向我充分解释且书写无虚假，我承认我本人或我的法定代表人签名的有效性。 此外，我保证忠实遵循所有手术指示，并充分配合主治医师的指示和判断。

如果您已听到上述内容的详细解释，例如您的问题（症状）、程序和并发症，请写"我听说"。

如果您已听到上述内容的详细解释，例如您的问题（症状）、程序和并发症，请写"我听说"。	

○○年○月○日

• 患者签名（印章）

• 医师签名（盖章）

• 监护人（法定代表人）签名（盖章）

代理签字的情况/理由：□ 患者有身体或精神残疾，难以做出决定

　　　　　　　　　　□ 因为患者是未成年人，所以患者不明白这个解释

　　　　　　　　　　□ 我担心内容讲解会对患者的身心产生重大影响。

　　　　　　　　　　□ 患者将同意权委托给特定人

　　　　　　　　　　□ 其他原因：

6. 정형외과

6-1. 의료 상담 및 커뮤니케이션

★ 상황 – 허리통증으로 진료 상담

의사 안녕하세요. 정형외과 전문의 ○○○입니다.

환자 안녕하세요. 저는 3년전부터 요통이 가끔 있었는데, 최근 한달 전부터 허리 통증이 심해졌어요.

의사 허리 통증으로 일상 생활하는데 지장이 있으신 정도인가요?

환자 서있을 때나 걸을 때 아파서 오래 걸을 수가 없어요.

의사 아플 때 어떤 조치를 취하셨어요?

환자 누워서 휴식을 취하거나 진통제를 복용한 후 증상이 조금 호전되기는 했어요.

의사 제가 몇 가지 신경학적 검사를 시행해 보도록 하겠습니다. 제가 다리를 들어 올릴 때에도 통증이 있으신가요?

환자 네, 다리가 매우 당기고 아픕니다.

의사 다리의 감각 이상은 없으신지요?

환자 네, 아직까지 다리의 감각의 변화는 없습니다.

의사 증상으로 봐서는 요추 추간판 탈출(Herniated lumbar disc)이 의심됩니다. 정확한 진단은 MRI를 촬영해봐야 할 것 같습니다. MRI를 예약해 드리겠습니다.

[MRI 촬영실에서]

방사선사 안녕하세요? 오늘은 신경외과 ○○원장님께서 처방하신 요추 MRI촬영을 할 예정입니다.

환자 안녕하세요. 저는 MRI 촬영이 처음입니다. 혹시 많이 힘든가요?

방사선사 비침습적인 검사로 기계 안에 가만히 누워계시면 되고 소음이 발생하지만 귀마개를 제공해드리니 사용하시면 됩니다. 이것은 MRI동의서입니다. 잘 읽어보시고 사인하시면 됩니다.

[MRI 촬영 후 결과 상담]

의사 지난 번 촬영하신 MRI 결과가 우측 요추5번관 천추1번 사이의 추간판 탈출증으로 나왔습니다.

환자 그러면 어떻게 치료를 해야 하나요?

의사 치료는 환자 상태에 따라 보존적 치료(conservative treatment), 신경차단술(pain block), 외과적 수술을 고려할 수 있습니다. 현재 환자분의 상태는 하지의 감각 이상(paresthesia)이나 파행(claudication)이 없기 때문에 수술보다는 신경차단술이 좋을 것 같습니다.

환자 알겠습니다. 잘 부탁드립니다.

★ 情况 - 因背痛寻求医疗咨询的患者

医生 您好。我是○○○整形外科专家。

患者 您好。 从3年前我偶尔感到背痛, 近一个月以来, 腰痛更加严重。

医生 您的腰痛是否影响您的日常生活？

患者 我不能长时间行走, 因为站着或走路都疼。

医生 你感到腰痛的时候做了什么？

患者 躺下休息或服用止痛药后, 症状略有好转。

医生 让我做一些神经系统检查。我抬起腿的时候你疼吗？

患者 是的, 我的腿很紧很痛。

医生 你的腿有没有感觉倒错？

患者 腿部感觉还没有变化。

医生 从症状来看, 怀疑是腰椎间盘突出。准确的诊断可能需要 MRI 扫描。我为您安排核磁共振检查。

[核磁共振室]

放射科技师 你好？今天, 我行进按照神经外科主治医师○○处方的腰椎核磁共振扫描。

患者 您好。 这是我的第一次 MRI 扫描。 MRI 扫描后感觉很累吗？

放射科技师 这个是非侵入性的检查，你只要躺在机器里就可以了，虽然有噪音，但是有耳塞，可以用。这是 MRI 同意书。请仔细阅读并签字。

[MRI扫描后的咨询]

医生 检查的MRI结果显示，右侧第5腰椎和第1骶椎之间有椎间盘突出。

患者 那我该怎么治疗呢？

医生 根据患者的情况，治疗可能包括保守治疗、神经阻滞手术或外科手术。由于患者目前的情况没有下肢感觉异常或跛行，因此神经阻滞似乎比手术更好。

患者 我明白了。 多照顾我一下。

자기공명영상검사(MRI) 동의서

1. 검사의 목적 및 효과

자기공명영상검사(MRI: Magnetic Resonance Imaging)는 자기장(magnetic field)과 고주파(high frequency)의 상호작용을 이용하여 인체의 구조를 보는 영상검사입니다. 뛰어난 조직대조도(tissue contrast)를 통하여 인체의 해부학적 구조의 변형을 정확하게 파악할 수 있어 질환의 유무, 질환의 성격 및 범위, 치료의 효과 등을 자세히 알 수 있습니다.

2. 검사 과정 및 방법

촬영 기기 안에 가만히 누워서 검사를 진행하며, 좋은 영상을 얻어 정확히 진단하기 위해서는 검사 중에 움직이지 않는 것이 중요합니다. 검사자의 지시에 따라 호흡을 조절하는 것이 요구되기도 하며, 검사 중에는 윙윙, 쿵쿵 등의 소음이 발생하나 인체에 무해하며 소음이 견디기 힘들 경우를 대비해 귀마개를 제공합니다. 정확한 진단을 위해 주사약(조영제)를 사용하며, 검사에는 약 20-60분 정도가 소요됩니다.

3. 발현 가능한 합병증의 내용, 정도 및 대처방법

조영제를 주입할 때 매우 드물게 부작용이 일어날 수 있습니다.(0.1% 정도) 부작용은 보통 경미한 것으로 온열감(thermal sensation), 오심, 구토, 발진, 가려움, 호흡 곤란 등이 발생할 수 있으나 대개 특별한 조치 없이 증상이 사랍니다. 아주 드물게 과민성 반응이나 심장 마비 등이 발생할 수 있는데 이런 경우에는 본원 의료진의 신속한 대처를 받게 됩니다. 또한 가돌리늄(Gadolinium) 성분의 MRI 조영제를 신장 기능이 저하된 환자에게 사용할 경우, 신원성전신섬유증(Nephrogenic systemic fibrosis)이 특발성으로 발생한다는 것이 보고 된

바 있습니다. 기타 환자 상태에 따라 예측이 어렵고 불가항력적인 합병증이 발생할 수 있습니다.

4. 검사 관련 주의사항

과거 조영제나 항생제(페니실린, 암피실린 등)의 약물 부작용을 경험하셨던 분, 과거에 신장 질환을 진단받았거나 신장 기능에 문제가 있는 환자 분은 검사 전에 미리 알려주십시오. 복부 검사의 경우 4시간 전부터 금식해야 합니다. 아직 높은 자기장에 의한 신체의 부작용은 알려진 바 없으나, 현재 임신 중이시거나 임신의 가능성이 있는 환자 분은 검사 전에 미리 알려 주십시오.

가만히 누워있는 것이 어려운 소아 환자나 폐쇄 공포증이 있는 환자의 경우, 진정이나 마취 후 검사를 진행 할 수 있습니다.

5. 금속성 보형(prosthesis)/삽입물(implant)확인

금속성 보형물이나 삽입물을 가지고 있는 환자분은 검사의 실패 뿐만 아니라 보형물의 위치 이동 등으로 인해 신체의 위험에 처할 수 있으므로, 검사가 가능한지 확인을 받으셔야 합니다. 아래 해당되는 물질이 있으면 담당자에게 반드시 검사 전에 미리 알려주십시오.

심박동기, 틀니, 보청기, 와우 이식기(cochlear implant), 뇌동맥류 클립, 안구의 금속물질 기타 금속이나 자성물질, 인공관절, 항암제 주입용 포트, 인슐린 펌프, 유방재건용 임시 유방조직확장기(breast tissue expander).

磁共振成像 (MRI) 同意书

1. 检查目的及效果

磁共振成像 (MRI) 是一种利用磁场和高频相互作用来检查人体结构的测试。通过出色的组织对比度，准确识别人体解剖结构的变形。可以更多地了解是否存在疾病、疾病的性质和程度以及治疗的有效性。

2. 检验流程及方法

患者躺在MRI设备内。为了获得准确的图像，检查之中保持停止姿势很重要。您需要按照检查员的指示控制呼吸。测试过程中会产生嗡嗡声或嗵嗵地声等噪音，但对人体无害。戴上耳塞以防止噪音。为了准确诊断，需要注射（造影剂），测试大约需要 20-60 分钟。

3. 可能出现的并发症的详情、程度及措施方法

注射造影剂时，很少会出现副作用（约0.1%）。副作用通常很轻微，可能包括热感、恶心、呕吐、皮疹、瘙痒和呼吸困难，但症状通常会在不受特殊措施的情况下消失。在极少数情况下，可能会发生过敏反应或心脏病发作，在这种情

况下，您将得到我们医务人员的应急措施。此外，还有报道称，当肾功能下降的患者使用基于钆的 MRI 造影剂时，会发生特发性肾源性系统性纤维化。根据其他患者情况，可能会出现不可预测且不可避免的并发症。

4. 检查相关注意事项

如果您过去曾经历过造影剂或抗生素（青霉素、氨苄青霉素等）的药物副作用，或者您被诊断患有肾脏疾病或肾功能有问题，请在检查前告知我们。腹部检查前必须禁食4小时。目前尚无已知的高磁场对身体造成的副作用，但如果您目前怀孕或可能怀孕，请在测试前提前告知我们。

对于难以静卧的儿科患者或有幽闭恐惧症的患者，可在镇静或麻醉后进行检查。

5. 确认在体内的金属假体或人工植入物

带有金属植入物或人工植入物的患者不仅由于测试失败，而且由于植入物位置的移动而可能对身体造成危险，因此检查是否可以进行测试非常重要。如果符合下列物质，请在测试前提前告知放射科技师。

心脏起搏器、假牙、助听器、人工耳蜗、脑动脉瘤夹、眼部金属材料、其他金属或磁性材料、人工关节、抗癌药物注射口、胰岛素泵、乳房重建用临时乳房组织扩张器

3장. 보건의료정보
1. 보건의료정보 사본 발급

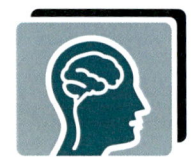

(1) 보건의료정보와 진단서

보건의료정보는 환자의 병력과 수술 및 처치 등과 같은 환자의 질병에 관한 사항과 병원이 한 진료, 검사 결과를 기록한 문서이다. 환자의 보건의료정보는 환자 본인을 제외한 누구에게도 제공되어선 안 된다. 의료법은 환자 개인정보보호를 명시하고 있으며 원칙적으로 환자 외의 타인에게 진료기록의 열람 및 사본 발급을 금지하고 있다. 예외로는 환자의 배우자, 직계존·비속 또는 환자가 지정한 대리인 등이며 이들은 구비서류를 지참하고 사본을 요청할 수 있다.

진단서는 의사가 진찰한 결과를 종합하여 건강 상태를 증명한 의학적 문서이다. 의사가 발생하는 사문서이지만 사회적·법적으로 공문서와 비슷한 효력이 있다.

출생증명서와 사망진단서는 법적인 근거자료이며 보험금 청구나 병역수행 가능 여부, 운전 가능 여부, 취업 시 건강의 증명 같이 사회활동에 폭넓게 이용되고 있다.

의료법 제17조에 따라 환자가 요청하면 의사, 치과의사, 한의사는 진단서, 검안서, 증명서 등을 작성하여 제공해야 한다. 보건의료정보 사본이나 진단서를 비롯한 증명서는 정확해야 하고 환자의 동의 없이 발급해선 안 되며 정보가 유출되지 않도록 철저하게 관리해야 한다.

(2) 보건의료정보 사본 발급

① 종류

수술 기록, 경과 기록, 응급 기록, 입·퇴원 기록 및 요약, 과거 병력, 신체검사 기록, 마취 기록, 중환자실 기록, 간호 기록, 기타 의사의 지시에 따른 치료 관련 기록 등

② 발급절차

입원환자라면 병동 간호사실에서 신청한 후 외래 창구에서 수납하면 증명 창구에서 발급받을 수 있다. 외래환자는 외래진료를 신청해 담당의와 상담한 후 진단서 등을 받고 외래창구에서 수납 후 증명 창구에서 발급받는다.

③ 진단서의 종류

❶ 건강진단서

취업, 입학, 면허취득, 해외여행 때 필요한 자신이 건강하다는 것을 증명하는 문서이다. 간단한 문진과 신체검사를 받으면 발급받을 수 있다.

❷ 진단서

✔ 일반진단서

일반적으로 가장 많이 사용되는 진단서이다. 질병 상태에 의학적인 판단이 필요할 때 사용한다. 진단서를 발급받을 당시의 건강 상태가 적혀있다. 예전에 앓았지만 지금은 나았다면 진단서를 받을 수 없고, 사실 확인서 같은 증명서로 대체해야 한다.

✔ 병무용 진단서

병역대상자의 건강에 대한 의학적 진단서이다. 병무청에서 지정한 병원에서 발급한다. 지정병원이 아니어도 1개월 이상 입원, 6개월 이상 통원 치료 중이면 모든 병원에서 발급할 수 있다. 병무용 진단서에는 증명사진이 있어야 한다.

✔ 보험 청구용 진단서

환자가 가입한 보험회사에 부상·질병에 의한 보험금을 청구할 때 필요하다. 보험사별로 양식이 다를 수 있으니 미리 확인하고 관련 서류를 지참해야 한다.

✔ 상해진단서

사람끼리 다퉈 다쳤을 때 상해 정도를 판단하기 위한 진단서이다. 법률적으로 상해를 증명하는 문서이며 피해자의 진술과 더불어 피해자의 상해 사실에 대한 유력한 증거로 채택되므로 발급에 신중해야 한다.

상해진단서에는 상해 원인이 기록된다. 다친 시기나 원인은 객관적으로 판단하기 어렵고 피해자의 진술을 토대로 사애 원인이 기재되는 경우가 대부분이어서 상해 원인을 '환자의 진술에 의함'이라는 식으로 피해자 진술을 토대로 했음을 표시해야 한다.

✔ 사망진단서·기체검안서

개인의 사망을 증명하는 법적 문서이다. 사망진단서나 시체검안사로 사망신고 하면 법률적으로 사망이 인정돼 개인의 법률적·사회적 의무와 권리가 없어진다. 시신을 매장, 화장할 때, 상속이나 보험을 처리할 때 사망진단이 필요하다. 사망진단서는 환자 사망원인이 병사 또는 자연사일 때 발행한다. 환자가 질병으로 사망했다면 최종 진료 후 48시간 이내에 사망자를 재검안하지 않고도 진단서를 발급할 수 있다. 의사가 현장에 있어 사망일시를 정확히 알고 있다면 바로 사망진단서를 작성할 수 있지만 의사가 진료한 적이 없거나 진료하던 질환이 아닌 원인으로 사망했거나 최종 진료 후 48시간이 지나 사망했거나 자살, 타살, 사고사 같은 외인사, 병원에 도착하기 전 사망했으면 검안하고 시체검안서를 작성해야 한다. 사망 진단서는 사망원인통계의 기초 자료가 된다. 질병 역학이나 예방의 참고자료이며 다른 지역과 건강정보를 비교해 국민 보건이나 건강관리를 위한 보건정책을 수립하는 데 기본 자료로 활용한다. 사망진단서와 시체검안서는 동등한 법적 효력을 지닌다.

✔ 출생증명서

개인의 출생을 증명하는 법적 문서이다. 의사, 한의사, 조산사가 발급한다. 임신기간과 상관없이 수태에 의한 생성물이 만출되거나 적출된 후 태아가 숨을 쉬거나 심장의 고동, 탯줄의 박동 또는 수의근의 운동 같이 생명의 징표를 나타내는 것을 출생이라고 한다. 출생 신고하게 되면 법률적으로 권리와 의무를 진 법적 의견을 취득하게 된다.

✔ 사산증명서

태아가 사망했거나 사산되었다는 것은 수태에 의한 생성물이 모체로부터 만출·적출되기 전에 사망했다는 뜻이다. 사산증명서는 임신 4개월 이상 된 태아를 사산했을 때 발급한다. 진료 받지 않았거나 사산아를 검안한 경우에는 사태증명서를 작성해야 한다. 사산아는 임신 4개월 미만이면 감염성 폐기물로 처리, 4개월 이상이면 장례 절차에 따라 처리한다.

✔ 소견서

특별한 서식이나 기준은 없다. 환자에 대한 의사의 소견을 진단서 작성 기준에 따라 발급한다. 병명이 확인되지 않은 상태에서 진단서 발급이 어려울 때 질병이나 환자의 상태, 치료계획 등에 관한 소견을 작성하는 식으로 만들어진다. 진단서, 상해진단서와 같은 효력을 띠며 작성할 때도 진단서 작성 기준에 따라야한다.

✔ 감정서

신체의 후유장애를 평가하는 신체감정서, 연령감정서, 부검감정서, 친자감정서, 정신상태감정서, 성범죄에 관한 감정서, 의료과오에 관한 감정서, 성별감정서 등이 있다. 특별한 서식은 없으며 감정한 대상이나 목적에 따라 적절한 형식을 만들어야 한다. 보험회사나 제출기관, 사용처에 따라 특정 서식을 사용해야 할 때가 있으니 확인 후 발급한다.

✔ 장애진단서

신체의 후유장애를 평가하는 신체감정서이다. 교통사고나 산업재해 후유장애 평가, 장해 보상 청구상의 진단서 발급, 장애인복지법에 따른 장애 판정을 위한 진단 등을 할 때 사용하며 각 기관에서 만든 서식을 따라야 한다.

장애 진단에서 가장 중요한 것은 장애의 종류와 정도이다. 자동차 보험사에서 교통사고 장애를 평가하는 기준은 맥브라이드 장애 등급표를 따른다. 산재보험은 산업재해보상법에 따른 신체장애 등급표를 따른다. 장애인복지법에 따른 장애 평가는 장애등급표에 의한 장애등급 사정 기준에 따라 판정한다.

✔ 향후 치료비 추정서

외상이나 사고 후 흉터 같은 추가적인 치료가 필요할 때 예상되는 치료비를 의사가 추정하는 예상 치료 내역과 진료 수가를 근거로 산정한 증명서 이다.

✔ 치료확인서

입원, 퇴원, 통원 치료 중임을 확인하는 증명서이다. 입원기간, 통원기간 등을 기재하지만, 환자의 상태나 예후 같은 의사의 소견은 들어있지 않다. 통원일자나 입원기간만 기재한 통원확인서, 입원확인서, 상급병실 사용 확인서 등은 진료나 확인 없이 제증명 창구에서 발급받을 수 있으나 병명이나 소견이 필요한 경우에는 담당의가 발급해야 한다.

(3) 제증명 발급 절차

외래환자가 질병에 대한 소견이 필요할 때는 진료과 외래 접수를 하고 담당의에게 진단서를 요청한 후 원무창구에서 수납하면 진단서를 받을 수 있다. 진단서는 의료법 제17조에 따라 반드시 환자 본인이 진료 받은 후 발급받아야 한다. 의식불명자, 사망자는 친족이 구비서류를 갖추 대리인 자격으로 요청할 수 있다. 입원환자라면 병동 간호사에게 부탁하거나 원무 창구에서 신청한다.

(4) 제증명 발급 시 유의점

✔ 사본 보관

발급한 진단서의 부본은 종류별, 발행 연도별, 발급일자별, 발급번호 순으로 구분하여 3년간 보관한다. 재발급 또는 발급 사실 조회 회신을 신속히 할 수 있도록 관리한다.

✔ 제증명 발급 대장 관리

병원정보시스템을 이용하면 각종 증명 발급이 전산 관리된다. 발급 대장을 작성할 때 정해진 양식은 없다. 병원 규모나 특성에 맞게 작성·관리한다.

✔ 본인확인

진단서 발급할 때 본인 여부를 확인한다. 채용이나 건강진단서, 병무용 진단서에는 본인임을 확인할 수 있는 사진 등이 반드시 있어야 한다. 환자가 직접 신청하기 어려운 경우 의료법에서 정한 관련 서류를 준비하여 대리 신청할 수 있다.

✔ 기재 정보 확인

진단서를 발급하는 원무관리자는 환자의 이름, 주민등록번호, 주민등록상 주소 등을 반드시 확인한다. 특히 사망진단서나 출생증명서에 주민등록번호를 잘 못 쓰면 신고가 불가능할 수 있다. 진단 기간, 출생일시, 사망일시 등을 틀리게 적으면 안 된다. 문서가 법적인 효력을 띠는 데 큰 문제가 되므로 정확하게 작성한다.

2. 기타 서식

서식 1 - 진단서

■ 의료법 시행규칙 [별지 제5호의2서식] <개정 2019. 9. 27.>

진 단 서

등록번호			
연 번 호			

환자의 성명		환자의 주민등록번호	
환자의 주소			(전화번호:)
병 명 [ ] 임상적 추정 [ ] 최 종 진 단	(주 질병·부상) (부 질병·부상)		질병분류기호
발병 연월일	년 월 일	진단 연월일	년 월 일
치료 내용 및 향후 치료에 대한 소견			
입원·퇴원 연월일	입원일 : 년 월 일부터	퇴원일 : 년 월 일	
용 도			
비 고			

「의료법」 제17조 및 같은 법 시행규칙 제9조제1항에 따라 위와 같이 진단합니다.

년   월   일

의료기관 명칭 :

주소 :

[ ]의사 [ ]치과의사 [ ]한의사 면허번호 제   호

성 명 :   (서명 또는 인)

작 성 방 법

1. 환자의 인적사항은 진찰한 의사, 치과의사 또는 한의사가 주민등록증, 기간 만료 전 여권, 운전면허증, 공무원증, 국립·공립대학 학생증, 군무원증, 건강보험증, 외국인등록증 등 국가공인 신분증(환자가 미성년자인 경우에는 주민등록등본·초본, 학생증 등으로 대체 가능합니다)과 대조하여 확인하고 서명 또는 날인합니다.
2. "병명"란에는 "임상적 추정"과 "최종진단" 중 택일하여 [ ]에 √ 표시를 하고, 질병명은 한글로 적되 영어로 적을 경우에는 한글을 함께 적으며, 질병분류기호도 함께 적습니다.

210mm×297mm[백상지 80g/m²]

诊断书

Name		Date of Birth	
Address			
Diagnosis [ ] Impression [ ] Conclusion		I.C.D (the international clas- sification of diseases)	
Onset Date		Date of Diagnosis	
Opinion for treatment			
Remarks			
Purpose			

Issued on:

Address and name:

Issued by:

License number:

(sign)

서식 2 - 진료기록 열람 및 사본발급동의서

■ 의료법 시행규칙 [별지 제9호의2서식] <개정 2018. 9. 27.>

진료기록 열람 및 사본발급 동의서

환자 본인	성 명 :	연락처 :
	생년월일 :	
	주 소 :	

신청인	성 명 :	환자와의 관계 :
	생년월일 :	연락처 :
	주 소 :	

열람 및 사본 발급 범위	의료기관 명칭 :
	진료기간 :
	발급 사유 :
	발급 범위 (환자 본인이 직접 작성합니다) :
	예시) 진료기록부 사본, 처방전 사본, 수술기록 사본, 검사내용 및 검사 소견기록의 사본, 방사선 사진(영상물 포함), 간호기록부 사본, 조산기록부 사본, 진단서 사본, 사망진단서 또는 시체검안서 사본 등

본인(또는 법정대리인)은 위에 적은 신청인(　　　　　)이 「의료법」 제21조제3항 및 같은 법 시행규칙 제13조의3에 따라 본인의 진료기록 등을 열람하거나 사본을 발급받는 것에 대하여 동의합니다.

　　　　　　　　　　　　　　　　　　　　　　　　　　　　　　년　　　월　　　일

　　　　　　　　　　　　본인(또는 법정대리인)　　　　　　　　(자필서명)

치료거부양식

병원 ID 번호 : 이름 : 생일 : 성별 : ☐ 남 ☐ 여	(여기에 환자 식별 라벨을 부착하세요)

본인 주치의는,_____,
아래의 검사,과정,치료를 권장했습니다.

_____

주치의는 검사,과정,치료의 잠재적 이점은 다음과 같음을 본인에게 설명했습니다.

_____

위험은 다음과 같습니다.

_____

그 대안은 다음과 같습니다.

_____

의사의 권고에도 불구하고 본인은 이 제안에 동의하지 않습니다. 주치의는 제가 거부할 경우 다음과 같은 위험이 있다고 설명했습니다. 여기에는 다음이 포함되지만, 이에 국한되지는 않습니다.

_____

이 서류에 서명함으로써 본인은 위에 명시된 대로 치료를 권장한 주치의가 본인의 건강 상태를 평가하고 설명했으며 의료진이 해당 치료의 잠재적 이점과 관련 위험에 대해 설명했음을 인정합니다. 권장 치료법을 따르지 않을 경우 발생할 수 있는 위험에 대해서도 충분히 이해하고 있습니다. 이러한 이해에도 불구하고, 나는 이러한 치료에 동의하지 않습니다.

_____	_____	_____	_____
날짜, 시간	환자/보호자 이름	환자/보호자의 서명	환자와의 관계

_____ 환자/대리인은 이 양식을 읽었거나 환자에게 읽어 주었습니다.
_____ 환자/대리인은 이 정보를 이해했다고 진술합니다.
_____ 환자/대리인은 더 이상 질문이 없습니다.

_____	_____	_____
날짜, 시간	증인 이름	증인 서명

拒绝治疗表格

医院 ID号: 姓名: 出生日期: 性别: ☐ 男 ☐ 女	（在此贴上患者识别标签）

我的医师, _____,
建议进行以下测试/程序/治疗:

_____

_____

他/她向我解释了测试/程序/治疗的潜在好处包括:

_____

_____

风险是:

_____

_____

替代方案是:

_____

_____

尽管有医师的建议, 我还是拒绝接受这种治疗。 医师向我解释了以下拒绝的风险。 它们包括但不限于:

_____

_____

通过签字本文件, 我承认我的医师已对我的健康状况进行了诊断和解释, 他建议了上述治疗, 并且医师已向我解释了此类治疗的潜在好处以及与之相关的风险, 治疗 替代方案, 以及不遵照推荐治疗的可能风险, 我完全理解。 尽管有这样的理解, 我还是拒绝同意这种治疗。

_____	_____	_____	_____
日期和时间	患者/监护人姓名	患者/监护人签名	与患者的关系

_____ 患者/替代者已阅读本表格。

_____ 患者/替代者声明他或她理解此信息。

_____ 患者/替代者没有其他问题。

_____	_____	_____
日期和时间	见证人姓名	见证人签名

의무 기록지의 열람 동의서

병원 ID 번호 : 이름 : 생일 : 성별 : □ 남　□ 여	(여기에 환자 식별 라벨을 부착하세요)

정보 공개 목적 □ 사후 건강 관리 □ 보험/청구 □ 개인적 보관 □ 기타	환자 생년월일 : mm/dd/yyyy

요청되는 정보

□ 차트 전체	□ 방문 기록
□ ~부터 ~까지의 기록	□ 과정 기록
□ 입원 경과 기록	□ 치료 기록
□ 수술 기록지	□ 실험실/병리학 보고서
□ 방사선과 기록지	□ 방사선과 보고서
□ 영상/이미지 CD	□ 청구 기록
□ 예방접종 기록	□ 지정보험사 건강검진
□ 기타	□ 기타

　아래 서명자인 본인은 ○○○병원이 본인의 건강 정보(모든 보호되는 건강 정보) 또는 특정 기록(위에 설명됨)(정신/심리학, 전염병/HIV 검사 결과와 관련된 정보를 포함하되 이에 국한되지 않음)을 공개하도록 승인합니다.

　아래의 의료 서비스 제공자, 개인 또는 기관은 위 환자에 대해 보유하고 있는 유전자 검사 결과, 알코올 및 약물 진단 및 치료 또는 제휴 기관의 정보(해당 정보가 있는 경우)를 다음과 같이 요청합니다.

정보를 요청하는 사람 또는 기관의 이름 :			
우편 주소 :			
도시 :	주/국가 :	우편 번호 :	전화 번호 :

○○○병원의 개인 정보 보호 정책에 명시된 바와 같이, ○○○병원이 이 승인에 따라 조치를 취한 경우를 제외하고 언제든지 취소될 수 있습니다. 철회는 이 서류 하단에 표시된 주소의 ○○○병원 정보 관리팀에 서면으로 이루어져야 합니다.

　　또한, 본인은 ○○○병원이 승인서 서명 여부에 따라 치료, 지불, 등록 또는 혜택 자격을 조건으로 삼지 않는다는 것을 이해합니다.

　　나는 ○○○병원이 승인을 받으면 이 승인의 사본이 나에게 제공될 것임을 이해합니다.

　　본인은 이 정보가 제3자에게 공개되는 경우 해당 정보를 받은 개인 또는 단체에 의해 해당 정보가 재공개될 수 있으며 더 이상 개인 정보 보호 규정에 의해 보호되지 않을 수 있음을 이해합니다. 또한 나는 한국 법률에 따라 이 정보의 사본에 대해 비용이 청구될 수 있음을 이해합니다.

어느 쪽이든 더 짧은 기간이 적용됩니다. 이 승인은 1년 후 또는 다음과 같은 특정 날짜 또는 사건에 종료됩니다.	특정 날짜 mm/dd/yyyy	Or Specified Event mm/dd/yyyy
환자 서명 :	환자와의 관계 : (환자본인이 아닌 경우)	서명 날짜 : mm/dd/yyyy
우편 주소 :		
도시 :　　　　주/ 국가 :	우편 번호 :	전화 번호 :

이 양식을 작성하여 다음 주소로 보내주십시오.

○○○ 병원 정보관리팀 진료기록부 공개 서울시 동작구, 156-800.

환자 안내 사항 : 위의 지정된 곳에 이 양식을 작성하고 서명하고 날짜를 기재한 후 첨부된 서신(있는 경우) 또는 ○○○병원 직원의 지시에 따라 서류 1(원본)부을 제출하십시오. 귀하의 기록을 위해 서류 2부를 보관하십시오.

1부 : ○○○ 의무기록　　2부 : 환자 사본

授权发布医疗记录

医院 ID 号： 姓名： 出生日期： 性别：□ 男 □ 女	(在此贴上患者识别标签)

信息发布目的 □ 出院后的医疗保健 □ 保险/要求 □ 私人 □ 其他	患者出生日期 mm/dd/yyyy

请求的信息	
□ 医疗记录全体 □ 仅记录从 ： 到 □ 住院记录 □ 手术记录 □ 放射科记录 □ 影像/照片 CD □ 疫苗接种 □ 其他	□ 门诊治疗记录 □ 流量记录 □ 治疗记录 □ 临床病理科报告 □ 放射科报告 □ 账单记录 □ 保险公司联系健康检查 □ 其他

我本人授权 000 医院披露我的健康信息（所有受保护的健康信息）或具体记录（如上所述）-（包括但不限于与精神/心理、传染病/艾滋病毒检测结果、遗传 其拥有的关于上述患者的测试结果、酒精和药物诊断和治疗或来自其附属实体的信息（如果存在），向医疗保健提供者、个人或机构请求如下。

请求信息的个人或机构的名称			
邮寄地址 – 街道			
城市	州/国家	邮政编码	电话号码

正如 000 医院的保护个人信息规定中所述, 该授权可随时撤销, 除非 000 医院已依据该授权采取了行动。撤销必须以书面形式发送至本页底部所示地址的 000 医院信息管理部门。

此外, 我了解 000 医院不会以我是否签署授权书作为治疗、付款、登记或福利资格的条件。

我了解当 000 医院收到授权书时, 将向我提供该授权书的副本。

我了解, 如果将此信息披露给第三方, 则接收该信息的个人或实体可能会重新披露该信息, 并且该信息可能不再受到联邦隐私法规的保护。

我还了解, 根据韩国法律, 我可能会因复制此信息而被收取费用。

以较短者为准, 此授权将在一年内或 在以下指定日期或事件时终止	指定日期 mm/dd/yyyy	或指定活动 mm/dd/yyyy

患者签名	与患者的关系 (如果不是 本人)	签名日期 mm/dd/yyyy
邮寄地址 – 街道		

城市	州/国家	邮政编码	电话号码

请填写此表格并将其发送至：
000医院
信息管理部

_____

患者说明：请填写本表格并在上面指定的位置签名并注明日期, 并按照随附信件 (如果有) 中的指示或按照 000 医院职员的指示寄回第 1 部分 (原件)。请保留第 2 部分作为记录。

第 1 部分：000 医院记录   第 2 部分：患者副本

입원 체크리스트

　　본인이나 가족이 병원 직원으로부터 정보나 지시를 받고 충분히 이해하셨다면 아래 항목에 체크해 주시기 바랍니다.

- 환자의 권리와 책임
- 입원 시 지참해야 할 것
- 입원실 내 시설(침대, 침대 테이블, 침대 조명, 전화기, TV, 비상 호출 벨(패닉 버튼), 간호 호출 벨, 에어컨, 난방 장치 등)
- 간호병동 내 시설
- 병원 내 시설
- 국제의료관광코디네이터 핫라인
- 침대 옆 전화 사용 방법 및 인터넷 접속
- 화재 및 연기 예방, 화재 발생 시 대처요령
- 강도 예방
- 부상/낙상 예방
- 손님 방문 시간 및 식사 시간
- 전문의를 선택할 권리와 전문의 상담료를 납부할 의무
- 의사 회진 시간
- 필요서류 요구(진단서, 출석부)
- 칭찬, 불만사항 신고제도
- 간병인 요청
- 입원 중 외출
- 고객 서비스
- 주차
- 입원 중기 지급
- 퇴원절차

_____	_____	_____	_____
날짜	시간	환자 또는 대리인의 서명	대리인의 관계

☐ 환자/대리인은 이 양식을 읽었거나 환자에게 읽어 주었습니다.
☐ 환자/대리인은 이 정보를 이해했다고 진술합니다.
☐ 환자/대리인은 더 이상 질문이 없습니다.

_____	_____	_____
날짜	개인	증인 서명

住院检查清单

如果您/您的家人从职员获得信息或指示并完全理解，请勾选以下项目。

- 患者的权利和责任
- 住院时要带什么东西
- 房间设施（床、床头柜、床头灯、电话、电视、紧急呼叫铃（紧急按钮）、护理呼叫铃、空调、暖气等）
- 护理室设施
- 医院设施
- 使用床头电话和上网
- 打电话给护士寻求帮助
- 防火防烟，发生火灾时怎么办
- 预防抢劫
- 预防受伤/跌倒
- 客人来访时间及用餐时间
- 选择专家的权利和支付专家咨询费的责任
- 医师查房时间
- 必要的文件（医疗证明）
- 称赞、投诉举报制度
- 请求专业护工
- 住院期间外出
- 客户服务
- 停車
- 住院中期缴费
- 出院手续

_____ _____ _____ _____
日期　　　　　　时间　　　　患者或替代者签名　　替代者的关系

_____ 患者/替代者已阅读本表格。
_____ 患者/替代者声明他或她理解此信息。
_____ 患者/替代者没有其他问题。

_____ _____ _____
日期　　　　　　时间　　　　　证人签名

환자 입원 안내

세계 최고의 민간 비영리 병원인 000병원은 전 세계 환자들에게 첨단 기술, 의료 혁신, 인간적 배려가 결합된 의료서비스를 제공합니다.

어떠한 상황에 관계없이 우리에게 각 환자는 고유한 요구 사항과 우려 사항을 가진 개인입니다. 우리의 사명은 안락한 환경에서 최고의 의료서비스를 제공하는 것입니다. 우리의 사명은 환자와 귀하를 우리가 하는 모든 일의 최전선에 있도록 합니다. 저희와 함께 계시는 동안 병원시스템, 입원 등 다양한 의료서비스에 대해 질문이 있으실 수 있습니다.

본 입원 정보 안내서는 이러한 질문에 답하는 데 도움이 되도록 작성 및 고안되었습니다. 추가 정보나 도움이 필요하시면 환자 안내 데스크(000-0000)로 문의하시기 바랍니다.

우리는 입원이 환자와 그 가족에게 스트레스를 주는 시간이 될 수 있다는 것을 이해합니다. 우리는 당신을 돕기 위해 여기 있음을 확신하십시오. 그리고 병원 직원에게 귀하의 체류를 더욱 편안하고 즐겁도록 도울 수 있는 방법을 알려주십시오.

의료 서비스 및 불만 사항이 있는 경우 홈페이지 또는 팩스, 우편을 통해 제출할 수 있습니다. 불만사항을 접수하는 방법에 대해 질문이 있는 경우 CS 모니터링 부서(전화 0000-0000)에 문의할 수 있습니다.

[도착 시]

입원수속

대부분의 입원환자는 사전에 입원등록을 하거나 응급실을 통해 입원합니다. 입원 절차에 대해 질문이 있는 경우 입원 부서(0000-0000)으로 전화하세요. 입원 원무팀은 보안·행정상의 이유로 매일 오후 10시부터 오전 5시 30분까지 일반 접수 업무를 마감합니다. 이 시간 동안 병원으로 들어가는 유일한 공용 출입구는 응급실의 통제된 접근 구역을 사용 하시면 됩니다.

환자 기밀 유지

입원 시 또는 체류 중 언제든지 입원 부서(0000-0000)에 전화하여 "정보 없음" 상태를 요청할 수 있습니다. "정보 없음"은 법률에 따라 귀하가 병원에서 입원 환자, 외래 환자 또는 응급실 환자로 치료를 받고 있다는 사실을 발신자 및 방문자에게 확인할 수 없음을 의미합니다. 환자 정보를 요청하는 발신자 및 방문객에게는 귀하의 병실 번호나 병실 직통 전화번호가 제공되지 않습니다. 그러나 귀하는 적절하다고 판단되는 경우 이 정보를 친구 및 가족과 공유할 수 있습니다. 마찬가지로, 귀하의 정확한 입원실 번호로 구체적으로 주소가 지정되지 않는 한 꽃·우편물 또는 기타 배달을 받을 수 없습니다. 기타 궁금한 사항이 있으면 입원부서(0000-0000)로 전화하세요.

입원실 배정

디럭스룸, 프라이빗룸, 준프라이빗룸, 일반룸이 있습니다. 특정 유형의 입원실을 보장할 수는 없지만 귀하의 입원실 요청을 충족하기 위해 최선을 다할 것입니다.

[입원 생활 안내]

면회 시간

일반 면회시간은 오전 8시부터 오후 9시까지 입니다. 중환자실은 제외하고, 진료시간은 개인마다 상이합니다. 담당 간호실에서 확인하시기 바랍니다.

배식 및 영양 서비스

배식 및 영양 서비스 담당 직원이 식사 트레이에 다음 날 메뉴를 제공합니다. 이 메뉴는 의료진이 처방한 식단을 따르며, 맛있고 건강에 좋은 다양한 음식을 제공합니다. 선택 사항에 동그라미를 치고 완성된 메뉴를 트레이에 놓기만 하면 됩니다.

직원은 귀하의 선택 사항을 확인하여 의사가 처방한 식사 계획에 동의하는지 확인하고 메뉴에 대해 논의 후, 질문에 답변할 것입니다. 추가 지원이 필요한 경우, 귀하의 병동의 간호 직원이 배식 및 영양 서비스 부서에 연락해 드릴 것입니다.

특정 검사가 정규 식사 시간에 예정되어 있거나 공복에 시술을 수행해야 하는 경우도 있습니다. 이로 인해 식사가 지연될 수 있습니다. 그러나 귀하가 식사를 할 수 있게 되자마자 간호 직원이 귀하를 위해 식사 트레이를 주문할 것입니다.

배식 및 영양 서비스 직원에는 영양학, 건강 관리 및 환자 교육 분야에서 특별히 교육을 받은 임상 전문 영양사가 있습니다. 우리 영양사는 영양이 가장 필요한 환자들에게 추가적인 영양 지원을 제공합니다. 또한 환자에게 특별한 식사 계획과 식이 제한 사항에 대해 지시합니다. 식단에 대해 더 자세히 알고 싶으시면 담당 의사나 간호사에게 영양사에게 문의하세요.

우리가 더 잘할 수 있는 부분이 있거나 질문이나 우려 사항이 있는 경우 환자 식단 서비스 지원 부서(0000-0000)에 전화하여 알려주십시오.

개인 물품

병원에 있는 동안 소지품을 보관할 수 있는 규정은 없습니다. 모든 개인 소지품은 환자/보호자의 책임입니다. 환자가 수술실이나 중환자실로 이송되는 경우 모든 소지품(안경, 보청기, 의치 등 포함)을 환자 병실에서 제거해야 합니다. 병원 금고에 물건을 보관해야 할 경우 0000-0000으로 전화하세요.

[퇴원 수속]

퇴원

담당 의료진이 귀하를 퇴원결정을 하고, 퇴원 준비가 되면 코디네이터가 귀하에게 안내해 드릴 것입니다. 병실을 떠나기 전 입원실에 개인 소지품이 없는지 주의 깊게 확인하세요. 또한, 병원 금고에 보관해 둔 귀중품을 모두 가져가는 것을 잊지 마십시오. 병원 퇴실시간은 오전 11시입니다. 떠나기 전에 오전 8시부터 오후 4시 30분까지 퇴원 수속 부서에서 확인을 받아야 합니다.

수납

퇴원 전에 보험이나 보증금으로 보장되지 않는 모든 진료비를 지불하시기 바랍니다. 원무 부서에서 정산을 받지 못한 경우, 수납실에서 계좌 잔액을 확인하시기 바랍니다.

결제는 현금, 신용카드로 가능합니다. 보험이 적용되는 경우 시술이나 수술에 대한 "사전 승인"을 받아야 합니다.

병원은 퇴원 후 약 7~10일 후에 입원환자 병원비에 대한 보험 청구서를 보험사에 제출합니다. 귀하의 보험사가 90일 이내에 청구 금액을 지불하지 않으면 이는 귀하의 책임이 됩니다.

병원에 계시는 동안 질문이 있거나 추가 정보가 필요하시면 원무팀 상담사에게 0000-0000번으로 전화하세요. 퇴원 후 질문이 있는 경우 수납 부서(0000-0000)으로 전화하십시오.

리무진 서비스

택시나 공항 리무진을 통해 공항까지 가는 교통편을 예약해야 하는 경우 환자 안내 데스크(0000-0000)에 전화하세요.

※ 주의사항 : 의료사고 발생 시 대한민국 의료법에 따라 절차가 진행됩니다.

患者住院手册

作为世界上最好的私立非营利医院之一，000 医院为来自世界各地的患者提供高科技、医疗创新和人文关怀的治疗组合。

无论情况如何，对我们来说，每个患者都是一个个体，有独特的需求和担忧。我们的使命是在精神环境中提供最好的医疗护理和服务。我们的使命是让您、我们的患者和我们的客人始终走在我们所做的一切的最前沿。在您住院期间，您可能会对医院、您的住宿以及我们为患者和客人提供的众多服务有疑问。

本患者信息手册的编写和设计就是为了帮助回答这些问题。 如果您需要更多信息或帮助，请致电 0000-0000 联系服务台。

我们知道住院对于患者及其家人来说可能是一段充满压力的时期。请放心，我们随时为您提供帮助。请让任何医院员工知道我们如何让您在我们这里的停留更加舒适或愉快。

如果您对护理质量有投诉，您可以通过 ---- 在线提交投诉，或传真至CS监测办公室 0000-0000，如果您对如何提出投诉有任何疑问，可以拨打 0000-0000 联系CS监测办公室。

你到达时

住院手续

大多数住院患者预先入院或通过急诊室住院。如果您对住院过程有疑问，请联系客户服务：0000-0000。出于安全原因，住院办公室每天晚上 10:00 至凌晨 5:30 对公众关闭。在这些时间内，医院的唯一公共入口是通过急诊室控制的通道区域。

保护患者的隐私权

您可以在住院时或在住院期间随时联系客服办公室 0000-0000 申请"无信息"状态。 "无信息"是指根据法律，我们无法向呼叫者和访客确认您正在医院作为住院患者、门诊患者或急诊室患者接受治疗。 请求患者信息的来电者和访客将不会获得您的房间号码或您房间的直接电话号码，但您可以在您认为合适的情况下与朋友和家人分享此信息。 同样，您也不会收到鲜花、邮件或其他递送物品，除非它们是专门寄往您的正确房间号的。 如果您有任何疑问，请联系客服办公室：0000-0000。

住院病房安排

我们有豪华间、私人间、半私人间和普通间。 虽然我们不能保证提供特定类型的房间，但我们尽力满足您的房间要求。

当你在这里的时候

探望时间

一般探视时间为上午 8:00 至晚上 9:00 除了重症监护室，那里的工作时间有所不同。请咨询您的护士。

食品与营养服务

食品与营养服务部员工把第二天的菜单和您的餐盘一起带来。该菜单遵循医师规定的饮食，提供各种美味、健康的食物。只需打勾您的选择并完成的菜单放在托盘上即可。

员工会检查您的选择，以确保它们同意您医师规定的饮食计划，并可以讨论您的菜单并回答任何问题。如果您需要进一步的帮助，您所在单位的护士帮您联系食品与营养服务部。

有时，某些医疗检查可能会安排在您的正常用餐时间，或者必须空腹进行手术。 这可能会耽误您的用餐时间。 然而，一旦您能够进食，护士就会为您订一个菜单。

食品和营养服务员工包括经过营养科学、健康维护和患者教育专门培训的临床营养师。我们的营养师为最需要的患者提供最好的营养支持。他们还可以向患者传授特殊饮食计划和饮食限制。如果您想了解更多有关饮食的信息，请让您的医师或护士联系营养师。

如果我们可以做得更好，或者您有任何问题或疑虑，请拨打患者食品服务帮助热线 0000-0000 告诉我们。

个人物品

您在医院期间不提供存放物品的规定。所有个人物品将由患者/家属负责。如果患者被转移到手术室或重症监护室，则必须将所有物品（包括眼镜、助听器、假牙等）移出患者房间。如果您需要在医院保险库存放物品，请联系客户服务中心 0000-0000。

回家

出院

当您的医师让您出院并且您准备离开时，医院员工会坐在轮椅上护送您出去。

离开之前，请不要忘记仔细检查房间是否有任何个人物品。还要记住，拿走您存放在医院保险库中的所有贵重物品。医院出院时间为上午11:00

离开前，您必须经过商务办公室的检查：上午 8:00 至下午 4:30。

付款

在您离开之前，我们要求您支付保险或押金未涵盖的所有费用。如果您尚未得到保险事业部的清算，请在离开前在保险事业部检查您的账户余额：上午 8:00 至下午 4:00。周一至周五，0000-0000。

付款方式可以是现金、万事达卡、维萨卡、美国运通卡、旅行支票。

如果您的治疗由保险承保，您需要为程序或手术安排"事先批准"。

医院将在您出院后大约 7 至 10 天提出住院费用保险追偿。如果您的保险公司未能在 90 天内支付索赔，您将承担责任。

如果您在医院期间有疑问或需要更多信息，请联系保险事业部 0000-0000。如果您在出院后有疑问，请联系财务部：0000-0000。

交通服务

如果您需要安排乘坐出租车或机场豪华轿车前往机场的交通，请联系客服：0000-0000。

※ 注意：如果发生医疗事故，将按照韩国医疗法办理手续。

개인 귀중품 안전을 위한 주의사항

면책조항

현금, 보석류 및 기타 고가의 물품과 같은 모든 귀중품은 적절한 보관을 위해 간호실에 등록되어야 하며, 그렇지 않은 경우 병원은 해당 물품의 분실이나 손상에 대해 책임을 지지 않습니다.

个人贵重物品安全规定

免除规定

所有贵重物品如现金、珠宝等贵重物品均须到护士台登记保管, 否则医院不承担丢失或损坏的责任。

서식 8 - 음식물 반입 안내

음식물 반입 안내 사항

면책 조항

병원 외부에서 구입하여 병원 직원에게 적절한 통지 없이 환자가 섭취한 식품은 병원의 책임이 아닙니다. 이와 관련하여 환자가 겪은 기타 질병은 병원의 책임으로 해석되지 않습니다.

서식 8 - 음식물 반입 안내 : 中国话

食品管理须知

免除规定

患者在没有适当通知医院员工的情况下从医院外部购买的食品并自行食用, 医院不承担责任。患者因此而遭受的任何其他疾病不应被解释为医院的责任。

환자의 귀중품 기록

병원 ID번호 : 이름 : 생일 : 성별 : □ 남 □ F	(여기에 환자 식별 라벨을 부착하세요)

해당하는 사항을 작성하세요.

Ⅰ. 본인은 병원에 귀중품을 가지고 왔습니다.

_____ _____ _____ _____ _____
증인 환자 또는 대리인 날짜 시간

Ⅱ. 환자의 귀중품은 000병원 귀중품 봉투 No.00 에 봉인되었습니다. 이는 환자 또는 법적 대리인이 참석한 가운데 이루어졌습니다. 환자 또는 법적 대리인은 이 귀중품 봉투가 000부서의 금고에 보관되며 정확한 번호가 적힌 영수증을 제시해야만 얻을 수 있다는 것을 통보 받았습니다. 환자 또는 법적 대리인은 병실에 보관된 기타 모든 물품이나 귀중품에 대한 책임을 집니다.

_____ _____ _____ _____ _____
증인 환자 또는 대리인 날짜 시간

- -

00 담당 부서에서 작성됨

귀중품 봉투 번호 _____ 이 _____ 에서 수신되었습니다.

_____ _____
전달인 서명 담당부서 직원 서명

날짜 : _____ 시간 : _____

□ 본인은 Name_____ 으로부터 귀중품 봉투 번호 00000000 을 받았음을 확인하며, 보관된 모든 품목이 만족스러운 상태로 반환되었음을 확인합니다.

_____   _____   _____
환자 또는 법적 대리인   날짜   시간

Ⅲ. 환자의 귀중품은 보관을 위해 가족/법적대리인에게 전달됩니다.

_____   _____
증인   환자의 귀중품을 인수하는 사람

_____   _____   _____
날짜   시간   환자와의 관계

_____   _____
주소   전화번호

Ⅳ. 병원 직원의 조언에 반하여 환자가 귀중품을 병실에 두거나 침대 옆에 보관하기로 결정했습니다. 따라서 본인은 귀중품 보관에 대한 전적인 책임을 집니다.

_____   _____
환자 서명   증인

날짜 : _____   시간 : _____

患者的贵重物品记录

医院号码: 姓名: 出生日期: 性别: □ 男 □ 女	(在此贴上患者识别标签)

<u>请填写适用的信息</u>
Ⅰ 患者携带贵重物品来院。

证人	患者	或替代者	日期	时间

Ⅱ 患者的贵重物品已密封在 000 号医院贵重物品信封 No.000 中。这是在患者或替代者在场的情况下完成的。患者或替代者已被告知, 该贵重物品信封保存在 000 部的保险箱, 并且只能通过出示正确编号的收据来获取。患者或替代者对保留在床边的所有其他物品或贵重物品承担责任。

证人	患者	或替代者	日期	时间

- -

填写由○○部

贵重物品信封号码 _____ 已收到来自 _____

送货人签名	负责部员工签名

日期: _____   时间: _____

□ 我特此确认已收到来自 _____ Name _____ 的编号为 _____ 的贵重物品信封, 并确认所有存放的物品均已完好无损地退回。

患者或或替代者	日期	时间

Ⅲ 患者的贵重物品交给亲戚/朋友保管。

证人	接受患者贵重物品的人

日期	时间	与患者的关系

地址	电话号码

Ⅳ. 患者不顾医院员工的建议，决定贵重物品随身携带或放在床边；因此，对它们的安全保管承担全部责任。

患者	证人

日期: _____   时间: _____

입원 동의서

환자 이름 :			병원 ID번호 :	
주치의 이름 :			입원 날짜 : 시간 :	
국적 :		성별 : ☐ 남 ☐ 여	생년월일 : mm/dd/yy	
여권 국가 :		여권 번호 :	여권 만료일 : mm/dd/yyyy	
환자 주소 :			휴대폰 번호 :	
			E-mail 주소 :	
긴급 연락처	이름 :		휴대폰 번호 :	
	주소 :			
보험유형 :				

이 서류에 대해 질문이 있거나, 내용을 이해하지 못하거나, 통역사가 필요한 경우 담당 의료진이나 코디네이터 등 의료서비스 제공자에게 문의하세요.

입원 계약 조건

1. 환자는 병원의 모든 규칙과 규정은 물론 병원 담당자가 발행한 모든 지침을 준수할 것에 동의합니다. 의료진이 판단한 후 환자에게 퇴원지시를 내리면 환자는 의사의 지시를 따라야 합니다.

2. 환자/보증인은 약정된 기한까지 의료비 전액을 병원에 지불해야 합니다. 환자가 진료비 전액을 지불하지 않는 경우, 병원은 환자/보증인이 입원 중 예치한 금액을 모두 보관하며, 대한민국 관할 법원에 환자/보증인을 상대로 법적 조치를 취할 것입니다.

3. 환자가 대한민국 의료보험에 가입되어 있지 않은 경우, 환자를 후원할 수 있는 재정을 갖춘 한국 보증인이 있거나, 예정된 진료비 총액($)이상을 예치금으로 신청할 수 있는 병원을 방문해야 합니다. 다만, 보증금을 초과하는 금액은 환자 또는 연대보증인이 병원이 정한 납부기한 내에 납부하여야 합니다.

4. 건강보험 지급이 면제되는 일반의료비(의료행위, 의약품, 의료재료, 의료기기 등)는 환자와 보증인이 공동책임으로 부담합니다.

5. 환자는 병원 또는 병원 직원 및 시설/기구에 대해 환자가 직접/간접적으로 초래한 모든 손실 또는 손해에 대해 책임을 지는 데 동의하며, 병원에서 퇴원하기 전에 손실 또는 손해를 교체하거나 보상할 재정적 책임을 수락합니다.

6. 병원은 환자가 병원에 입원하는 동안 분실/손상/도난된 환자/환자 보호자의 개인 재산/귀중품/돈에 대해 책임을 지지 않습니다.

7. 일반병실 이외의 병실에 투숙할 경우 병원에서 제공하는 특별식과 이에 대한 추가비용 및 병실에 대한 추가비용은 환자가 부담합니다.

8. 환자의 입원/시술/시술/치료/간호 중 또는 그 이후에 발생한 문제에 대하여 환자는 병원의 의료과오를 제외하고는 병원을 상대로 어떠한 법적 조치도 취하지 않습니다. (의료법 제54조 제2항의 규정에 의거 의료조정중재위원회에 등록되어 있습니다.) 모든 분쟁 및 법원 소송의 재판관할권은 대한민국에 있습니다.

본인은 위의 내용을 읽고 이해했습니다.

| 날짜 | 시간 | 환자 또는 법적 대리인 서명 | 환자의 관계 |

☐ 환자/법적 대리인은 이 양식을 읽었거나 환자에게 읽어 주었습니다.
☐ 환자/법적 대리인은 이 정보를 이해했다고 진술합니다.
☐ 환자/법적 대리인은 더 이상 질문이 없습니다.

| 날짜 | 시간 | 확인자 서명 |

지불 보증인			
이름 :		환자와의 관계 :	
국적 :	성별 : ☐ 남 ☐ 여		생일 : mm/dd/yyyy
여권 국가 :	여권 번호 :		여권 만료일 : mm/dd/yyyy
주소	본국 :		
	현재 거주지(한국) :		
전화 번호 :		이메일 주소 :	

본인은 환자가 어떤 이유로든 모든 병원비를 적시에 지불할 수 없는 경우 위에 나열된 모든 의무를 수락합니다. 본인은 위의 내용을 읽고 이해했으며 이에 동의합니다.

| 날짜 | 시간 | 보증인 서명 |

住院协议

患者姓名:		医院号码:
主治医师姓名:		住院日期: 时间:

国籍:	性别: □ 男 □ 女	出生日期: mm/dd/yy
护照所在国家:	护照号码:	护照有效期: mm/dd/yyyy

患者家庭住址		电话号码:
		电子邮件地址:
紧急联系人	姓名:	电话号码:
	地址:	
保险类型:		

如果您对本文件有疑问、不理解或需要口译员，请联系您的医疗客户服务职员。

协议条款

1. 患者同意遵守所有医院规定以及任何医院代表发布的所有指令。一旦医师做出判断后
   为患者发出任何类型的出院通知，患者必须遵循医师的指示。

2. 患者/担保人必须在约定的期限内向医院支付全额医疗费用。
   如果患者未支付全额医疗费用，医院会保留患者/担保人在住院期间缴付的押金所有金额，
   并向韩国管辖范围内的法院对患者/担保人提起法律诉讼。

3. 如果患者没有加入韩国医疗保险计划，他/她必须有一位有经济能力的韩国担保人来担保患者，
   或者按确定的押金（$）或更多，可以申请到医院 医疗总费用。 然而，超出押金的
   任何金额必须在医院规定的付款到期日内由患者或集体责任担保人支付。

4. 不加入健康保险的一般医疗费用（医疗行为、医疗用品、医疗材料、医疗设备等）
   由患者和担保人共同负担。

5. 患者同意对患者直接或间接造成的任何损失或损害向医院或员工和设施/设备承担责任，并承
   担在出院前更换或赔偿任何损失或损害的经济责任。

6. 医院对患者/患者监护人的个人财产/贵重物品/金钱在患者住院期间丢失/错放/损坏/
被盗的患者/客人不承担任何责任。

7. 住在 普通病房以外的房间时, 患者需自行承担医院提供的特殊餐食、
由此产生的另外费用以及房间的另外费用。

8. 对于患者住院/手术/治疗/护理期间或之后出现的任何问题, 除医院的医疗过失外, 患者
不得向医院提起任何法律诉讼（如有冲突, 可由仲裁机构仲裁） 根据韩国医疗法第54条
第2规定向医疗判决仲裁委员会注册。）。任何及所有争议和法庭诉讼将仅受韩国管辖。

我已阅读并理解以上项目

| 日期 | 时间 | 患者或替代者签名 | 与患者或替代者的关系 |

_____患者/替代者已阅读此表格或已其读给他或她听。

_____患者/替代者声明他或她理解此信息。

_____患者/替代者没有其他问题。

| 日期 | 时间 | 证人签名 |

付款担保人		
姓名:	与患者的关系:	
国籍	性别: □ 男 □ 女	出生日期: mm/dd/yyyy
护照所在国家	护照号码:	护照有效期: mm/dd/yyyy
地址	原籍国:	
	现居住地 (韩国)	
电话号码。	电子邮件地址:	

如果患者因任何原因无法按时支付所有医院账单, 我接受上述所有义务。 我已阅读、理解并
同意以上声明

| 日期 | 时间 | 担保人签名 |

퇴원 수속

병원 번호 : 이름 : 생일 : 성별 : ☐ 남　☐ 여	(여기에 환자 식별 라벨을 부착하세요)

날짜 : ＿＿＿＿＿＿＿＿＿＿＿＿＿＿＿＿＿＿＿＿＿

퇴원 (하나만 선택) :
☐ 집으로 또는 자가 케어로
☐ 요양 서비스를 제공하는 기관으로
☐ 자의 퇴원
☐ 기타 : ＿＿＿＿＿＿＿＿＿＿＿＿＿＿＿＿＿＿＿＿＿＿＿

통역사 사용여부 :　☐ 예　　☐ 아니요
언어 :

약물복용법 안내 : 약사의 지시에 따라 약물 라벨에 표시를 따르십시오. 아래에 나열되지 않은 약물을 복용하기 전에 의사와 상담하십시오. 이 양식을 지참하여 약국과 요양 서비스 제공자에게 문의하십시오.

약 복용 방법						
약명	복용량	성분명	복용량	횟수	일정	비고

복용을 중단해야 하는 약				
약품명	복용량	횟수	일정	비고

복용량이 변경 된 약물 목록

알러지 유무 : _____

☐ 입원 후 기록된 새로운 알러지

식단(다이어트) : ☐ 일반식   ☐ 신장   ☐ 무염   ☐ 당뇨   ☐ 저콜레스테롤, 저지방

☐ 고식이섬유   ☐ 저염식이   ☐ 기타 _____

☐ 특이사항 _____

활동 : ☐ 가볍게   ☐ 보통   ☐ 운전가능 : ☐ 지금 or ☐ _____days

☐ 직장/학교 복귀가능 : ☐ 지금 or ☐ _____ 일 후부터

특이 지침 또는 치료 :

_____

개별 위험 요인

흡연 : ☐ 해당없음   ☐ 해당있음   ☐ 금연 상담   ☐ 약 처방

폐렴 백신 : ☐ 예 날짜 : _____   ☐ 아니요

인플루엔자 백신 (10월 – 3월) : ☐ 예 날짜 : _____   ☐ 아니요

총 콜레스테롤 = _____ (목표 200 미만)

저밀도 콜레스테롤(LDL)= _____ (목표 100 미만)

고밀도 콜레스테롤(HDL) = _____ (목표 40 이상)

심장 기능 박출률(EF) = _____ %

다음 중 하나에 해당하는 경우 즉시 의사에게 알리십시오.

_____

_____

주치의 : _____   연락처 : _____

퇴원 진행 안내자 :

지속적인 치료를 위한 의뢰 :

☐ 홈 케어   방문 예정일 :

☐ 장비 제공   배송 예정일 :

추가 서비스 :

☐ 금연 프로그램   ☐ 당뇨병 관리 교육 프로그램   ☐ 재활치료 프로그램   ☐ 기타

지속적으로 제공되는 의료서비스 : ☐ 예   ☐ 아니오

☐ 금연   ☐ 체중 모니터링   ☐ 약품   ☐ 징후 및 증상 악화   ☐ 다이어트   ☐ 통증관리

☐ 운동   ☐ 식단 관리   ☐ 기타 _____

사후관리

○○○ 병원 주치의 : _____ 연락처 : _____ 날짜&시간 : _____

○○○ 병원 ○○진료과 : _____ 연락처: _____ 날짜&시간 : _____

주소 : _____

추적 관리 : _____ 날짜&시간 : _____

□ 환자 사후 관리를 위한 대리인

_____ _____ _____
날짜   시간   의료진 서명

최종 지침 _____

위의 지시 사항 : □ 간호팀 확인

출석인원 : □ 환자   □ 배우자   □ 가족   □ 법적 대리인   □ 기타

환자에게 위 지침을 검토한 자 :

_____ _____ _____
간호사 사인   직책   날짜 / 시간

본인은 사본을 받았으며 위의 지침을 이해했습니다.

_____ _____
환자 또는 법적 대리인(환자가 미성년자인 경우 부모/보호자)의 서명   날짜 / 시간

환자가 미성년자인 경우, 부모/보호자의 신원을 확인합니다. □ 예
사후관리를 위해 의료기관 방문 시 담당 의사에게 이 지침서의 사본을 지참하시기 바랍니다.

患者出院须知

医院号码:
姓名:
出生日期:
性别: □ 男 □ 女

(在此贴上患者识别标签)

日期: _____

出院项目 (勾选一项):
□ 回家或自我护理
□ 回家接受医疗服务机构的照顾
□ 自己的意思出院
□ 其他

_____

必要口译员 □ 是 □ 否
语言:

服药说明:遵循药物标签上药剂师的说明。在服用下面未列出的任何药物之前, 请咨询您的医师。此表格带到您的药房和医疗职员。

在家服用这些药物						
新药	剂量变化	药品名称	剂量	次数	日程	指示

停止服用药物

药品名称	剂量	次数	日程	指示

出院前已核对药物清单

过敏： _____

□ 住院后发现新的过敏情况

饮食：□ 普通饮食 □ 肾脏饮食 □ 无添加盐 □ 糖尿病患者 □ 低胆固醇、低脂肪

□ 高纤维 □ 2GM钠 □ 其他 _____

□ 特别注意事项 _____

活动：□ 轻度 □ 中度 □ 可以开车：□ 现在, 或 _____天后

□ 可以返回工作/学校 □ 现在, 或 □ _____ 天后

特别说明或治疗：

_____

个人风险因素：

吸烟 □ 否 □ 是 □ 提供吸烟咨询 □ 药物治疗

肺炎疫苗 □ 是 日期： _____ □ 否

流感疫苗 (10 月至 3 月) □ 是 日期： _____ □ 否

总胆固醇 = _____ （目标小于 200） 低密度

低密度胆固醇(LDL)= _____ （目标小于100）

高密度胆固醇 (HDL) = _____ （目标大于 40）

心功能射血分数 (EF) = _____ %

如果出现以下任何情况, 请立即通知医师：

_____

主治医师： 联系方式：

出院计划设计师：

转介继续护理：

☐ 居家护理机构　　　　　　第一次访问日期：

☐ 提供设备用品　　　　　　交货日期：

转介服务

☐ 戒烟计划

☐ 糖尿病教育计划

☐ 康复节目

☐ 其他

持续提供医疗服务　☐ 是　☐ 否

☐ 戒烟☐ 体重监测

☐ 药物治疗☐ 体征和症状恶化

☐ 饮食☐ 疼痛管理

☐ 运动☐ 食物/管理

☐ 其他 _____

跟进

000 医院主治医师：_____ 电话：_____ 日期和时间：_____

医院00诊疗科：_____ 电话：_____ 日期和时间：_____

地址：_____

跟进管理：_____ 日期和时间：_____

为患者跟进的替代者

_____　　_____　　_____

日期　　　　　　时间　　　　　　　　　MD 签名和 ID#

最终说明

上面的说明: ☐ 由护士确认

出席者: ☐ 患者 ☐ 配偶 ☐ 家庭成员 ☐ 法律替代者 ☐ 其他

与患者一起确认上述说明：

_____　_____　_____

护士签名　　　职责　　　　　　　日期/时间

서식 12 - 병원 항목별 명세서 양식

병원 항목별 명세서 양식

000 병원
원무팀
주소 :
전화번호 :

청구 날짜	마지막 날짜 청구서	병원번호	페이지 번호

환자 이름	계좌 번호	입원날짜	퇴원날짜	입원기간
	①	②	③	

명세서 요청 날짜	보험회사 이름	Group #	규정 번호
환자 이름 : 환자 주소 : 시, 주, 국가, 우편번호 :	④		⑤

수납방법 및 보험 정보를 변경하거나, 신용카드로 결제하려면 여기를 확인하고 뒷면을 작성하세요.

원무 서비스 날짜	수량	서비스 코드	의료 서비스 내역	총 요금	보험 1에 청구되는 내역	보험 2에 청구되는 내역	환자 본인 부담금
⑥	⑦						
합계				지불액			⑮
계좌 번호				총 요금			⑯

다음은 항목별 명세서를 이해하는 데 도움이 됩니다.
샘플 명세서에 번호가 매겨진 항목에 따라 이 참조 가이드를 참고하십시오.

① **계좌번호**
환자의 계좌번호를 기재합니다.

② **입원일**
병원에 입원한 날짜 또는 의료기관 방문 후 환자등록 날짜입니다.

③ **퇴원일**
퇴원일 또는 의료 서비스를 제공한 달의 말일입니다.

④ **보험회사명**
이 계좌의 보험회사 또는 지급보증인의 이름

⑤ **규정번호**
주민등록번호 마지막 4자리입니다. 또는 보험사 또는 지불보증인이 보험에 할당한 번호입니다.

⑥ **원무서비스 제공일자**
의료 서비스가 제공된 날짜입니다.

⑦ **수량**
제공되는 의료서비스 개수를 표시합니다.

⑮ **지불액**
총 환자 본인부담금입니다. 이 금액을 병원에 납부하세요

⑯ **총 요금**
11, 12, 13개 열의 합계가 표시됩니다.

医院明细报表

000 医疗中心
收付办公室
地址
电话

账单日期	上一日期 账单	医院编号	页码

患者姓名	帐号	住院日期	出院日期	住院期间
	①	②	③	

清单申请日期	保险公司名称	团体 #	保单号码
患者姓名 患者地址 城市、州、国家、邮政编码	④		⑤

服务日期	数量	服务代码	医院服务说明	总费用	数量 向保险 收费1	数量 向保险 收费2	负担的费用
⑥	⑦						
总计				支付此金额			⑮
帐号 （所有查询和信件请参阅帐号）				总费用			⑯

以下要点帮助您理解逐项陈述。 请使用本参考指南来定义示例报表上的编号项目。

① 账号
　　需要患者的帐号才能获得帮助

② 住院日期
　　这是住院日期或门诊登记日期

③ 出院日期
　　这是出院日期或提供诊所服务当月的最后一天

④ 保险公司名称
　　此帐户的保险名称或付款人名称

⑤ 保单号码
　　这是 ID 的最后四位数字。 您的保险公司或付款人分配给您的保单的号码

⑥ 服务日期
　　这是提供服务的日期

⑦ 数量
　　这显示提供的服务数量。

⑮ 支付此金额
　　这是本声明应付的金额

⑯ 总费用
　　这显示第 11、12 和 13 列的总数

자의 퇴원 서약서 양식

병원 번호 :
이름 :
생일 :
성별 : □ 남   □ F

(여기에 환자 식별 라벨을 부착하세요)

치료 거부 기준

환자는 다음 사항을 모두 충족해야합니다.

1. 성인(18세 이상)이거나, 18세 미만이 AMA 정책에 명시된 기준을 충족하는 경우
2. 다음에 대한 사유(事由)가 없습니다
   · 의식 수준의 변화
   · 판단력을 손상시키는 알코올 또는 약물 섭취
3. 의학적 상태의 성격과 치료를 거부하는 위험 및 결과를 이해합니다.

1. 정보 제공 :

본인은 의료적 지원이 필요하며, 상기 지원을 거부하면 장애 및 사망을 포함한 특정 상황에서 본인 건강에 위험할 수 있다는 조언을 받았습니다. 본인은 가능한 빠른 시일 내에 의료 서비스 제공자와 본인의 의학적 불만 사항을 논의하라는 권고를 받았습니다. 그럼에도 불구하고 본인은 치료를 받거나 의료 시설로 이송되는 것을 거부하며 모든 결정에 따른 모든 위험과 결과를 감수합니다.

2. 책임의 면제 :

이 양식에 서명함으로써 본인은 제공된 의료 서비스를 거부하기로 결정합니다. 이로 인해 발생하는 모든 책임이나 의료 청구에 대해 의료기관의 책임을 면제합니다.

안내 지침

1. 마음이 바뀌거나 상태가 바뀌면 119(응급 시)로 전화하거나, 해당 지역의 응급실로 가거나, 주치의에게 연락하십시오(해당하는 경우).
2. _____
3. _____

제공자 _____   서명 _____

증인 정보

이름 : _____   서명 : _____

주소 : _____   도시 : _____

주/국가 : _____   우편번호 : _____   휴대폰번호 : _____

본인은 "정보 제공" 및 "책임의 면제"를 읽고 이해했습니다. 또한 개인 정보 보호 관행에 대한 통지를 받았음을 인정합니다.

환자 이름 : _____   서명 : _____

날짜와 시간 : _____   ☐ 서명 거부, 사유 : _____

☐ 부모   ☐ 보호자   ☐ 보호자(자녀/부양가족에만 해당)

☐ 의사 상담 : _____

☐ 전화 동의/거절을 받았습니다. 목격자 : _____

☐ 통역사 서명 :

※ 주의: 18세는 미국 성인 기준에 근거함

自愿出院协议书

医院号码： 姓名： 出生日期： 性别：□ 男 □ 女	（在此贴上患者识别标签）

拒绝护理的条件

患者符合以下所有条件：

1. 是成年人（18 岁或以上），或者 < 18 岁符合 AMA 政策规定的标准
2. 未出示以下证据：
   · 意识水平改变
   · 摄入酒精或药物会影响判断力
3. 了解医疗状况的性质，以及拒绝护理的风险和后果

1. 信息确认：
我被告知需要为我提供医疗援助，拒绝上述援助可能会危害我的健康，在某些情况下，包括残疾/或死亡。建议我尽快与我的常规医疗保健提供者讨论我的医疗治疗。尽管如此，我拒绝接受治疗或送往医疗机构，并承担任何决定的所有风险和后果。

2. 责任免除：
通过签署此表格，我免除医院因我决定拒绝提供的医疗护理而产生的任何责任或医疗索赔。

指示
1. 如果您改变主意或病情发生变化，请拨打 119（紧急情况）、前往您所在地区的急诊室，或联系您的主治 医师(如果符合时)。
2._____
3._____

填写人 (打印) _____   签名 _____

见证人信息

签名: _____ 姓名打印: _____

地址: _____ 城市: _____

州/国家: _____ 邮政编码: _____ 电话号码: _____

我已阅读并理解"信息确认"和"责任免除"。我还确认我已收到隐私惯例通知。

患者姓名: _____   签名: _____

日期和时间: _____   □ 拒绝签字, 原因: _____

关系 (如果不是患者本人)

合法:　　□ 父母 □ 监护人 □ 监护人 (只适用于子女/抚养家庭)

　　　　□ 医护人员: _____

　　　　□ 获得电话同意/拒绝。见证人: _____

　　　　□ 使用翻译

※ 注 : 18岁以美国成人标准为准。

서식 14 - 환자만족도조사

외국인 환자 만족도 조사

본 의료기관은 병원이 제공하는 서비스에 대해 귀하가 어떻게 생각하는지 알고 싶습니다. 따라서 본 의료기관은 귀하의 요구 사항을 충족하는지 확인하고 개선해 나갈 수 있습니다. 귀하의 모든 답변은 기밀로 유지되며 익명으로 처리됩니다. 시간 내 주셔서 감사합니다.

[병원 이름]

개인 정보

- 연령
- 성별 : □ 남성　　□ 여성
- 국적 _____
- 현 거주지 : □ 국내　　□ 해외
- 귀하는 국민건강보험에 가입되어 있습니까? □ 예　　□ 아니오

- 저희 병원에 대해 어떻게 아시나요?
  ① 인터넷   ② 신문이나 잡지   ③ 친구 또는 친척   ④ 의료관광청   ⑤ 기타

질문사항

다음 분야에서 병원이 얼마나 잘하고 있다고 생각하는지 표시해주십시오

항목	매우좋음 ⑤	좋음 ④	보통 ③	좋지않음 ②	매우 좋지않음 ①
진료서비스의 수준					
치료 및 관리 결과					
의료 서비스/기술의 수준					
간호 서비스/기술의 수준					
접근성					
예약의 편리성					
입원절차의 편리성					
퇴원절차의 편리성					
병원 위치의 편리성					
병원 홈페이지 접속					
전화문의 시 신속한 응답					
대기시간					
병원 직원의 응답 시간					
지연 이유에 대한 설명					
최초 연락부터 접수 또는 방문까지의 대기 시간					
직원					
의료진					
충분한 진료시간					
진단, 검사결과, 치료계획, 시술/시술 등 충분한 정보제공					
적절한 조언과 치료 제공					
환자를 존중하는 의료 서비스 제공 여부					
매너와 태도					
간호사					
친절하고 도움이 되는 간호서비스 제공					
정성을 다한 간호 서비스 제공					
응답성 여부					
매너와 태도					

기타 직원					
친절하고 도움이 되는 서비스 제공					
정성을 다한 서비스 제공					
응답성 여부					
매너와 태도					
정보제공/교육					
병원/시설 정보 제공					
적절한 입원 안내 제공					
적절한 퇴원 안내 제공					
시술/치료/관리에 대한 적절한 설명					
검사 결과, 진단, 치료/관리 계획, 예상/예상치 못한 치료/관리 결과 및 대안에 대한 설명					
적절한 약물 정보 제공					
이해하기 쉽게 설명함					
시설					
시설 위치/방향 안내					
깔끔하고 깨끗한 건물					
편안함과 안전성					
사생활 보호 여부					
수납					
지불하는 금액에 대한 설명					
세부 청구항목 서류 제공					
기타 서비스					
의료 관련 개인정보 유지					
병원 직원과의 커뮤니케이션					
문화적 배려를 바탕으로 서비스 제공					
불만사항 신고제도					
식사 간격의 적절성					
메뉴 선택의 다양성					
식사 배달 서비스					
번역 서비스					
하우스키핑/린넨 서비스					
운송 서비스					
등록/접수 서비스					
검사실 서비스					

전반적인 만족도					
의료서비스의 전반적인 만족도					
본원으로의 재방문 가능성					
지인에게 본원을 추천천할 가능성					

다음 질문에 귀하의 의견이나 제안을 자유롭게 적어주십시오.

- 병원에서 가장 좋은 점은 무엇입니까?
  _____
  _____

- 병원에서 가장 마음에 들지 않는 점은 무엇입니까?
  _____
  _____

- 서비스 개선을 위한 제안 사항을 알려 주세요.
  _____
  _____

시간을 내어 설문조사를 완료해 주셔서 감사합니다. ○○○병원을 방문하는 외국인 환자 및 가족들을 위한 병원 서비스 개선에 있어 여러분의 의견과 의견을 수렴하겠습니다.
귀하의 답변을 코디네이터에게 제출해 주십시오.

国外患者满意度调查

我们想知道您对医院提供的服务有何看法。因此我们可以确保满足您的需求。

所有回复都会保密，因为您的回复直接负责改善医院服务。

感谢您的意见。

[这里是您的医院名称]

一般信息
- 年龄 00岁
- 年龄 00岁
- 性别 □男 □女
- 国籍 _____
- 现居住地 □韩国 □国外
- 您是否加入了韩国国民健康保险？□ 是 □ 否
- 您是如何知道我们医院的？

① 互联网
② 报纸或杂志
③ 朋友或亲戚
④ 医疗观光机构
⑤ 其他

问题
请圈出您认为医院在以下方面做得如何。

项目	伟大的 ⑤	好的 ④	公平的 ③	贫穷的 ②	非常贫穷的 ①
护理质量					
治疗和护理的结果					
医疗服务/技术水平					
护理服务/技术水平					
可达性					
预订/安排的容易性					
住院过程的容易性					
出院过程的容易性					
医院位置接近性					

容易得接上医院网站				
快速回复电话询问				
等待时间				
医院员工的答应时间				
解释延迟的原因				
从初次联系到挂号的等待时间				
职员				
医生				
足够的诊疗时间				
解释你想知道的事情 (诊断、检查结果、治疗计划、程序/手术等)				
提供适当地建议和治疗				
提供尊重地医疗服务				
礼节和态度				
护士				
对你友善且乐于助人				
提供尊重的护理服务				
适当地回答您的问题				
礼节和态度				
所有 其他职员				
对你友善且乐于助人				
提供尊重地服务				
适当地回答您的问题				
礼节和态度				
信息/教育				
提供医院/设施信息				
提供足够地住院指导				
提供充分地出院指导				
适当地解释程序/治疗/护理				
解释测试结果、诊断、治疗/护理 计划、治疗/护理的预期/意外结 果以及替代方案 治疗/护理				
提供充足地药物信息				
医院员工提供地信息是容易地明白				
设施				
设施位置/方向信息				
整洁干净的建筑				

舒适安全					
隐私					
支付					
解释您所支付的费用					
提供详细收费项目					
其他服务					
保护医疗相关个人的信息					
与医院工作人员的沟通					
提供考虑文化的护理					
投诉和不便报告的系统					
两餐之间的间隔是否合适					
多种菜单选择					
送餐服务					
翻译服务					
房间卫生服务//床单服务					
交通服务					
登记服务					
实验室/诊断测试服务					
总体满意度					
对我们服务的总体满意度					
重复使用我们医院服务的可能性					
给您的朋友和亲戚推荐给我们的可能性					

请在以下问题中自由写下您的所有意见或建议

您最喜欢医院的什么？

_____

_____

您最不喜欢医院的什么？

_____

_____

请对我们的服务提出任何改进建议

_____

_____

感谢您抽出时间来完成这项调查。我们会为改善000医院的服务收集国外患者的意见和建议。

请您的回复提交给护士。

병원 서비스 이용 시 체크리스트(선택사항)

예약 번호 :
환자 이름 :
국적 :
생년월일(mm/dd/yyyy) :
주치의 :

항목		√(필요)	가격	사진	비고
병실 서비스	디럭스룸				
	프라이빗룸				
	세미-프라이빗룸				
	일반객실				
식사 서비스	한식				
	서양식				
	중식				
	일식				
	기타(환자 요청)				
옵션사항	입원 패키지 (슬리퍼, 비누, 칫솔/페이스트, 면도기, 샴푸/컨디셔너, 다이닝 세트 포함)				
	항공권 발권 서비스				
	병원-공항 배웅서비스	의료기관 셔틀버스			
		의료기관 벤			
		리무진 서비스			
		기타			
	미용 서비스				
	간병인 서비스				
	마사지 서비스				
	기타				

使用医院服务的检查表 (可选)

预约号码：
患者姓名：
国籍：
出生日期 (月/日/年)：
主治医师：

物品		√必要	价格	图片	备注
房间	豪华房				
	单人间				
	双人间				
	一般的				
用餐	韩式				
	西式				
	中式				
	日式				
	其他 (根据患者情况要求)				
选择	住院套餐 (拖鞋、肥皂、牙刷/牙膏、剃须刀、洗发水/护发素含餐具)				
	航空票务服务				
	医院飞机场服务 — 医院车				
	医院飞机场服务 — 医院小型货车				
	医院飞机场服务 — 豪华轿车服务				
	医院飞机场服务 — 其他				
	美容疗法				
	护理员工服务				
	按摩服务				
	其他的				

附加信息
1. 在医疗过程中, 如果医生发现患者向医院提供的初步诊断不正确, 或得出需要进行额外治疗的结论, 则可以更改治疗方案。 这反过来又可能导致患者产生额外的费用。
2. 患者及其监护人有权要求改变治疗计划和/或更换主治医生。

서식 16 - 외국인 진료 예약 확인서

진료 예약 확인서

환자 이름 :	병원 번호 :	예상 진료 날짜 :
국적 :	여권 번호 :	여권 만료일 :
성별 : ☐ 남　☐ 여	생년월일 :	전화 번호 :
환자 집 주소 :		
보호자 이름 :	직업 :	전화 번호 :
보호자 집 주소		
한국 내 보호자 주소		
진료과		주치의
진단명		
절차/수술명(기재 가능한 경우)		

⚠ 이름은 여권에 기재된 철자와 동일하게 기재해야 합니다.

본 서류는 상기 진료내용에 대해 ○○○병원에서 예약을 받았음을 확인하는 문서입니다.
대한민국 의료관광 발전계획에 따라 환자 및 동반인의 원활한 대한민국 입국을 위해 발급되는 확인서입니다.

　　　　　　　　　　　　　　　　　　　　　　　　月　　　日　　　년

○○○ 병원장

❋ 추가 사항
1. 의료진은 진료과정에서 환자가 병원에 제공한 예상 진료 내용에 오류가 있거나, 추가 진료가 필요하다고 판단되는 경우 진료계획을 변경할 수 있다. 이로 인해 환자 측에서는 추가 비용이 발생할 수 있습니다.
2. 환자 및 보호자는 치료 계획 변경 및 의료진 변경을 요청할 권리가 있습니다.

서식 16 - 외국인 진료 예약 확인서 : 中国话

医疗预约确认

患者姓名:	医院号码:	预计住院日期:
国籍:	护照号码:	护照有效期:
性别: □男 □女	生日:	电话号码:
患者家庭住址:		
监护人姓名:	职业:	电话号码:
监护人家庭住址		
监护人在韩国的住址		
住院医疗科		主治医师
医疗诊断;		
程序/诊断测试/操作 (如果有):		

● 姓名应按照护照上的拼写填写。

本文件确认 OOO 医院已收到治疗详情的预约, 详情如上所述。
根据韩国医疗旅游发展计划, 签发此确认书是为了方便患者及其陪同人员入境韩国。

月 日 年

OOO 医院 OOO 院长

※ 附加信息
1.在医疗过程中, 如果医生发现患者向医院提供的初步诊断不正确, 或得出需要进行额外治疗的结论, 则可以更改治疗方案。 这反过来又可能导致患者产生额外的费用。
2. 患者及其监护人有权要求改变治疗计划和/或更换主治医师。

PART

3

NCS 기출문제

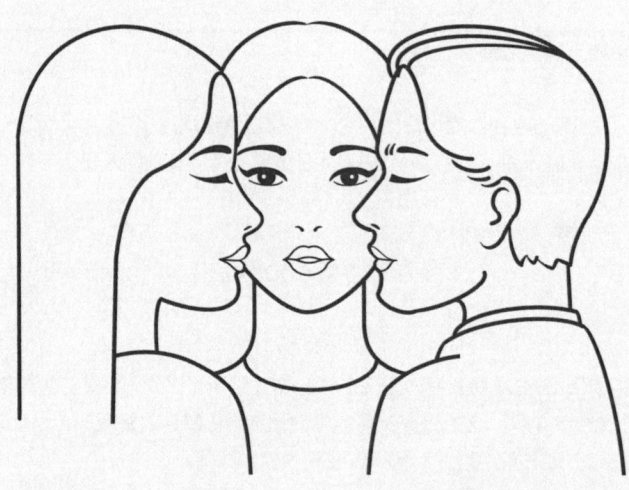

1. 다음 (   )에 알맞은 검사약어는?

> 강력한 자장과 컴퓨터를 이용하여 인체의 구조를 단면으로 재구성해 내는 검사로 자기공명영상 (   )검사라고도 한다.

① CT　　　　　② MRI　　　　　③ SONO　　　　　④ SCAN

2. 다음 중 피부나 피부 부속기관에 속하지 않는 것은?

① 홍채　　　　　② 피하조직　　　　　③ 땀샘　　　　　④ 진피

3. 다음 처방 약어에 대한 설명으로 옳은 것은?

① b.i.d : 하루 세 번　　② N.P.O : 경구복용
③ p.c : 식사 전　　④ P.O : 경구투여

4. 눈에서 카메라 렌즈에 해당하는 부분인 수정체가 혼탁하게 되어서 시력장애가 생기는 것으로 눈동자 속이 희게 보이는 질환은 ?

① 백내장　　　　　② 녹내장　　　　　③ 안구진탕　　　　　④ 안검하수

5. 다음 의학용어 중 접두사의 의미가 다른 하나는?

① exo　　　　　② ecto　　　　　③ extra　　　　　④ endo

6. 인체 몸통의 사분역 중 RLQ(우하복부)에 속하는 장기는?

① 간 liver
② 맹장(충수) appendix
③ 비장 spleen
④ 위 stomach

7. 다음 중 혈액세포가 아닌 것은?

① erythrocyte 적혈구
② platelet 혈소판
③ leukocyte 백혈구
④ plasma 혈장

8. 다음 여성생식기에 해당하는 용어가 아닌 것은 ?

① ovary 난소　　② uterus 자궁
③ vagina 질　　④ kidney 신장

9. 숨 쉴 때 공기가 드나들며 후두에서 폐로 연결된 관모양의 부위는?

① pleura 흉막 (늑막)
② trachea 기관
③ larynx 후두
④ nasal cavity 비강

10. 진피(dermis)에 관한 설명을 모두 고른 것은?

> (ㄱ) 멜라닌을 분비하는 멜라닌 세포가 있음.
> (ㄴ) 딱딱한 단백물질인 케라틴으로 차 있는 각질세포가 있음.
> (ㄷ) 진피의 섬유는 주로 질기고 유연한 교원질섬유로 이루어져 있음.
> (ㄹ) 진피에는 혈관, 신경섬유와 부속기관 (털주머니, 땀샘, 피지샘)이 있음.

① (ㄱ)(ㄴ)   ② (ㄱ)(ㄹ)   ③ (ㄴ)(ㄷ)   ④ (ㄷ)(ㄹ)

11. 다음 기능을 하는 소화기계 장기의 연결이 옳지 <u>않은</u> 것은?

① 담즙의 생성 및 저장 – 담낭 gall bladder
② 해독작용 - 간 liver
③ 인슐린 및 소화효소 생성 - 췌장 pancreas
④ 복강 내 장기 보호 - 복막 peritoneum

12. 안구 내의 압력 상승으로 시신경이 손상 받는 질환은?

① 백내장 cataract
② 결막염 conjuctivitis
③ 사시 strabismus
④ 녹내장 glaucoma

13. 엑스선 촬영 시 위치와 방향에 관한 용어 중 '바로누운, 앙와위 **face up**'에 해당하는 것은?

① 후방의 dorsal
② 엎드린(얼굴이 밑으로) prone
③ 위의 superior
④ 배와 가슴이 위로 향하게 누은 supine

14. 인간면역계 이상으로 생기며, 뺨과 코 위에 나비 모양의 홍반이 특징으로 피부의 콜라겐과 관절, 장기 등을 광범위하게 침범하는 만성염증성질환은?

① 전염성농가진 impetigo contagiosa
② 대상포진 herpes zoster
③ 전신 홍반 루푸스 systemic lupus erythematosus
④ 피부 발진성 바이러스 질환 exanthematous viral disease

15. 다음 중 인체를 superior와 inferior로 구분하는 평면(plane)은?

① 가로면 transverse plane
② 중앙면 sagittal plane
③ 관상면 frontal plane
④ 정중앙면 median plane

16. 의학용어 중 '염증'을 의미하는 접미사는 ?

① -emesis
② -algia, -ache
③ -itis
④ -ectomy

17. 다음 중 인체를 구분하는 면으로 정중시상면을 뜻하는 것은 ?

① transverse plane
② axial plane
③ frontal coronal plane
④ midsagittal plane(median plane)

18. 다음 중 신체의 다른 구조물보다 아래 또는 아랫부분에 속한 부분을 뜻하는 용어는?

① lateral
② inferior
③ right lower quadrant
④ superficial

19. 어깨는 팔꿈치보다 ( ) 에 놓여있다. 괄호 안에 들어갈 적합한 용어는?

① superficial
② distal
③ proximal
④ internal

20. 다음 중 신체 구역을 4분역으로 구분하였을 때, 우상복부 쪽을 가리키는 용어는?

① left lower quadrant
② left upper quadrant
③ right lower quadrant
④ right upper quadrant

21. 의료관광객의 입국 전 초기상담 단계에 의료통역코디네이터가 해야 할 업무가 <u>아닌</u> 것은?

① 환자 개인 정보 파악 (이름, 성별, 국적 등)
② 희망 진료과 파악
③ 이메일 문의 시 현장 고객이 더 중요하므로, 답변은 천천히 한다.
④ 비자 여부 파악

22. 의료기관의 의료분쟁 예방방법이 <u>아닌</u> 것을 고르시오.

① 환자의 시술내용에 대한 설명의무를 강화한다.
② 시술 동의서 등 의료관련 문서를 성실히 기재한다.
③ 분쟁 발생 시 분쟁해결방법과 절차를 진료계약서 등에 명시하고 안내한다.
④ 대기시간을 줄이기 위해 환자와의 진료시간은 최대한 줄인다.

23. 5개월 체류를 희망하는 미국인 의료관광객에게 발급할 전자비자 신청 시 필요한 서류가 <u>아닌</u> 것은?

① 사증발급신청서
② 국내 의료기관 또는 요양기관에서 치료 또는 요양 관련 예약 입증 자료 (진료 예약 확인서)
③ 치료비, 체류비 등 부담능력 또는 재정능력 입증 서류
④ 과거 타국 체류기록

24. 외국인 환자가 의료기관에 진료의뢰 시 의료기관에게 제시해야 할 환자 자료가 <u>아닌</u> 것은?

① 현지 의사 소견서
② 현지 검사 결과지
③ 영상자료 (MRI, 초음파검사, CT 등)
④ 경제적 능력을 입증하는 통장사본

25. 의료기관의 진료비 수납방법 중 행위별수가제에 대한 설명이 <u>아닌</u> 것을 고르시오.

① 환자 진료에 소요되는 약제 또는 재료비는 별도로 산정한다.
② 의료인이 제공한 진료 행위 또한 각각 의료수가로 값을 정해 의료비를 산정한다.
③ 의료인의 진료자율권이 보장되고, 의료인의 제도 수용성이 높은 편이다.
④ 의료기관의 생산성을 증대시킬 수 있다.

26. **국제 의료관광 발전 배경에 대해 <u>틀린</u> 것을 고르시오.**

① 국가 간 이동성 증대 : 소득 수준의 향상 , 국가 간 여행이 보편화 되었고, 교통 시설의 개선으로 도시 간 이동 속도가 빨라졌다.

② 의료 서비스의 차이 : 국가 간 의료서비스 비용은 비슷하기 때문에, 의료서비스 수준에 따라 환자가 이동하기 시작하였다.

③ 정보통신매체의 발달 : 정보통신매체의 발달로 국가 간 의료서비스비용과 서비스 비교가 가능해지면서 소비자들의 능동적인 의료서비스 선택이 가능해졌다.

④ 의료서비스의 인증제도 확산 : JCI 국제의료인증제가 전 세계로 확산되었다.

27. **의료관광 환자와 의료통역코디네이터 간의 효과적인 커뮤니케이션 방법이 <u>아닌</u> 것을 고르시오.**

① 의료진의 시간은 바쁘기 때문에, 환자에게 최대한 빠른 설명과 통역을 한다.

② 대화 중간에 환자의 이해 여부 확인한다.

③ 검사 자료를 활용하거나, 그림, 모형 등을 활용하며 설명한다.

④ 검사 수치 등의 중요한 사항은 서류로 제공해준다.

28. **외국인 환자 진료 후 수납 방법에서 글로벌 보험 청구를 희망한다. 글로벌 보험사와 의료기관의 보험 청구 업무 과정을 순서대로 나열한 것은?**

> (ㄱ) 의료기관이 환자의 진료 완료를 보험회사에 통보한다.
> (ㄴ) 환자 예약 시 의료기관이 글로벌보험사에 지불 보증서 요구한다.
> (ㄷ) 보험회사가 의료기관에게 진료비세부내역서 제공을 요청한다.
> (ㄹ) 의료기관이 보험회사에게 영문진단서, 진료비세부내역서, 환자수납영수증 제출한다.
> (ㅁ) 지불 보증서에 따라 의료기관은 환자에게 의료서비스를 제공한다.

① (ㄴ)→ (ㅁ)→ (ㄱ)→ (ㄷ)→ (ㄹ)　　② (ㄱ)→ (ㄴ)→ (ㄷ)→ (ㄹ)→ (ㅁ)

③ (ㄴ)→ (ㄷ)→ (ㄹ)→ (ㅁ)→ (ㄱ)　　④ (ㄴ)→ (ㅁ)→ (ㄹ)→ (ㄱ)→ (ㄷ)

29. **병원 진료지원 업무 중 의무기록 업무를 전산처리하는 시스템은 무엇인가?**

① PACS　　　　② EMR　　　　③ HIS　　　　④ OCS

30. **병원급 의료기관이 <u>아닌</u> 의료기관은 ?**

① 병원　　　　② 치과병원　　　③ 한방병원　　　④ 보건소

31. **외국인 환자의 입원약정서 작성 시 포함해야할 사항이 <u>아닌</u> 것은?**

① 환자의 인적사항

② 재판 준거법 및 재판관할법원 명시

③ 쌍방의 권리와 의무

④ 비자신청서

32. **의료기관이 JCI 국제인증 획득함으로써 기대하는 효과가 <u>아닌</u> 것을 고르시오.**

① 인증과정과 절차, 준비과정을 통한 의료서비스 질적 수준이 향상된다.

② 안전하고 효율적인 병원환경 조성할 수 있다.

③ 의료의 질과 안전을 위해 부서 간 상호 협력하는 분위기 조성할 수 있다.

④ 외국인환자 수를 무제한으로 증대시킬 수 있다.

33. **의료기관의 진료예약제 도입 시 의료기관의 장점이 <u>아닌</u> 것을 고르시오.**

① 진료대기시간을 단축 또는 해소할 수 있다.

② 환자 수 분산, 사전 진료 준비, 진료시간 조정 등의 적정진료로 의료서비스의 향상을 도모 할 수 있다.

③ 환자 수용능력의 적정 활용으로 업무 능률 향상, 혼잡 완화, 안정적 분위기 유지할 수 있다.

④ 응급환자, 중증환자 등의 진료를 기피할 수 있다.

34. **의료기관의 원무관리 중요성에 대한 설명 중 <u>틀린</u> 것을 고르시오.**

① 사회보장제도의 확대 : 사회보장제도의 적용이 확대 되면서 환자 증가 추세이다.

② 병원규모의 대형화 : 외래진료와 입원진료 등의 의료기관의 기능 확대로 환자 수 증가 추세이다.

③ 고객욕구의 증대 : 의료지식의 보편화, 소비자 권리의식향상에 따른 의료이용자들의 능동적 태도에 맞춰 원무업무 또한 서비스로 인식한다.

④ 병원경영의 효율화 : 의료기관 수는 감소하는 추세이므로 의료기관의 경쟁력 강화의 필요성은 감소되었다.

35. **우리나라 건강보험의 특징이 <u>아닌</u> 것은?**

① 의무가입   ② 보험급여의 균등성

③ 3자지불제도   ④ 장기보험

36. **의료관광객 자국에서 의료관광행위를 하도록 밀어내는 요인이 <u>아닌</u> 것은?**

① 과다한 의료비용   ② 미미한 의료 수준

③ 의료서비스의 제한성   ④ 짧은 대기시간

37. **의료관광목적지 국가가 의료관광객을 유인하는 요인이 <u>아닌</u> 것은?**

① 과다한 의료비용   ② 질 높은 의료수준

③ 의료서비스의 다양성   ④ 짧은 대기시간

38. 의료통역코디네이터가 환자의 퇴원 후 환자에게 하는 사후관리에 대한 설명으로 틀린 것은?

① 의료기관이 퇴원 환자에게 연락하여 환자의 상태를 확인하는 전화로써, 고객과의 지속적인 관계를 유지한다.

② 사후관리 또한 의료서비스에 포함되는 업무이다.

③ 약복용방법 확인, 특이사항 발생여부 확인, 식사, 운동 등 수술 후 주의사항 이행여부 확인한다.

④ 응급상황 발생 시 연락은 의료기관 대표전화로 걸도록 유도한다.

39. 의료진과 환자의 원활한 의사소통을 방해하는 요인이 <u>아닌</u> 것을 고르시오.

① 역할 불확실 ② 책임소재 갈등
③ 의사와 환자간의 권력차이 ④ 개방형 질문

40. 의료기관에서 입원에서 퇴원까지의 과정 중 빈칸에 해당하는 사항을 쓰시오.

> 입원 전 검사→ (A) →입원 후→ 수술 전 검사 → (B) → (C) → 퇴원 전 처방→ (D)

① A : 입원약정서
  B : 수술검사 동의서
  C : 입원
  D : 퇴원

② A : 수술검사 동의서
  B : 입원약정서
  C : 입원
  D : 퇴원

③ A : 수술검사 동의서
  B : 입원약정서
  C : 퇴원
  D : 입원

④ A : 입원약정서
  B : 수술검사 동의서
  C : 퇴원
  D : 입원

41. 의료관광을 희망하는 환자에게 향후 치료비에 대한 서류(예상 견적서)제공시 진료비 지불에 대한 분쟁을 예방하기 위해 고려해야 할 사항이 <u>아닌</u> 것은?

① 의뢰받은 진단명에 국한된 추정 치료비임을 명시한다.

② 약물의 부작용 또는 합병증으로 인한 치료비는 포함되지 않음을 명시한다.

③ 환자의 소인(특이체질)에서 기인한 치료비는 포함되지 않음을 명시한다.

④ 정확한 비용은 아니기 때문에, 견적서에 어떤 서비스가 포함되었는지는 명시하지 않는다.

42. 의료법에서 규정하고 있는 의료기관이 외국인환자 유치행위를 할 수 없는 국내 거주 외국인의 범위인 것을 고르시오.

① 국민건강보험에 가입되어 있는 외국인근로자

② 중동의 국비환자

③ 미국시민권자

④ 관광비자로 입국한 중국인관광객

43. 국제의료보험 환자의 경우 외국인 환자가 보험 청구시 보험사에 제출하는 첨부서류가 <u>아닌</u> 것은?

① 진료비세부내역서　　　② 진단서
③ 진료비영수증　　　　　④ 비자

44. 다음은 의료진과 환자간의 의사소통 방해요인 중 무엇에 대한 설명인지 고르시오.

> 환자들은 익숙하지 않은 의료 환경에서 새롭게 주어지는 환자라는 역할과 환자로서 상대하는 의사, 간호사, 의료기사 등 다른 대상과의 관계에서 혼란을 경험한다.
> 이러한 모호한 상황은 환자가 의료진과 효과적인 대화를 나누는 것을 어렵게 한다.

① 역할 불확실　　　　　② 책임소재 갈등
③ 의사와 환자간의 권력차이　　④ 의료진과 환자간의 용어와 시각차이

45. 다음은 의료진과 환자간의 의사소통 방해요인 중 무엇에 대한 설명인지 고르시오.

> 환자와 의사의 역할에 대한 명확한 기준이 없기 때문에 책임 소재에 대해 논하는 것은 질병 상황에 따라 달라질 수 있다. 예를 들어 비만의 경우 문제나 치료의 핵심이 의료진 보다는 환자 자신에게 더 있을 가능성이 있다. 반면 암의 경우 치료의 핵심이 상대적으로 의료진에게 더 있을 수 있다.

① 역할 불확실　　　　　② 책임소재 갈등
③ 의사와 환자간의 권력차이　　④ 의료진과 환자간의 용어와 시각차이

46. 의료기관의 사후 관리 중 팔로우업 콜 (Follow up call)의 의미와 팔로우업 콜 시 환자에게 전달되어야 할 내용이 <u>아닌</u> 것은?

① 고객의 퇴원 후에도 고객과의 지속적인 연결을 통하여 고객에게 문제가 없는지 확인하는 전화이다.
② 고객과의 지속적인 관계 유지, 병원 이미지 제고 등의 중요한 활동이다.
③ 약복용, 식사, 운동 등 주의사항 이행 여부 확인 특이사항 발생여부를 확인한다.
④ 문제 발생시 연락 방법, 핫라인을 확인한다.
⑤ 과거력, 약물알러지 여부, 가족력, 혈압을 확인한다.

47. 의료기관의 환자 분류 중 급여기준에 의한 분류가 <u>아닌</u> 것은?

① 건강보험 환자　　　　② 입원환자
③ 의료급여 환자　　　　④ 산업재해 환자
⑤ 자동화 보험 환자

48. 의료기관의 투약의료사고 예방을 위해 알아야 할 환자정보가 <u>아닌</u> 것은?

① 환자의 혈액형　　　　　　② 약물 알러지여부
③ 금식시간 준수의 여부　　　④ 환자 이름, 생년월일과 처방정보
⑤ 환자의 보호자 동행 여부

49. 의료리스크 관리를 위한 의료진의 노력이 <u>아닌</u> 것은?

① 신뢰관계구축
② 설명의무강화
③ 의료진의 외국인 환자 문화 교육
④ 각종 기록부 성실 기재
⑤ 에이전시 관리체계 확립

50. 의료관광객의 의료서비스 메커니즘 중 의료관광객의 입국 전 초기상담 단계에 국제의료관광코디네이터가 해야 할 업무가 <u>아닌</u> 것은?

① 환자 개인 정보, 이름, 성별, 국적 등 정보수집
② 진료비 청구 대상자 및 지불 주체가 누구인지 파악
③ 이메일 문의 시 고객에게 빠른 회신, 기초 답변서 전달
④ 비자여부 파악
⑤ 처방약 복용 여부

51. 한방병원과 리조트 간 MOU로 국제의료관광 브랜드를 만들었다. 소비자 측면, 기업의 측면에서 기대효과가 <u>아닌</u> 것은?

① 패기지 상품 등 신상품의 효과적인 출시 용이
② 마케팅 비용 절감 및 시너지 극대화(협력사의 브랜드 파워)
③ 지방자치단체의 의료관광 산업 지원 등 협력 증대
④ 의료기관 간의 경쟁 심화
⑤ 쇼핑, 오락, 레저 등의 편의성 증대

52. 외국인 환자 유치 의료기관의 의료분쟁 예방방법이 <u>아닌</u> 것은?

① 환자와의 원만한 관계 유지
② 에이전시 등 협력기관과의 업무협약 활성화
③ 문서의 성실기재
④ 위험발생 대비 및 리스크관리 체계 확립
⑤ 분쟁해결방법, 절차 명시

53. 의사와 환자 간 커뮤니케이션 방해요소와 설명 중 **틀린** 것은?

① 역할 불확실 : 환자들은 익숙하지 않은 의료 환경에서 새롭게 주어지는 환자라는 역할과 환자로서 상대하는 의사, 간호사, 의료기사 등 다른 대상과의 관계에서 혼란을 경험한다. 이러한 모호한 상황은 환자가 의료진과 효과적인 대화를 나누는 것을 어렵게 한다.

② 책임소재 갈등 : 환자와 의사의 역할에 대한 명확한 기준이 없기 때문에 책임 소재에 대해 논하는 것은 질병 상황에 따라 달라질 수 있다.

③ 의료진과 환자간의 용어와 시각차이 : 의료종사자가 사용하는 전문적인 의학용어는 환자에게 신뢰감을 준다.

④ 의사와 환자간의 권력차이 : 의사와 환자의 관계를 의학 지식과 축적된 경험 등에 기반을 둔 권력 관계로 설명한다. 그렇게 형성된 불균등한 관계가 커뮤니케이션을 방해하므로 환자에게 충분한 정보를 제공하여 치료의 선택 과정에서 환자가 적극적으로 참여 할 수 있게 해 좀 더 평등한 관계에서 치료 과정이 전개 되는 것이 바람직하다.

⑤ 의료진과 환자간의 용어와 시각차이 : 의료진이 사용하는 전문적인 의학용어로 인해 환자가 잘못 해석할 수도 있다.

54. 5개월 체류를 희망하는 미국인 의료관광객에게 발급할 비자의 종류와 전자비자 신청 시 필요한 서류가 **아닌** 것은?

① 사증발급신청서
② 국내 의료기관 또는 요양기관에서 치료 또는 요양 관련 예약 입증 자료
③ 치료비, 체류비 등 부담능력 또는 재정능력 입증 서류
④ 비자종류는 G-1-10이다.
⑤ 관광 일정표

55. 의료진의 의무기록 방법 중 SOAP를 설명하시오.

① S (Subjective information) : 환자 또는 보호자가 제공하는 것으로 환자가 표현한 증상, 병력 등에 관한 기록.

② O (Objective information) : 검진 결과, 임상검사 소견 등에서 얻어지는 측정 가능한 정보.

③ A (Assessment) : 환자가 내야 할 비용에 대한 설명

④ A (Assessment) : 환자가 호소한 증상과 검진 결과 등 두 가지 정보를 토대로 한 의사의 진단 및 예측에 대한 기록.

⑤ P (Plan) : 진단과 치료에 대한 계획, 환자나 가족에 대한 교육계획 등의 기록.

56. 리스크의 정의와 리스크 통제의 정의 및 방법에 대한 설명 중 틀린 것은?

① 리스크 정의는 일반적으로 '우연한 사고 발생의 불확실성 또는 그 가능성'을 의미한다.

② 경제적인 관점에서는 '손실, 바람직하지 않은 사건이나 또는 그러한 사건의 발생에 관한 불확실성'을 포함한다.

③ 리스크 통제의 정의는 손실의 규모를 줄이거나 미리 예방하는 것을 의미한다.

④ 리스크 통제 방법으로는 위기노출 회피, 손실 예방, 손실 감소, 비보험적 전가, 손실 격리 가 있다.

⑤ 비보험적 전가는 구매를 통해 계약서상의 손실을 감수하는 전략을 말한다.

57. 웰니스 의료관광에 대한 설명으로 틀린 것은?

① 개인이 건강 및 안녕상태를 능동적으로 유지 및 강화하기 위한 것이다.

② 독특한 지역에 기반해 색다른 체험을 하기 위해 여행하는 행위이다.

③ 중증치료를 위한 목적으로만 이동을 하는 행위이다.

④ 웰니스 의료관광을 하는 동기로는 미용, 신체적 안녕 추구, 휴식 등이 있다.

⑤ 웰니스 의료관광은 스파, 마사지, 요가, 성형수술, 미용시술 등이 있다.

58. 서비스 교역에 관한 일반협정인 GATS협정에 대한 설명으로 틀린 것은?

① 국경 간 공급이란 한 회원국 영토에서 다른 회원국 영토로 서비스를 공급하는 것으로 원격진료를 예로 들 수 있다.

② 해외소비란 다른 회원국의 소비자가 목적국가로 이동해서 의료서비스를 공급받는 형태로써 의료관광이 있다.

③ 상업적 주재란 다른 회원국 영토에 의료서비스 공급자가 상업적으로 주재함으로써 의료서비스를 공급하는 형태로써 현지 법인 설립이 있다.

④ 자연인의 이동이란 다른 회원국 영토에 한 회원국의 자연인이 주재함으로써 서비스를 공급하는 것으로 의료진· 의료종사자 등 인력의 해외 진출이 있다.

⑤ 상업적 주재란 다른 회원국 영토에 의료서비스 공급자·의료진이 직접 이동하여 주재함으로써 서비스를 공급하는 것을 말한다.

59. 의료기관을 이용하는 외국인의 보험 유형이 아닌 것은?

① 여행 취소 및 중단 보험　　② 여행자 보험

③ 메디케어 보험　　④ 유학생 보험

⑤ 의료관광 보험

60. 의료관광 비자 두 가지를 고르시오.

① C-3-3　　② A-3-3　　③ G-1-10　　④ D-3-3　　⑤ F-3-3

61. 외국인 환자가 의료기관 또는 의료관광업체를 통해 진료의뢰 시 의료기관에게 제시해야할 환자 자료가 <u>아닌</u> 것을 고르시오.

① 현지 의사 소견서 　　② 현지 검사 결과지
③ 영상자료(MRI, CT 등) 　　④ 가족력, 과거력에 대한 정보
⑤ 현지 의료기관 영수증

62. 효과적인 커뮤니케이션을 위한 요소 중 빈칸에 알맞은 말을 고르시오.

> (　　　)은 상담과정에서 내담자가 이해하고 받아들여지고 있다고 느껴, 상담에 대한 불안감을 해소시키기 위한 목적이고, 상담자와 내담자간의 신뢰감, 친밀감을 높이려는 상담기법이다. 자신에 대한 정보(생각, 가치, 느낌, 태도 등)를 드러내 보이는 것을 의미한다.

① 공감　　　　② 경청　　　　③ 명료화　　　　④ 요약　　　　⑤ 자기개방

63. 효과적인 커뮤니케이션을 위한 요소 중 빈칸에 알맞은 말을 고르시오.

> (　　　)은 상담자의 언어적 메시지, 비언어적 메시지, 상담자가 처한 상황과 어려움을 잘 들어주어야 하며, 상대방의 입장에서 이해하고 듣는 기법이다.

① 공감　　　　② 경청　　　　③ 명료화　　　　④ 요약　　　　⑤ 자기개방

64. 효과적인 커뮤니케이션을 위한 요소 중 빈칸에 알맞은 말을 고르시오.

> (　　　)은 상담할 때, 상대방에게 (　　　)를 표명할 때, 이야기를 계속할 의욕이 생기고, 상담자가 신체적, 심리적으로 상담을 함께 할 수 있는 상담기법이다.

① 공감　　　　② 경청　　　　③ 명료화　　　　④ 요약　　　　⑤ 자기개방

65. 효과적인 커뮤니케이션을 위한 요소 중 빈칸에 알맞은 말을 고르시오.

> 상담기법에서 가장 기본적인 기법인 (　　　)은 내담자가 그들의 감정, 태도, 가치관, 행동 등을 탐색할 필요가 있을 때 활용하는 상담기법이고, 상담자의 신중하고 깊은 수용을 내담자와 의사소통하는 것이다.

① 공감　　　　② 경청　　　　③ 명료화　　　　④ 요약　　　　⑤ 자기개방

66. 효과적인 커뮤니케이션을 위한 요소 중 빈칸에 알맞은 말을 고르시오.

> (   )는 상담과정에서 진행되고 있는 이야기에 대해 분명하게 알 수 없을 때, 이를 분명하게 하기 위한 기법으로 상담자가 보다 정확한 설명을 해주는 상담기법이다.

① 공감　　　　　② 경청　　　　　③ 명료화　　　　　④ 요약　　　　　⑤ 자기개방

67. 의료서비스의 특성에 대한 설명 중 틀린 것은?

① 무형성: 의료서비스 상품을 가시적인 형태로 제시가 불가능하다.

② 동시성(비분리성): 생산과 동시에 즉시 소비된다. 의료종사자와 고객 쌍방이 준비가 되어야 의료서비스가 전달된다.

③ 이질성(다양성): 의료서비스가 의료종사자에 의해 전달되기 때문에 의료서비스 품질을 일정하게 유지, 관리기 어렵다.

④ 이질성(다양성): 의료서비스의 품질을 일정하게 유지·관리하기 위해 매뉴얼화 한다.

⑤ 소멸성:의료서비스는 저장, 보관이 불가능하다.

68. 이문화 역량에 대한 설명으로 틀린 것은?

① 이문화 역량이란 다른 문화권의 사람을 이해하고 효과적으로 대화할 수 있는 능력이다.
② 이문화 역량의 구성요인으로는 지식, 감성, 심리운동성 상황지속성이 있다.
③ 지식이란 타문화를 알고 이해하는 정도, 타문화의 종교, 문화, 관습 등을 이해하는 것을 말한다.
④ 감성이란 타문화권의 사람들과 상호작용이 실제로 이루어지는 시간을 말한다.
⑤ 심리운동성이란 지식과 감성의 실행으로서 언어와 비언어구사 및 역할 수행을 의미한다.

69. 외국인 환자가 호텔 투숙 시 국제의료관광코디네이터가 호텔에 알려야 할 주의사항이 <u>아닌</u> 것은?

① 외국인 환자의 개인정보, 비자, 출입국 예정일
② 외국인 환자의 식습관 (알러지여부, 할랄식품)
③ 환자의 증상, 회복 기간 중 주의사항
④ 환자가 예약한 의료기관 정보
⑤ 환자의 상병명

70. 의료기관과 의료관광객간의 의료분쟁 예방방법이 <u>아닌</u> 것은?

① 환자와의 신뢰관계 구축
② 의료 통역사나 코디네이터를 통한 설명의무 강화
③ 수술 동의서를 통한 분쟁해결방법의 명시
④ 의료기관 내 리스크 관리체계 확립
⑤ 외국인 환자유치를 위한 글로벌보험사와의 업무협약 체결

71. 커뮤니케이션 전달과정을 바르게 나열한 것은?

(a) 부호화 (b) 메시지 (c) 수신화 (d) 해독화 (e) 발신자

① (e) (a) (b) (d) (c)　　　② (e) (a) (d) (b) (c)
③ (a) (b) (c) (d) (e)　　　④ (a) (c) (b) (e) (d)
⑤ (e) (d) (b) (c) (a)

72. 외국인환자와의 의료상담 통역 시 주의사항이 <u>아닌</u> 것은?

① 수시로 눈을 맞추고 대화한다.
② 중요한 지시사항은 서류형태로 제공한다.
③ 환자가 이해했는지 여부를 수시로 확인한다.
④ 환자가 상담 시 궁금한 부분을 해결했는지 확인한다.
⑤ 의료진의 시간을 위해 빠른 통역을 한다.

73. 의료기관 경영 방법 중 진료예약제에 대한 설명이 <u>아닌</u> 것은?

① 진료대기시간을 단축 또는 해소할 수 있다.
② 환자 수 분산, 사전 진료 준비, 진료시간 조정 등의 적정진료로 의료서비스의 향상을 도모한다.
③ 의사와 환자간의 신뢰감을 조성한다.
④ 환자에게 최신의 의료기술을 제공한다.
⑤ 환자의 수와 질을 제고할 수 있다.

74. 의료기관의 원무관리를 하게 된 배경으로 <u>틀린</u> 것은?

① 병원 규모의 대형화　　　② 의료기관 수의 감소
③ 사회보장제도의 확대　　　④ 의료서비스의 글로벌화
⑤ 의료기술의 발전에 따른 전문화

75. 의료관광 비자 발급시 필요한 서류가 <u>아닌</u> 것을 고르시오.

① 비자발급 신청서
② 여권
③ 목적지 의료기관에서 발급한 소견서,진단서
④ 치료 및 체류 비용 조달 능력을 입증할 수 있는 서류
⑤ 타국가 방문 기록

76. 의료기관이 외국인 환자의 입국을 위해 의료관광비자를 신청하려고 한다. 전자 사증 발급시 필요한 서류가 <u>아닌</u> 것은?

① 현지의사 진단서　　　　　　② 병원예약확인서
③ 지불능력 확인서　　　　　　④ 여권
⑤ 의료관광일정표

77. 외국인 환자와의 효과적인 커뮤니케이션 방법이 <u>아닌</u> 것은?

① 환자가 이해하기 쉽게 간결하게 끊어 설명하기
② 대화 중간에 환자의 이해 여부 확인하기
③ 검사 자료를 활용하거나, 그림, 모형등을 활용하며 설명하기
④ 검사 수치 등의 중요한 사항은 서류로 제공해주기
⑤ 환자 일정을 위해 빠른 통역하기

78. 외국인 환자에 대해 의료기관이 마련해야 할 의료분쟁 예방 대안이 <u>아닌</u> 것은?

① 환자와의 원만한 관계 유지　　　② 설명의무 강화
③ 문서의 성실기재　　　　　　　④ 글로벌보험사와의 수가협약
⑤ 위험발생 대비 및 리스크관리 체계 확립

79. 의료관광객의 진료, 입원 단계에서의 접점이 <u>아닌</u> 것은?

① 주의사항 안내
② 수술 과정에 대한 설명
③ 병원 내 편의시설 사용 안내
④ 약 처방에 대한 설명
⑤ 글로벌 보험 청구시 필요한 서류 제공

80. 개방형 질문에 대한 설명으로 <u>틀린</u> 것은?

① 다양한 생각을 환자에게 유도하여 환자의 상태에 대한 다양한 정보를 수집한다.
② 환자와의 좋은 유대관계 형성 할 수 있다.
③ 질병과 관련없는 불필요한 내용까지 이야기하게 될 수 있다.
④ 빠르고 명확하게 대화를 이끌어 낼 수 있다.
⑤ 환자에 대한 상세한 정보를 수집 할 수 있다.

81. 폐쇄형 질문에 대한 설명으로 <u>틀린</u> 것은?

① 시간적으로 제한된 상황에서 효과적으로 환자와의 상담을 통제 할 수 있다.
② 제한된 시간 내에 다양한 주제에 대하여 빠르고 명확하게 대화를 이끌어 갈 수 있다.
③ 환자가 경험한 다양한 증상을 이끌어 내는 데 실패할 수 있다.
④ 환자의 능동적 참여에 대한 여지를 축소시킬 수 있다.

⑤ 환자에 대한 상세한 정보를 수집 할 수 있다.

82. **의료커뮤니케이션에 대한 설명으로 틀린 것은?**

① 의료커뮤니케이션은 컨설테이션(Medical consultation)과 카운슬링(Medical counseling) 으로 구분된다.

② 컨설테이션이란 의사의 전문상담을 말하며, 의료진의 임상지식과 논리에 기반한다.

③ 컨설테이션은 심리 상담으로 환자의 의사결정권 중요하다.

④ 카운슬링이란 심리 상담을 말하며 의료임상이 아닌 감성요소에 기반하여 쌍방향 소통을 의미한다.

⑤ 상담자는 심리 상담에 기반한 정보를 제공하지만 최종적 의사결정은 피상담자가 하도록 선택권을 부여한다.

83. **카운셀링(Medical counseling)에 대한 설명으로 틀린 것은?**

① 상황파악-문제파악-문제인식-대안제시-치료시작 순서로 진행한다.

② 상황파악단계에서는 상담자의 통찰력으로 환자가 처해 있는 일반적인 상황을 파악한다.

③ 문제파악단계에서 상담자는 환자의 상황을 파악한 다음 환자가 가진 문제·비용·치료기간 등을 파악한다.

④ 대안제시단계에서는 상담자는 환자의 상태를 고려하여 우리나라의 의료수준과 경제성을 고려한 진료와 치료를 제시한다.

⑤ 치료시작단계에서는 환자는 본인의 상황과 비용에 맞는 의료관광을 함이 적정함을 인식한다.

84. **의료커뮤니케이션 방해요인에 대한 설명을 고르시오.**

> 환자들은 익숙하지 않은 의료 환경에서 새롭게 주어지는 환자라는 역할과 환자로서 상대하는 의사, 간호사, 의료기사 등 다른 대상과의 관계에서 혼란을 경험한다. 이러한 모호한 상황은 환자가 의료진과 효과적인 대화를 나누는 것을 어렵게 한다.

① 역할 불확실   ② 책임소재 갈등
③ 의사와 환자간의 권력차이   ④ 의료진과 환자간의 용어와 시각차이

85. 의료커뮤니케이션 방해요인에 대한 설명을 고르시오.

> 환자와 의사의 역할에 대한 명확한 기준이 없기 때문에 책임 소재에 대해 논하는 것은 질병 상황에 따라 달라질 수 있다. 예를 들어 비만의 경우 문제나 치료의 핵심이 의료진 보다는 환자 자신에게 더 있을 가능성이 있다. 반면 암의 경우 치료의 핵심이 상대적으로 의료진에게 더 있을 수 있다.

① 역할 불확실　　　　　　　　　② 책임소재 갈등
③ 의사와 환자간의 권력차이　　　④ 의료진과 환자간의 용어와 시각차이

86. 의료커뮤니케이션 방해요인에 대한 설명을 고르시오.

> 의사와 환자의 관계를 의학 지식과 축적된 경험 등에 기반을 둔 권력 관계로 설명한다. 그렇게 형성된 불균등한 관계가 커뮤니케이션을 방해하므로 환자에게 충분한 정보를 제공하여 치료의 선택 과정에서 환자가 적극적으로 참여 할 수 있게 해 좀 더 평등한 관계에서 치료 과정이 전개 되는 것이 바람직하다.

① 역할 불확실　　　　　　　　　② 책임소재 갈등
③ 의사와 환자간의 권력차이　　　④ 의료진과 환자간의 용어와 시각차이

87. 의료커뮤니케이션 방해요인에 대한 설명을 고르시오.

> 의료진이 사용하는 전문적인 의학용어로 인해 환자가 잘못 해석할 수도 있다.

① 역할 불확실　　　　　　　　　② 책임소재 갈등
③ 의사와 환자간의 권력차이　　　④ 의료진과 환자간의 용어와 시각차이

88. 의료서비스의 수가에 대한 설명으로 틀린 것은?
① 수가란 의료기관에서 의료서비스를 제공하고 환자에게 받는 비용이다.
② 우리나라의 의료보장방법의 특성상 의료수가는 보건복지부에서 고시한다.
③ 비급여 수가는 보건복지부에서 고시하므로 의료기관은 이를 따라야한다.
④ 비급여 항목에 대해서는 의료기관이 마케팅을 할 수 있다.

89. 이문화 역량(Intercultural competence)에 대한 설명으로 틀린 것은?
① 이문화 역량이란, 다른 문화권의 사람을 이해하고 효과적으로 대화할 수 있는 능력이다.
② 이문화 역량을 구성하는 요인으로는 지식, 감성, 심리운동성, 상황지속성이 있다.
③ 지식이란 타문화를 알고 이해하는 수준이다. 타문화의 종교·문화·관습 등을 이해하는 것을 말한다.
④ 감성이란 다른 문화권의 사람 간에 상호작용이 실제로 이루어지는 맥락을 말한다.

90. 사전 동의서(Informed Consent)에 대한 설명으로 틀린 것은?

① 사전동의서를 받는 목적은 환자와 보호자가 수술 또는 침습적 처치 등을 받을 때 동의를 하기 전 목적, 위험, 이점, 대체치료 방법 등의 정보를 충분히 제공받았음을 확인하기 위함이다.

② 수술 또는 침습적 시술, 마취, 수혈, 그리고 위험성이 높은 처치나 시술을 시행할 경우 반드시 처치·시술·수술을 수행하기 전 환자에게 사전동의서에 서명을 받도록 한다.

③ 환자나 보호자(법적대리인)의 서명을 받은 사전동의서는 건강보험공단에서 보관한다.

④ 환자나 보호자(법적대리인)의 서명을 받은 사전동의서는 환자의무기록에 보관한다.

91. 수술 및 시술에 대한 사전동의서에 포함되는 내용이 아닌 것은?

① 환자개인정보: 환자의 이름, 병원등록번호, 여권번호, 생년월일, 성별
② 법적책임을 가진 보호자와 환자와의 관계
③ 시행되는 수술 또는 시술명
④ 환자의 본 의료기관 방문기록

92. 외국인환자 케어시 주의사항에 대한 설명으로 아닌 것은?

① 환자를 검진하거나 시술·치료·처치를 수행할 시 항상 사전에 환자에게 수행할 검진 및 시술·치료·처치의 내용에 대해 설명한다.

② 진료 중 예상하지 못한 분야에 대한 진료나 검사가 진행되어야 할 때에는 진행 전 환자에게 미리 충분한 시간을 가지고 필요성에 대해서 설명을 하고 환자·보호자의 동의하에 시행한다.

③ 진료 중 다른 진료과의 진료가 필요한 경우 환자는 의료기관내 휴게공간으로 안내하고 코디네이터가 필요 진료과 또는 진료의사와 사전에 환자정보, 진료계획 등을 상의한 후 진료를 시행한다. 타과 진료 의뢰 시에도 환자에게 서류 또는 전산화된 진행사항을 보여줌으로써 환자에 대한 서비스 시스템을 알려준다.

④ 면담 중 의료진의 스케줄에 따라 외국인 환자의 수술일정은 변동 될 수 있다.

93. 외국인 환자가 본국에 있는 최초 접촉 단계 (Initial Contact Point)에서 의료상담자가 고려해야 할 사항으로 틀린 것은?

① 병원전반에 대하여 정확하고 신뢰할 만한 정보를 제공한다.
② 의료진 선택에 유용한 정보를 제공한다.
③ 환자가 질문이나 정보를 요청하였을 때 내원한 고객을 먼저 응대하고 나중에 답변을 해도 된다.
④ 외국인환자가 본국에서 구비해야할 서류 항목을 알려준다.

94. 서비스 마인드에 대한 설명으로 틀린 것은?

① 환자를 돕고 싶다. ② 어려운 상황을 해결하는데 기쁨을 얻는다.
③ 긍정적인 마음을 유지한다. ④ VIP 고객들만 진실하게 대한다.

95. 서비스 대화법에 대한 설명으로 틀린 것은?

① 책임 있는 듣기 (responsible/active listening)와 말하기(responsible speaking)가 중요하다.
② 고객이 말하고자 하는 내용을 정확히 이해해야 한다.
③ 외국인환자에게는 상대방의 입장에서 생각하는 자세가 중요하다.
④ 문화가 다르더라도 빠른 진행을 위한 정확한 정보전달을 한다.

96. 입원 시 간호에 대한 설명으로 틀린 것은?

① 침상과 환자복을 준비하고 병실의 청소상태를 점검한다.
② 상두대, 베개, 환의, 침대보, 환자 ,이름표 등 침상을 확인한다.
③ 환자의 상태에 따라 변기, 가습기, 절대 안정과 금식 팻말 등 환자의 언어를 고려하여 준비한다.
④ 병실 문 앞 부착용 이름표에 환자의 Full name을 표기한다.

97. 일반적인 의료관광 프로세스로 가장 적합한 것은?

① 상담 및 예약 – 입국수속 – 비자준비 및 출국 – 병원방문 – 관광 – 결과상담 – 귀국
② 상담 및 예약 – 입국수속 – 비자준비 및 출국 – 병원방문 – 결과상담 - 관광 – 귀국
③ 상담 및 예약 – 비자준비 및 출국 -입국수속 – 병원방문 – 결과상담 – 관광 - 귀국
④ 상담 및 예약 – 비자준비 및 출국 –입국수속 – 관광 - 병원방문 – 결과상담 – 귀국

98. 다음과 같은 사례를 방지하기 위한 리스크 예방 조치사항으로 옳지 않은 것은?

> **· 배경 :** 외국인 G씨는 평소 앓고 있던 지병(고혈압)의 치료 및 관광을 하기 위해 한국의 Z병원
> 에 입원했다.
>
> **· 상황**
> - Z병원에 도착, 검사결과 확인 후 합병증 발견
> - Z병원 주치의 상담 시 통역사를 통해 추가시술 권유 및 음식물 섭취 금지 강조
> - G씨는 음식물 섭취가 금지되었으나 몰래 음식물 섭취 후 급발작 증상 발생

① 통역사에 대한 통역오류 과실 입증
② 주의 대상 환자들에 대한 관리체계 점검
③ 통역사에 대한 의학용어 관련 사전교육훈련
④ 추가시술, 주의사항 등 진료상담 내용 녹음

99. 의료관광서비스 과정을 '초기접촉-확인-시술 전-시술 후' 단계로 구분할 때 사증(visa) 발급 지원에 관한 업무는 어느 단계에 해당하는가?

① 초기접촉 단계   ② 확인 단계
③ 시술 전 단계   ④ 시술 후 단계

100. 외국 보험사에 진료비 청구 시 보험청구서 이외에 일반적으로 첨부되는 서류에 해당하지 <u>않는</u> 것은?

① 지불요구서   ② 영문진단서

③ 세부진료비 명세서   ④ 예약확인증명서

101. 어떤 서식지인가 ?

> 患者在没有适当通知医院员工的情况下从医院外部购买的食品并自行食用，医院不承担责任。患者因此而遭受的任何其他疾病不应被解释为医院的责任。

① 个人贵重物品安全规定   ② 食品管理须知

③ 患者住院手册   ④ 授权发布医疗记录

102. 어떤 서식지인가 ?

> 所有贵重物品如现金、珠宝等贵重物品均须到护士台登记保管，否则医院不承担丢失或损坏的责任。

① 个人贵重物品安全规定   ② 食品管理须知

③ 患者住院手册   ④ 授权发布医疗记录

103. 어떤 서식지인가 ?

服务日期	数量	服务代码	医院服务说明	总费用	数量向保险收费 1	数量向保险收费 2	负担的费用
⑥	⑦						
总计					支付此金额		⑮
帐号 (所有查询和信件请参阅帐号)					总费用		⑯

① 医院明细报表

② 食品管理须知

③ 住院协议

④ 授权发布医疗记录

104. 어떤 서식지인가 ?

问题

请圈出您认为医院在以下方面做得如何。

项目	伟大的 ⑤	好的 ④	公平的 ③	贫穷的 ②	非常贫穷的 ①
护理质量					
治疗和护理的结果					
医疗服务/技术水平					
护理服务/技术水平					
可达性					
预订/安排的容易性					
住院过程的容易性					

① 国外患者满意度调查
② 食品管理须知
③ 住院协议
④ 授权发布医疗记录

105. 어떤 서식지인가 ?

我被告知需要为我提供医疗援助,拒绝上述援助可能会危害我的健康,在某些情况下,包括残疾/或死亡。建议我尽快与我的常规医疗保健提供者讨论我的医疗治疗。尽管如此,我拒绝接受治疗或送往医疗机构,并承担任何决定的所有风险和后果。

① 国外患者满意度调查
② 食品管理须知
③ 自愿出院协议书
④ 授权发布医疗记录

106. 어떤 서식지인가 ?

1. 患者同意遵守所有医院规定以及任何医院代表发布的所有指令。一旦医师做出判断后为患者发出任何类型的出院通知,患者必须遵循医师的指示。

2. 患者/担保人必须在约定的期限内向医院支付全额医疗费用。 如果患者未支付全额医疗费用,医院会保留患者/担保人在住院期间缴付的押金所有金额,并向韩国管辖范围内的法院对患者/担保人提起法律诉讼。

① 国外患者满意度调查
② 食品管理须知
③ 住院协议
④ 授权发布医疗记录

107. 어떤 서식지인가 ?

在家服用这些药物						
新药	剂量变化	药品名称	剂量	次数	日程	指示

停止服用药物				
药品名称	剂量	次数	日程	指示

① 国外患者满意度调查
② 住院协议
③ 患者出院须知
④ 授权发布医疗记录

108. 어떤 서식지인가 ?

作为世界上最好的私立非营利医院之一, 000医院为来自世界各地的患者提供高科技、医疗创新和人文关怀的治疗组合。

无论情况如何, 对我们来说, 每个患者都是一个个体, 有独特的需求和担忧。我们的使命是在精神环境中提供最好的医疗护理和服务。我们的使命是让您、我们的患者和我们的客人始终走在我们所做的一切的最前沿。在您住院期间, 您可能会对医院、您的住宿以及我们为患者和客人提供的众多服务有疑问。

本患者信息手册的编写和设计就是为了帮助回答这些问题。如果您需要更多信息或帮助, 请致电 0000-0000 联系服务台。

① 国外患者满意度调查
② 住院协议
③ 患者出院须知
④ 患者住院手册

109. 입원생활안내 중 어떤 안내부분인가 ?

在您离开之前，我们要求您支付保险或押金未涵盖的所有费用。如果您尚未得到保险事业部的清算，请在离开前在保险事业部检查您的账户余额：上午 8:00 至下午 4:00。 周一至周五，0000-0000。
付款方式可以是现金、万事达卡、维萨卡、美国运通卡、、旅行支票。

① 住院手续
② 个人物品
③ 交通服务
④ 付款

110. 입원생활안내 중 어떤 안내부분인가 ?

如果您需要安排乘坐出租车或机场豪华轿车前往机场的交通，请联系客服：0000-0000。

① 住院手续
② 个人物品
③ 交通服务
④ 付款

답지

1	②	**2**	②	**3**	④	**4**	①
5	④	**6**	②	**7**	④	**8**	④
9	②	**10**	④	**11**	①	**12**	④
13	④	**14**	③	**15**	①	**16**	③
17	④	**18**	②	**19**	③	**20**	④

21	③	**22**	④	**23**	④	**24**	④
25	③	**26**	②	**27**	①	**28**	①
29	②	**30**	④	**31**	④	**32**	④
33	④	**34**	④	**35**	④	**36**	④
37	①	**38**	④	**39**	④	**40**	①

41	④	**42**	①	**43**	④	**44**	①
45	②	**46**	⑤	**47**	②	**48**	⑤
49	⑤	**50**	⑤	**51**	④	**52**	②
53	③	**54**	⑤	**55**	③	**56**	⑤
57	③	**58**	⑤	**59**	③	**60**	①, ③

61	⑤	**62**	⑤	**63**	②	**64**	①
65	④	**66**	③	**67**	④	**68**	④
69	⑤	**70**	⑤	**71**	①	**72**	⑤
73	④	**74**	②	**75**	⑤	**76**	⑤
77	⑤	**78**	④	**79**	⑤	**80**	④

81	⑤	**82**	③	**83**	⑤	**84**	①
85	②	**86**	③	**87**	④	**88**	③
89	④	**90**	③	**91**	④	**92**	④
93	③	**94**	④	**95**	④	**96**	④
97	③	**98**	①	**99**	①	**100**	④

101	②	**102**	①	**103**	①	**104**	①
105	③	**106**	③	**107**	③	**108**	④
109	④	**110**	③				

참고문헌

- 간호행정학회 (2010) 의료기관 인증평가제의 동향과 간호사의 역할조망
- 김곤희 (2005) 우리나라 지역보건의료 EHR 체계 구축 방안에 대한 연구
- 박인경 (2006) 개인의료정보보호에 관한 법적 연구
- 박소운 (2020) 통역사의 일 : 언어를 옮기는 것이 전부는 아니라서.
- 백윤철 (2005) 미국의 HIPAA법에 관한 연구. 인터넷법률통권 31(9), 55-56
- 병원간호사회 (2010) 신규간호사 교육지침서
- 병원간호사회 (2006) 병원 간호표준
- 보건복지부·의료기관평가인증추진위원회 (2010) 의료기관 인증기준집(안)
- 보건복지부·한국보건산업진흥원 (2009) 외국인환자 유치를 위한 마케팅 전략 및 의료분쟁 해결 방안
- 보건복지부 (2016) 의료통역사양성과정 공통과목 표준교재 진한엠앤비
- 보건복지부 한국보건복지인력개발원 (2017) 의료통역 국제문화 표준교재
- 삼성서울병원 (2008) 간호사 예비교육 지침서
- 삼성서울병원 (2010) 입원생활안내문
- 삼성서울병원 (2010) Inpatient questionnaire
- 서울대학교병원 (2009) 신규간호사 예비교육 지침서.
- 서울대학교병원 (2010) 외국인 환자 응대 매뉴얼
- 이상원 (2020) 번역은 연애와 같아서 : 번역을 하고 가르치고 공부하며 사는 날들 황소자리
- 연세대학교 세브란스병원 (2010) Application for admission.
- 최정화 (2013) 통역에서 소통으로 글로벌 리더를 꿈꾸다 한국외국어대학교출판부
- 한국관광공사 (2010) 의료관광 실무 매뉴얼: 의료관광 필요지식 및 홍보마케팅 채널조사
- 프란츠푀히하커 (2004) Introducing Interpreting Studies 이화여자대학교출판부
- 한국관광공사 (2010) 의료관광 실무 매뉴얼: 경쟁국 진료수가 및 서비스 실태조사
- 한국보건산업진흥원 (2008) 외국인환자의 의료분쟁 예방 및 해결방안
- 한국보건산업진흥원 (2009) 외국인환자 유치 국제동향 및 의료기관의 준비사항
- 한국보건산업진흥원 연세대학교 산학협력단 (2009) 국제의료서비스 아카데미 지원운영사업: 국제진료 코디네이터 교육교재(프로그램)
- 한국보건산업진흥원 (2010) 진료계약서 등 표준양식
- 한국보건산업진흥원 (2022) 외국인환자 유치실적 통계분석보고서
- 한국보건산업진흥원 (2016) 외국인환자 의료문화 및 민간요법 사례집
- HUINE A.핌 : M. 슐레징어 주자나 제트마로바 (2014) 번역의 사회문화적 측면

- Barsky, Robert F. 1996. "The Interpreter as Intercultural Agent in Convention Refugee Hear-ing". The Translator 2: 45-63.

- Breen, M. & Candlin, C. N. 1980. The essentials of a communicative curriculum in language teaching.
- Kaufert, Joseph M., and Robert W. Putsch. 1997. "Communication through Interpreters in Healthcare: Ehtical Dilemmas Arising from Differences in Class, Culture, Language and Power"
- Wilss, Wolfram. 1994. "Translation as a Knowledge-Based Activity"
- Mason, Ian. 1994. "Discourse, ideology and translation"
- Roy, Cynthia B. 2000. Interpreting as a Discourse Process.

표 목차

그림 목차

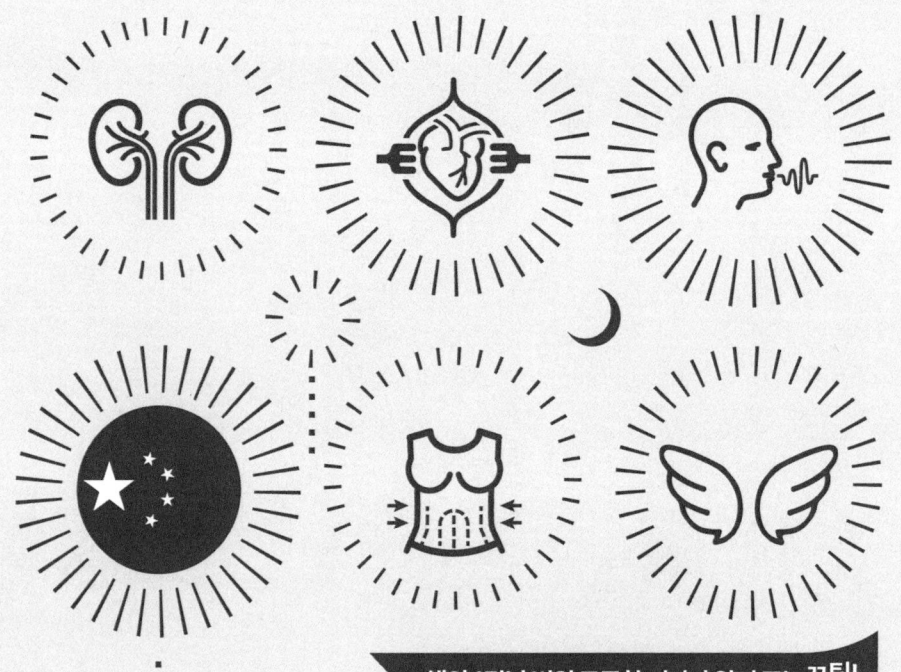

의료통역, 날개를 달고

저자 | 박다연

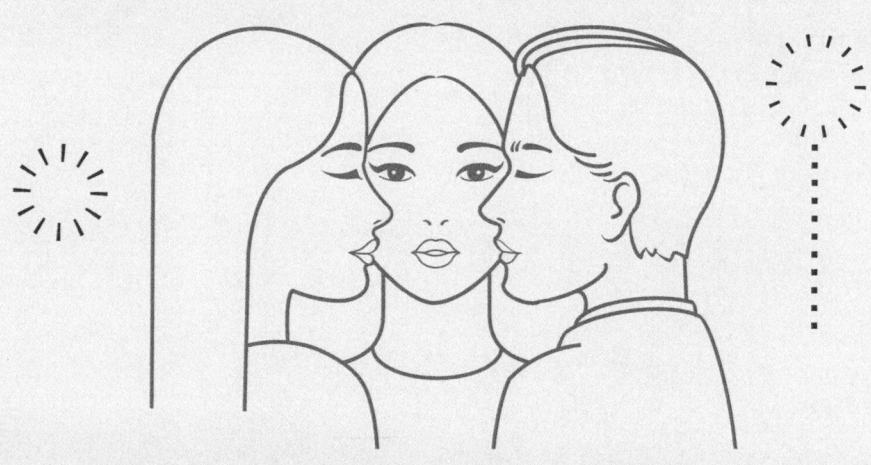